Dr. Mary Claire Haver

Die neue Menopause

Dr. Mary Claire Haver

die neue menopause

Wie wir alle Phasen der Wechseljahre leichter annehmen und richtig behandeln

Aus dem Amerikanischen von Anja Lerz

Ullstein extra

Die Originalausgabe erschien 2024 unter dem Titel *The New Menopause*
bei Rodale Books, ein Imprint von Random House,
eine Abteilung von Penguin Random House LLC

Kein Buch kann die diagnostische Expertise und medizinische Beratung eines vertrauenswürdigen Arztes ersetzen. Bitte konsultieren Sie unbedingt Ihren Arzt, bevor Sie Entscheidungen treffen, die Ihre Gesundheit betreffen, insbesondere wenn Sie an medizinischen Beschwerden leiden oder Symptome haben, die eine Behandlung erfordern könnten.

FSC
www.fsc.org
MIX
Papier | Fördert gute Waldnutzung
FSC® C083411

Ullstein extra ist ein Verlag der Ullstein Buchverlage GmbH
www.ullstein-extra.de
ISBN 978-3-86493-354-7

Lektorat: Vera Baschlakow
Abbildungsnachweis zu Seite 105: Draper C. F., Duisters K., Weger B. u. a.:
»Menstrual cycle rhythmicity: metabolic patterns in healthy women.« *Science Reports* 2018;8:14568. DOI: 10.1038/s41598-018-32647-0.

Bei Fragen zur Produktsicherheit wenden Sie sich bitte an
produktsicherheit@ullstein.de

Gesetzt aus der Minion Pro & Gotham
Satz: Arnold & Domnick, Leipzig
Druck und Bindung: CPI books GmbH, Leck
Printed in Germany

Meinen Kindern Katherine und Madeline Haver gewidmet:
Möge der Wandel der Wechseljahre
das dynamischste, produktivste, gesündeste und
beste Drittel eures Lebens einläuten.

Meinen Patientinnen und Studentinnen gewidmet:
Sie inspirieren mich jeden Tag aufs Neue,
mein Bestes als Wissensquelle und Dozentin zu geben.

Inhalt

Teil 3:
Symptome und Lösungswege 197

Hilfreiche Ressourcen 366

Brief an die Leserin

Liebe Leserin,

als Ärztin für Frauenheilkunde und Geburtshilfe habe ich unzählige Stunden in Krankenhauszimmern, meiner eigenen Praxis, in Geburtshäusern und im OP verbracht. Überall dort habe ich das Weinen der von Schmerzen geplagten Mütter und Neugeborenen gehört und aus nächster Nähe und im Detail die verwirrenden Symptome zu sehen bekommen, die der unglaublich komplexe und faszinierende weibliche Fortpflanzungsapparat produziert. Ich habe jahrelang studiert, endlose zermürbende Praktika absolviert und über 20 Jahre der klinischen Praxis gewidmet, um mit einer immer besseren Kenntnis dieses Systems die Gesundheit von Frauen zu fördern, zu erhalten und wiederherzustellen. Dabei legte ich großen Wert darauf, mich fachlich immer weiterzubilden und meinen Patientinnen aktiv zuzuhören.

Doch erst, als ich begann, mich auf Social-Media-Plattformen zu tummeln, entdeckte ich, dass Frauen schon seit Jahren in Scharen ihre Stimme erhoben hatten, aber kein Gehör fanden. Verzweifelt forderten sie Hilfe ein. Es waren Frauen in der Perimenopause oder der Menopause, die unter einer ganzen Reihe extrem störender Symptome litten und sich dadurch isoliert fühlten. Allem Anschein nach fühlte sich jede Frau mit ihrer Bestürzung und Verzweiflung mutterseelenallein.

Ich muss zugeben, dass auch ich nicht immer darauf gehört hätte, eine solche Zeit gab es. Doch nachdem ich die Wechseljahre erst einmal selbst durchlebt hatte, verstand ich, worum es ging. Nun konnte ich das Ganze nicht nur mittels meines Einfühlungsvermögens nachvollziehen, sondern bekam die Übertragungsleistung auch aufgrund meiner persönlichen Erfahrungen hin – auch mein Leben war nun von durchwachten und durchschwitzten Nächten, lästiger und ungesunder Gewichtszunahme, frustrierender Benommenheit (»Brain Fog«), merklichem Haarausfall und immer trockener werdender Haut gründlich aus der Spur gebracht worden.

Weil ich die Pille nahm, einerseits zur Verhütung und andererseits, um mein polyzystisches Ovar-Syndrom in Schach zu halten, waren in meinem Fall die Symptome der Perimenopause Ende 30, Anfang 40 vermutlich ein wenig aufgeschoben worden. Mit etwa 48 Jahren setzte ich in Absprache mit meiner Ärztin die Pille ab, um »einmal zu schauen, wie es hormonell derzeit so aussieht« – wir wussten ja, dass die Menopause vor der Tür stand. Ungefähr zur selben Zeit erkrankte mein geliebter Bruder Bob lebensbedrohlich, und in meinem Bemühen, ihm am Ende seines Lebens beizustehen, stellte ich mein eigenes hintan. Sein Tod erschütterte mich zutiefst, und so schrieb ich viele meiner Symptome, vor allem die Gewichtszunahme am Bauch und die Schlaflosigkeit, meiner Trauer zu.

Ich wollte stark sein, irgendwie durchpowern. Doch nachdem ich Nacht für Nacht schlecht schlief, musste ich notgedrungen umdenken. Ich versuchte es mit Melatonin, Meditation und ordentlicher Schlafhygiene, nichts funktionierte. Durch den Schlafmangel war ich tagsüber erschöpft, wodurch mir wiederum die Energie fehlte, Sport zu treiben, und ich eher dazu neigte, weniger gesund zu essen. Ein Teufelskreis aus Lethargie und ungesundem Verhalten! Schließlich entschied ich mich, mit einer

Hormontherapie anzufangen, obwohl ich aus diversen Gründen, von denen ich inzwischen weiß, dass sie weit verbreitet (und auch irgendwie irrig) sind, das Gefühl hatte, ich würde die Flinte ins Korn werfen.

Glücklicherweise war ich in der Lage, mir selbst eine Diagnose zu stellen und mich selbst zu behandeln. Glück hatte ich auch in der Hinsicht, dass ich Zugang zu Forschungsdaten und medizinischem Wissen hatte, wodurch ich meinen Therapieplan sehr ganzheitlich angehen konnte: auch Ernährungsstrategien, Sport und Entspannungstechniken gehörten dazu. Erfreulicherweise funktionierte diese Herangehensweise, und ich fühlte mich besser. Ich kann gar nicht genug betonen, wie erleichtert ich war, als ich mich allmählich wieder wie ich selbst fühlte.

Nicht lange danach veröffentlichte ich die Essenz dieser Strategie in einem Programm, das ich *Die Galveston-Diät* nannte; zunächst über meine Praxis in Galveston (Texas), später in einem gleichnamigen Buch. Auf Social Media äußerte ich mich immer öfter über die Menopause, und meine Reichweite dort hat sich, alle meine Kanäle zusammengenommen, auf über 3,5 Millionen Follower erhöht.

Diese Reaktion als überwältigend zu bezeichnen, wäre noch untertrieben. Ganz offensichtlich traf das Programm einen Nerv und erfüllte bei sehr vielen den Bedarf nach einer realistischen, machbaren Lebens- und Ernährungsweise für die Linderung ihrer Wechseljahresbeschwerden. Ich bin sehr stolz auf das Programm und darauf, dass es so vielen Menschen geholfen hat und helfen wird.

Aber es gilt, immer noch mehr Frauen zu erreichen und ihnen zu helfen. Die Bevölkerungsgruppe, die in diese Lebensphase eintritt, ist nicht nur groß, sondern wahrhaft gigantisch: Prognosen zufolge wird im Jahr 2030 der Bevölkerungsanteil von Frauen in den Wechseljahren auf 1,2 Milliarden ansteigen, wobei jährlich etwa 47 Millionen neu dazukommen. Können Sie sich die Durchschlagskraft so vieler Menschen vorstellen? Was, wenn wir uns zusammenschlössen und Verbesserungen in der gesundheitlichen Versorgung von Frauen in dieser Altersgruppe einforderten? Wir könnten uns mein persönliches Mantra für *Die neue Menopause* zu eigen machen: Die Menopause ist unvermeidbar, unter ihr zu leiden aber nicht.

Doch auch wenn wir den Wandel bereits sehen, bezieht sich diese Kurskorrektur auf ein gewaltig großes Schiff. Es wird eine Weile dauern, bis alle an Bord und in der richtigen Richtung unterwegs sind. Allein durch die Lektüre dieses Buches sind Sie jedoch bereits auf der Gangway und die Tür steht Ihnen offen zu Informationen und erprobten Strategien für die Verbesserung Ihrer Lebensqualität und -dauer.

Daher möchte ich Ihnen mitgeben: Ich höre Sie. Ich sehe Sie. Dieses Buch ist für Sie und für alle anderen (Partnerinnen, Familie, Kolleginnen sowie Unterstützende aller Art), die sich ein besseres Verständnis der Wechseljahre und des Lebens nach dem gebärfähigen Alter wünschen. Ich hoffe, dass Frauen dadurch aufgeklärt und in die Lage versetzt werden, für sich selbst zu sorgen, und dass es anderen dabei hilft, ihnen bei der Bewältigung dieser Veränderungen zur Seite zu stehen.

Nun kann ein Buch zwar keine persönliche Beratung in der Arztpraxis ersetzen, es bietet Ihnen aber durchaus die Möglichkeit, sich der Frage neu anzunähern, wie Sie die Perimenopause (also die Phase, die der Menopause vorausgeht), die Menopause und die Postmenopause erleben (werden), und auch, wie Sie während dieser Lebensphasen gut für Ihr Wohlbefinden sorgen. Vielfach heißt es, die Menopause sei eine natürliche Entwicklung, man sollte den Dingen einfach ihren Lauf lassen und dem Körper erlauben, das zu tun, was nun einmal seine Aufgabe ist. Meine Antwort darauf lautet: Ja, diese Entwicklung ist eine natürliche, aber das heißt noch lange nicht, dass sie nicht potenziell Schäden nach sich ziehen kann.

Was bedeutet dies konkret?

Da der Körper weniger Östrogen produziert (das maßgebliche Kennzeichen der Wechseljahre), steigt das Risiko für ernsthafte Erkrankungen wie Diabetes, Demenz, Alzheimer, Osteoporose und Herz-Kreislauf-Erkrankungen. Es steht Ihnen völlig frei, nichts an Ihrer Lebensweise oder Ihrem hormonellen Status zu ändern, um dem Risiko dieser schwerwiegenden Erkrankungen zu begegnen. Allerdings bin ich entschieden der Meinung, dass Sie umfassend über das Ausmaß dieses Risikos sowie über die verschiedenen Möglichkeiten zu seiner Minimierung informiert sein sollten. Mit anderen Worten: Die Wechseljahre bringen erhebliche Veränderungen für Ihre Gesundheit mit sich, und Sie sollten eine informierte Entscheidung über Ihre Zukunft treffen können. Mit diesem Buch liegt diese Entscheidung in Ihren Händen – und bei niemandem sonst.

Mary Claire Haver

Sie werden in diesem Buch viele Geschichten von meinen Patientinnen und meinen Followerinnen auf Social-Media-Plattformen finden. Dabei handelt es sich nicht um die typischen Vorher-nachher-Geschichten; sie sollen vielmehr zeigen, auf welch vielfältige, manchmal überraschende Weise sich die Symptome der Wechseljahre bemerkbar machen. Mit diesen Geschichten möchte ich Ihnen die Möglichkeit geben, sich in den Berichten anderer wiederzufinden und sich und Ihre Erfahrungen bestätigt zu wissen.

Teil 1

Die medizinische Geschichte der Menopause

Kapitel 1

Sie bilden sich das alles nicht nur ein

»Wir kennen unseren Körper, wir spüren doch, wenn sich da was verändert hat.«

»Als ich 47 war, erklärte mir ein Gynäkologe, die Perimenopause gäbe es gar nicht, und fragte, ob ich einen Psychiater hätte.«

»Ein Arzt, bei dem ich früher war, sagte, Frauen würden die Wechseljahre nur als Ausrede dafür anführen, dass sie in die Breite gehen, es gäbe sie gar nicht.«

»Mir wurde gesagt, ich würde mir das alles nur einbilden.«

»›Das ist jetzt eben Ihr neuer Normalzustand.‹«

»Es macht mich so fertig, nicht für voll genommen zu werden.«

»Ich war wegen der Perimenopause und meiner Stimmungsschwankungen bei meiner Frauenärztin. Sie hat das Ganze abgetan und meinte, ich sei zu jung für die Wechseljahre.«

»Die Migränen sind neu. Ich habe sie jetzt erst ein paarmal gehabt, aber sie setzen mich echt völlig außer Gefecht. Mein Arzt empfahl mir, eine Schmerztablette zu nehmen und mich ein bisschen hinzulegen. Mir wäre es lieber, die Ursache in Angriff zu nehmen, nicht nur das Symptom.«

»Ohne Hitzewallungen keine Wechseljahre, hieß es beim Arzt.«

»Ich musste erst zu einer Gynäkologin und drei Kardiologen gehen, bis ich endlich jemanden fand, der mir glaubte und genug über meine Symptome wusste, um sie mit hormonellen Veränderungen in Verbindung zu bringen.«

»Bei mir wurde ein großes Blutbild gemacht und die Schilddrüse gründlich untersucht. Weil die Ergebnisse tipptopp waren, wurde auf meine Beschwerden gar nicht weiter eingegangen.«

»Ich leide immer noch.«

Dies ist nur eine kleine Auswahl der Kommentare, die in meinen sozialen Medien und in einer Forschungsstudie über die Erfahrungen von Frauen mit Wechseljahresbeschwerden geteilt wurden. Die 2023 im *Journal of Women's Health* veröffentlichte Studie sollte beleuchten, inwiefern sich eine Patientin von ihrer Ärztin oder ihrem Arzt versorgt fühlte (und wie diese Versorgung verbessert werden könnte). Die Antworten offenbarten in überwältigender Mehrheit eine unzureichende Versorgung und unzulängliche Begleitung. Viele Patientinnen gaben an, sich herabgewürdigt zu fühlen, oder berichteten, man habe ihnen keinerlei Hilfe oder auch nur Zugang zu Informationen gewährt, die es ihnen ermöglicht hätten, die Ursache ihrer Symptome zu verstehen. Eine informelle »Umfrage« in meinen Social-Media-Beiträgen unter Frauen in gynäkologischer Behandlung förderte viele ähnliche Erfahrungen zutage. Frauen schrieben zum Beispiel: »Mein Arzt hat mir gesagt, dass er nicht an die Perimenopause glaubt« und »Mir wurde gesagt, das gehöre nun einmal zum Älterwerden dazu, sei ganz natürlich, ich solle mich damit abfinden«, und sie berichteten, ihnen sei von medizinischer Seite vor allem mit der Einstellung »Willkommen in Ihrem neuen Normalzustand« begegnet worden. Leider sind Berichte solcher Art nicht die Ausnahme, sondern die Regel. Dies wirft so viele Probleme auf, dass ich gar nicht weiß, wo ich anfangen soll. Aber an erster Stelle steht die Tatsache, dass diese Verweigerung von ärztlicher Fürsorge und Beratung schwerwiegende medizinische Folgen hat. Wenn eine Frau in der Perimenopause oder Menopause keine erstklassige Versorgung erhält, geht es um Leben und Tod. Buchstäblich.

Das hat folgenden Grund: Die vielzähligen Symptome (darunter die allseits bekannten Hitzewallungen und die weniger bekannte »Frozen Shoulder« / Schultersteife) lassen sich unmittelbar auf die nachlassende Östrogenproduktion zurückführen. Mit Erstaunen haben meine Patientinnen, Kolleginnen und ich die jüngsten Ergebnisse von Forschungsprojekten zur Kenntnis genommen, in denen der Zusammenhang zwischen dem Östrogenabfall in den Wechseljahren und Problemen wie chronischem Husten, Tinnitus und gutartigem Lagerungsschwindel untersucht wurde, um nur einige zu nennen. Solche Probleme stufen viele Frauen als »Alterszipperlein« ein, und gleichzeitig kämpfen sie darum, dass man ihnen glaubt, ihnen hilft und sie sich in dieser doch eigentlich kraftvollen und aufregenden Lebensphase entfalten können.

Östrogen ist nicht einfach nur ein harmloses Hormon, das vor allem für die Fortpflanzungsfähigkeit wichtig ist, sondern erfüllt noch weitaus mehr Aufgaben. Östrogenrezeptoren befinden sich in fast allen Organsystemen des Körpers, und wenn der Östrogenspiegel sinkt, sinkt auch das Vermögen dieser Zellen, an anderer Stelle zur Gesunderhaltung beizutragen, beispielsweise in Bezug auf das Herz, die kognitiven Funktionen, die Knochengesundheit und den Blutzuckerspiegel.

Die Liste ließe sich lange fortsetzen, jedoch finden sich allein in diesen Bereichen einige Krankheiten, die regelmäßig zu den zehn häufigsten Todesursachen bei Frauen zählen: Herzerkrankungen, Schlaganfall, Alzheimer und Diabetes Typ 2. Und auch wenn Osteoporose nicht dazugehört, gibt sie dennoch Anlass zu großer Sorge, da jede zweite Frau im Laufe ihres Lebens aufgrund von durch Osteoporose verursachtem Knochenschwund einen Knochenbruch erleidet und allein Hüftfrakturen mit einer um 15 bis 20 Prozent erhöhten Sterblichkeitsrate im ersten Jahr nach dem Bruch in Zusammenhang gebracht werden. Alles in allem bedeutet dies, dass Östrogen in hohem Maße und sehr umfassend Anteil am Allgemeinzustand hat und die Abnahme des Hormonspiegels während der Perimenopause und der Menopause ein sehr ernstes Problem darstellt, das auch als solches behandelt werden sollte.

Weiter hinten im Buch beschreibe ich ausführlich, wie Sie in dieser wichtigen Phase am besten für Ihre Gesundheit sorgen. Doch ehe wir uns damit befassen, möchte ich einen Schritt zurücktreten und ein grundlegendes Verständnis für die unzähligen Erscheinungsformen der hormonellen Veränderungen schaffen und erläutern, warum die Symptome und das daraus resultierende Leiden so lange unzureichend behandelt wurden.

Östrogenersatz und Alterung

Wenn für Sie eine Hormontherapie infrage kommt, kann diese Ihr Leben verlängern. Eine in der Fachzeitschrift *Menopause* veröffentlichte Studie belegt, dass Frauen, die mit 50 Jahren eine Östrogentherapie beginnen, mit einer bis zu zwei Jahre höheren Lebenserwartung rechnen können als Frauen, die keine Hormone einnehmen, und dass die Sterblichkeitsrate (unabhängig von der Ursache) pro Jahr um 20 bis 50 Prozent zurückgeht.

So viele Symptome, so wenig Unterstützung

Kennen Sie den schon? Geht eine Frau in die Kneipe … Moment, eigentlich lautet der Witz so: Geht eine Frau zuerst in die Arztpraxis und danach in die Kneipe, weil es *wieder mal* hieß, die Symptome, die sie seit Monaten, ja sogar seit Jahren beobachtet, seien ganz normal oder natürlich und kämen vom Älterwerden, sie seien lediglich eine Folge von Stimmungsschwankungen, die man einfach ertragen müsse, oder, und das kommt geradezu einer Beleidigung gleich, man würde »sich das alles nur einbilden«.

Vermutlich sieht es allerdings so aus, dass Sie das wahrscheinlich nicht nur schon einmal gehört, sondern auch schon selbst erlebt haben. Die Frage ist: Warum? Wie ist es möglich, dass man eine Ärztin oder einen Arzt aufsucht, sein Symptom oder seine Symptome schildert und dann mit dem Gefühl wieder geht, ohne Diagnose und ohne Hoffnung auf Linderung der Beschwerden abgefertigt worden zu sein?

Im Gesundheitswesen befassen wir uns mit dieser Frage in Bezug auf den Zugang zur Versorgung. Wenn es also ein optimales Behandlungserlebnis gibt – eine Erfahrung, bei der ein Patient oder eine Patientin die Arztpraxis mit dem Gefühl verlässt, gut beraten und umfassend über die mögliche Behandlung informiert worden zu sein –, worin bestehen dann die Hürden, die eine solche Erfahrung verhindern? Schauen wir uns das doch einmal genauer an.

Mangelndes Bewusstsein

Einer der Hauptgründe für die unzureichende Behandlung von Frauen in den Wechseljahren ist ein unzureichendes Wissen über deren Pathologie, also über die Art und Weise, wie sich eine zugrunde liegende Störung oder Krankheit symptomatisch zeigen kann. Weil Schwankungen im Hormonhaushalt eine Vielzahl von

Symptomen hervorrufen können, die sich bei jeder Patientin individuell zeigen, ist es schwierig, sie zu erkennen, zu diagnostizieren und zu behandeln.

Sowohl medizinische Fachkräfte als auch Patientinnen wären gut beraten, sich mit den möglichen Symptomen vertraut zu machen, denn die Liste geht weit über Hitzewallungen, nächtliche Schweißausbrüche, nachlassende Knochendichte und Krankheitszeichen im Harn- und Geschlechtsapparat hinaus. Es folgen etliche Symptome, die in Verbindung mit der Perimenopause oder der Menopause auftreten können (Informationen zum Umgang mit diesen Symptomen finden Sie im Praxisteil).

- Akne
- Angstzustände
- Arthralgie (Gelenkschmerzen)
- Arthritis
- Asthma
- Aufgedunsenheit/Blähbauch
- Autoimmunerkrankung (neu auftretend oder verschlimmert)
- Benommenheit/Brain Fog
- brennendes Gefühl im Mund/auf der Zunge
- brüchige Nägel
- Depression
- dünner werdende Haut
- Ekzem
- empfindliche/schmerzende Brüste
- Falten
- Fibromyalgie
- Frozen Shoulder/ Schultersteife
- Gedächtnisprobleme
- Gefühl, als würde etwas auf der Haut krabbeln
- Gefühl, als würde man einen elektrischen Schlag bekommen
- Gewichtszunahme
- Haarausfall (am Kopf)
- Harnwegsinfektionen
- Herzklopfen
- Hitzewallungen
- hoher Cholesterinspiegel/ hohe Triglyceridwerte
- Inkontinenz
- Insulinresistenz
- juckende Haut
- juckende Ohren

- Konzentrationsschwierigkeiten
- Kopfschmerzen
- Körpergeruch
- Kribbelgefühl in den Extremitäten
- metabolisch assoziierte Fettlebererkrankung
- Migräne
- Müdigkeit
- Muskelschmerzen
- myalgische Enzephalomyelitis/Chronisches Fatigue-Syndrom
- nachlassendes Verlangen nach Sex
- nächtliche Schweißausbrüche
- Nierensteine
- Osteoporose
- Probleme mit der psychischen Gesundheit
- Reizbarkeit
- Reizdarm-Syndrom
- Sarkopenie (Muskelschwund)
- Säurereflux/GERD
- Schlafapnoe
- Schlafstörungen
- Schmerzen beim Geschlechtsverkehr
- Schmerzen im Kiefergelenk/Craniomandibuläre Dysfunktion (CMD)
- Schwindel
- Schwindelanfälle
- Stimmungsschwankungen
- Tinnitus
- trockene Haut
- trockene oder juckende Augen
- trockener Mund
- unerwünschter Haarwuchs (Damenbart)
- Urogenitalsyndrom
- vaginale Trockenheit
- Veränderungen bei der Alkoholverträglichkeit
- Veränderungen in der Körperzusammensetzung/Zunahme im Bauchbereich/Viszeralfett
- Veränderungen im Menstruationszyklus
- Zahnprobleme

Schon ein Blick auf diese Liste genügt, um zu erkennen, wie umfangreich hormonelle Veränderungen mitunter sind und wie es dazu kommen kann, dass jemand auf der Suche nach einer Diagnose fast sämtliche medizinischen Fachrichtungen abklopft, falls der gemeinsame Nenner Östrogenverlust nicht identifiziert wird. Auch deshalb werden Wechseljahresbeschwerden oft mit den Symptomen anderer Erkrankungen verwechselt, was wiederum zu Fehldiagnosen führen kann – und es erklärt, warum es mehr als eine Ursache für ähnliche Symptome geben kann (Schilddrüsenunterfunktion und Perimenopause).

Mangelnde Einheitlichkeit der Symptome

Mediziner lieben Einheitlichkeit, und die Wechseljahre sind ein unkonventionelles Phänomen mit höchst individueller Ausprägung. Obwohl die Veränderungen des Hormonhaushalts bei allen Betroffenen relativ ähnlich ablaufen, variieren die Symptome von Frau zu Frau. Nicht jede leidet unter allen der hier aufgeführten Symptome, aber die meisten haben mit einigen davon zu kämpfen. Selbst der Zeitpunkt, zu dem die Symptome auftreten, gestaltet sich unterschiedlich. Sie können bereits in der Perimenopause einsetzen und über Jahrzehnte hinweg andauern. Möglicherweise werden Sie in der Perimenopause von mehreren Symptomen gleichzeitig heimgesucht, während Sie in der Postmenopause glimpflich davonkommen – oder genau umgekehrt.

In der Medizin gibt es ein Sprichwort: Wenn es läuft wie eine Ente und quakt wie eine Ente, dann ist es eine Ente. Tja, welche Art von Ente sind die Wechseljahre? Das kommt auf den Tag an, ja sogar auf die Tageszeit, und, wie immer mehr Untersuchungen zeigen, auf noch viel mehr. Das individuelle Erleben der Wechseljahre hängt von der Genetik, der Lebensweise (Ernährung, Bewegung, Rauchen) sowie der Vorgeschichte in Bezug auf Schwangerschaft und Geburt ab. Auch Faktoren wie Gewicht/BMI, Klima, der sozioökonomische Status und sogar kulturelle Überzeugungen und die Einstellung zu den Wechseljahren tragen dazu bei.

Keine standardisierten diagnostischen Kriterien oder Screenings

Es gibt eine medizinische Definition für die Menopause: Es handelt sich um den Zeitpunkt, an dem Sie zwölf Monate lang keine Regelblutung mehr hatten. Das bedeutet aber, dass Sie erst nach Ablauf dieses Jahres wirklich wissen, dass Sie in den Wechseljahren sind. Davor, also wenn Ihre Periode sporadischer (oder manchmal stärker und häufiger) wird, befinden Sie sich quasi in der Schwebe: Sie wissen, dass da etwas im Busche ist, aber nicht, wie lange diese Vorlaufzeit dauern wird. Diese Phase ist die Perimenopause, aber sie ist naturgemäß *unvorhersehbar*. Ich bezeichne sie gern als die »Chaosjahre«. Eine allgemein anerkannte Definition oder spezifische Diagnosekriterien fehlen einfach. Derzeit gibt es auch keinen anerkannten einmaligen Bluttest, anhand dessen Ihre Ärztin oder Ihr Arzt feststellen könnte, in welchem Stadium Sie sich gerade genau befinden. Angesichts der vielfältigen unterschiedlichen Symptome gibt es keine spezifische und eindeutige Diagnose für die Perimenopause.

Es gibt kein routinemäßiges Screening der Patientinnen. Vorsorgeuntersuchungen dienen der Erkennung von Krankheiten, bevor Symptome auftreten, damit Präventionsmaßnahmen und andere Vorkehrungen getroffen werden können, um die Behandlungsergebnisse zu verbessern. Da wird auf erhöhten Blutdruck geachtet und nach bestimmten Krebsarten wie Gebärmutterhals-, Brust- und bei Männern Prostatakrebs gesucht, nach Osteoporose, Depressionen und vielem mehr. Vielfach werden diese Untersuchungen mit Hilfsmitteln oder Medizintechnik durchgeführt, aber bei einigen Erkrankungen, beispielsweise bei Depressionen, füllt die Patientin oder der Patient einfach einen Fragebogen aus.

Für die Perimenopause gibt es keine Standarduntersuchung, zum Teil deshalb, weil die kommenden Veränderungen weder kuriert noch verhindert werden können: Die Menopause ist unumgänglich. Allerdings wissen wir, dass viele der Beschwerden oder Krankheiten, die mit dem Eintritt in die Perimenopause beginnen und sich bis in die Postmenopause ziehen, auf den sinkenden Östrogenspiegel und andere Sexualhormone zurückzuführen sind. Mit einem sorgfältigen Screening könnten nicht nur Symptome gelindert und Verunsicherung vorgebeugt, sondern auch gezielte Präventionsmaßnahmen ergriffen werden, die sowohl die Gesundheit fördern als auch die Lebenserwartung steigern.

Geschlechtsspezifische Vorurteile und Stereotypisierung

Es stimmt: Die Wechseljahre betreffen nur Menschen mit weiblichen Fortpflanzungsorganen. Leider werden die Symptome oft herablassend als »Frauenleiden« betrachtet und von der Medizin und unserer Kultur nur selten ernst genommen. Das führt dazu, dass sehr reale, das Leben und die Gesundheit verändernde Symptome als rein emotionaler und psychologischer Natur oder kategorisch als Stimmungsschwankungen abgetan werden, die die Patientin einfach hinnehmen oder aushalten sollte. Bedauerlicherweise ist das nichts Neues, sondern schon seit Jahrtausenden der Fall.

So wurde Frauen, die Symptome aufwiesen, die unserem heutigen Wissen nach Wechseljahresbeschwerden gewesen sein dürften, in der griechischen Mythologie »uterine Melancholie« zugeschrieben, also eine besondere Form des von der Gebärmutter ausgehenden Wahnsinns.

Der griechische Arzt Hippokrates prägte später den Begriff *hysteria* als Bezeichnung für ein diffuses, ebenfalls von der Gebärmutter ausgehendes Leiden, von dem er annahm, es würde im Körper umherwandern und durch die Freisetzung giftiger Dämpfe Symptome wie Zittern und Angstzustände hervorrufen.

Ach, würde ich mir das doch alles nur ausdenken! (Wenn Sie mehr über die Geschichte der Frauengesundheit wissen wollen, empfehle ich Ihnen das großartige Buch *Die kranke Frau* von Elinor Cleghorn).

Obwohl es fast 2500 Jahre her ist, dass Hippokrates als Mediziner tätig war, prägen seine Theorien offenbar auch heute noch die Denkweise vieler im Gesundheitswesen Tätiger und beeinflussen die Art und Weise, wie sie praktizieren. Der überkommene Glaube, die medizinischen Probleme von Frauen seien ausschließlich emotionaler oder psychologischer Natur, hält sich besonders hartnäckig und trägt zu dem bei, was heute als »Gender Pain Gap« bezeichnet wird. Dieser Begriff beschreibt die erschütternde Tatsache, dass Frauen zwar häufiger von chronischen Schmerzen und chronischen Erkrankungen betroffen sind als Männer, ihre Schmerzen aber eher bagatellisiert und falsch behandelt werden. Wer eine Person of Color und eine Frau ist, ist doppelt unsichtbar und hat noch weniger Chancen, eine angemessene Schmerztherapie zu erhalten.

Diese »Kluft« ist keine bloße Spekulation, sondern nachweislich vorhanden. Es ist wissenschaftlich erwiesen, dass Frauen, die mit gleich starken Schmerzen wie Männer in die Notaufnahme kommen, im Durchschnitt 16 Minuten länger auf Schmerzmittel warten (wenn Sie schon einmal starke Schmerzen hatten, wissen Sie, dass 16 Minuten eine Ewigkeit sein können!) und dass Frauen eher Beruhigungsmittel oder Antidepressiva verschrieben werden als Schmerzmittel. Auch auf Termine müssen Frauen länger warten, und es wird ihnen für die Schilderung ihrer Probleme weniger Zeit zugestanden als männlichen Patienten.

Unangenehm, aber wahr: Diese Zahlen überraschen mich nicht. Schließlich kenne ich diese abschätzige Behandlung aus erster Hand, und am Anfang meiner medizinischen Laufbahn habe ich mich derselben Fehler schuldig gemacht.

Während meines Medizinstudiums und als frischgebackene Ärztin in den 1990er-Jahren lernte ich einen Patiententypus kennen, der einfach als »WW« bezeichnet wurde. Diese Patientinnen kamen üblicherweise mit einem ganzen Cluster von Symptomen zu mir: Gewichtszunahme, Konzentrationsschwäche, Reizbarkeit, Gelenkschmerzen, verminderter Sexualtrieb, Schlafstörungen und Erschöpfungszustände. »Im Untersuchungszimmer 3 sitzt eine WW, viel Glück«, so der Kommentar eines Kollegen. Das hieß, und es ist mir unfassbar peinlich, das auf Papier zu bringen, dass ich es mit einer »whiny woman« zu tun haben würde, einer weinerlichen Frau. Obwohl wir also moderne Medizin betrieben, setzten wir wie die Ärzte der Antike gerechtfertigte Symptome mit einer Gefühlslage gleich.

Wir wussten damals, dass diese Patientinnen mit hoher Wahrscheinlichkeit in den Wechseljahren waren. Uns mangelte es jedoch an Unterweisung und Wissen über die richtige Diagnose, Handhabung und Behandlung.

Hatte man uns nicht vielmehr immer wieder eingetrichtert, dass Frauen aufgrund ihrer Unzufriedenheit mit ihren Lebensumständen und Stress dazu neigen, zu jammern und Beschwerden ohne organischen Befund zu entwickeln? Die Devise »Sie bildet sich alles nur ein« war weit verbreitet. Falls sich herausstellte, dass sie sich in der Postmenopause befand (noch einmal: Bestätigung gab es erst, wenn sie seit mehr als zwölf Monaten keine Regelblutung gehabt hatte), boten wir ihr eventuell eine Hormontherapie für die Menopause (MHT) an und leierten alles Weitere an (das war vor der erneuten Veröffentlichung der WHI-Ergebnisse im Jahr 2002). Stand die Menopause noch bevor, dann boten wir ihr nichts an, sondern beharrten darauf, dass ein volles Jahr ohne Menstruation vergehen musste, ehe wir tätig werden konnten.

Aufgrund dieser mangelnden Anerkennung und der unzureichenden Diagnose von Wechseljahresbeschwerden waren Frauen zweifellos unnötigem Leiden ausgesetzt. Erst als ich selbst von den Symptomen betroffen war, wurde mir diese Tatsache voll bewusst. Ich litt unter starken Körperschmerzen, schlaflosen Nächten, weil ich so schwitzte, Haarausfall, Gewichtszunahme und nachlassenden kognitiven Fähigkeiten. Meine Lebensqualität wurde durch diese Symptome stark beeinträchtigt, mein Vertrauen in meine beruflichen Fähigkeiten erschüttert, und ich musste feststellen, dass ich in Hinblick auf die Wechseljahre keinen guten Behandlungsansatz verfolgte.

Als deutlich wurde, dass mein unregelmäßiger Hormonspiegel und der sinkende Östrogenwert die Ursache für meine Beschwerden waren, musste ich an all die Patientinnen denken, die sich in derselben Situation befanden wie ich und sich zwar ärztliche Hilfe suchten, aber nicht die nötige Unterstützung erhielten. Es tat mir leid, und ich schämte mich dafür, Teil des Problems gewesen zu sein.

Erfreulicherweise gibt es bei der medizinischen Versorgung von Patientinnen in den Wechseljahren zwar einige positive Entwicklungen. Diese werden jedoch nur begrenzt Wirkung zeigen, wenn wir uns nicht eingestehen, dass es erhebliche geschlechtsspezifische Vorurteile gibt, und nicht aktiv daran arbeiten, diese abzubauen. Wird diese Voreingenommenheit nicht anerkannt, trägt dies genau genommen nur dazu bei, dass die Betroffenen weiter verunsichert und ihre Erfahrungen noch weniger ernst genommen werden – die Erfahrungen von Frauen, die in der Hoffnung auf Hilfe den Weg in die Arztpraxis oder ins Krankenhaus angetreten sind und diese mit einem Werbeprospekt für Antidepressiva und einem noch schlechteren Gefühl wieder verlassen haben.

Unzureichende Ausbildung im Medizinstudium und in der Facharztausbildung

Angesichts dieser Ausführungen liegt der Schluss nahe, dass die Ärztinnen und Ärzte die Schuld an der unzureichenden Versorgung und den systematischen Fehldiagnosen derjenigen tragen, die in die Wechseljahre eintreten oder die Menopause bereits hinter sich haben – und ja, sie beziehungsweise wir tragen eine gewisse Schuld, vor allem diejenigen, die die Echtheit oder Schwere der Symptome in Abrede stellen oder gestellt haben. Aber die Schuld allein den behandelnden Ärztinnen und Ärzten zuzuschieben, geht am Kern der Sache vorbei. Hier geht es um weitaus größere Probleme, die insbesondere damit zusammenhängen, was im Studium gelehrt wird und welche Aus- und Weiterbildung Ärztinnen und Ärzte absolvieren müssen, um ihre Approbation zu behalten. Ohne eine bessere Ausbildung wird sich die medizinische Versorgung in den Wechseljahren nicht verbessern.

Warum Bildung so wichtig ist? Wegen der Ente, Sie wissen schon. Ärztinnen und Ärzte bevorzugen bei der Diagnose folgende Vorgehensweise: Aha, das wären dann also die Symptome; diese stimmen mit der Diagnose X, Y oder Z überein. Nachdem wir durch die Untersuchungen X und Y ausgeschlossen haben, muss es sich folglich um Z handeln. Da hätten wir dann also die Ente: Z. (Damit will ich die Erfahrung der Patientinnen nicht auf die leichte Schulter nehmen; ich will nur den manchmal sehr langwierigen und intensiven Prozess verständlicher machen.)

Zuweilen ist eine Diagnose derart einfach, aber nicht immer, und sie ist keineswegs willkürlich. Eine Ärztin oder ein Arzt arbeitet mit dem intellektuellen Erinnerungsvermögen, stützt sich auf ein langjähriges Studium, um Symptome mit möglichen Ursachen in Verbindung zu bringen, und hält sich an medizinische Standardverfahren, um Gewissheit zu erlangen, weil dies genau so gelehrt wird. Es hat sich allerdings gezeigt, dass hinsichtlich der Menopause nur wenige Ärztinnen und Ärzte ein sinnvolles Vorgehen gelernt haben.

Die Lehrinhalte an den medizinischen Fakultäten und in der Facharztausbildung sind begrenzt und umfassen nur die typischen Symptome der hormonellen Veränderungen. Im Medizinstudium habe ich zwar sehr viel über Geburtshilfe, allgemeine Gynäkologie, pädiatrische Gynäkologie, gynäkologische Onkologie und Chirurgie gelernt, aber die Menopause wurde in eine Schublade mit »allem anderen« gesteckt und nur mit einem Bruchteil der Zeit und Aufmerksamkeit bedacht. Während meiner Assistenzzeit lernte ich zum Beispiel, dass man die Wechseljahre an Hitzewallungen, Gewichtszunahme, Stimmungsschwankungen, Beschwerden des Harn- und Geschlechtsapparats und Schlafstörungen erkennt. Das war's!

Erst durch meine eigenen Erfahrungen und zahllose Stunden eigenständiger Forschung (also nicht für Prüfungen oder die Aufrechterhaltung meiner ärztlichen Approbation erforderlich) begriff ich, dass das Erscheinungsbild der endokrinologischen Alterung viel komplexer ist als diese fünf allgemeinen Symptome. Ich bin Gynäkologin; mein Spezialgebiet ist die Behandlung von Patientinnen mit Eierstöcken, jenen beiden kleinen ovalen Drüsen, die Östrogen, Progesteron und Testosteron produzieren, also die Hormone, die für den Menstruationszyklus, die Fruchtbarkeit und die Schwangerschaft wichtig sind. Und das Wissen um den unvermeidlichen Rückgang dieser Hormonproduktion oder um den Zusammenhang mit Herz-Kreislauf-Erkrankungen, neurodegenerativen Erkrankungen, bestimmten Krebsarten und einer verminderten Lebensqualität war nicht Bestandteil meiner Pflichtausbildung. Das halte ich für grundfalsch.

Ich selbst absolvierte meine Ausbildung in Geburtshilfe und Gynäkologie vor über 26 Jahren, doch leider scheinen die heutigen Assistenzärztinnen und -ärzte für Gynäkologie und Geburtshilfe nicht viel besser über das Thema Menopause geschult zu werden als ich. Eine 2013 von der Forschungsabteilung der Johns Hopkins University durchgeführte Umfrage ergab, dass sich fast 80 Prozent der gynäkologischen Fachkräfte mit dem Thema Menopause »nur halbwegs sicher« fühlten, und zwar sowohl im Gespräch als auch in puncto Behandlung. Außerdem wurde festgestellt, dass nur 20 Prozent der gynäkologischen Lehrabteilungen Fortbildungen zur Menopause anbieten.

Aus einer späteren, in den *Mayo Clinic Proceedings* veröffentlichten Umfrage stammen ähnliche Zahlen von angehenden Fachärztinnen und -ärzten für Geburtshilfe und Gynäkologie sowie für Allgemein- und innere Medizin. Die Befragten gaben an, es fehle ihnen an Selbstvertrauen und Kompetenz im Umgang mit den Wechseljahren, und sie hätten Bedarf und den Wunsch nach zusätzlicher Ausbildung. Fast 94 Prozent gaben an, sie hielten eine Schulung zum Umgang mit den Wechseljahren für wichtig oder sehr wichtig.

In Anbetracht dieser Daten überrascht es nicht, dass die meisten Ärztinnen und Ärzte nicht wissen, wie man mit Patientinnen während der Wechseljahre zielführende Gespräche führt, wie man sie richtig diagnostiziert und behandelt. Für diese Aufgabe werden sie einfach nicht ausgebildet. Und das, obwohl ein Drittel aller Frauen in den USA derzeit eine Phase der Wechseljahre durchlebt und 51 Prozent der Bevölkerung diesen lebensverändernden Prozess durchlaufen werden, sofern sie lange genug leben.

Falls Kolleginnen und Kollegen in Forschung, Lehre oder Praxis dies lesen, möchte ich hier meine Meinung und meinen Standpunkt einmal ganz klar zum Ausdruck bringen: Die gesamte Fachwelt muss die Wechseljahre mit dem gebotenen Respekt behandeln. Dazu muss vorrangig in Studienpläne investiert werden, mit denen angehende Ärztinnen und Ärzte lernen, die

Wechseljahre zu erkennen und zu behandeln. Im Moment liegt es an ihnen, selbst aktiv zu werden und sich bei Organisationen wie der Menopause Society (ehemals North American Menopause Society) fortzubilden, die Weiterbildungskurse und Zertifizierungen in der Medizin für die Lebensmitte anbietet. Außerdem bedarf es der Unterstützung von Kolleginnen und Kollegen, die sich mit der Menopause auskennen und Ratsuchenden zur Seite stehen. Unsere Patientinnen verdienen eine bessere Versorgung, und zwar, indem die Symptome als solche identifiziert und anerkannt und der Hormonmangel und die daraus resultierenden Beschwerden behandelt werden.

Eine unzureichende Definition des Alterns

Einer der weniger greifbaren Gründe für die unzulängliche Behandlung von Frauen in den Wechseljahren hat damit zu tun, dass die Ärzteschaft das Altern in erster Linie anhand des chronologischen Alters definiert (also buchstäblich danach, wie viele Jahre man auf dem Buckel hat), anstatt auch das endokrinologische Alter (also das hormonelle Alter) zu berücksichtigen: Die Eierstöcke altern doppelt so schnell wie jedes andere Organsystem im Körper.

Wie das chronologische ist auch das hormonelle Altern unvermeidlich, aber anders als beim chronologischen Altern stehen uns medizinische Maßnahmen zur Verfügung, um den Hormonspiegel auszugleichen und die Nebenwirkungen der nachlassenden Hormonproduktion zu minimieren. Der wichtigste Eingriff ist die Hormonersatztherapie (HRT, kurz für *Hormone Replacement Therapy*), auch bekannt als Hormontherapie (HT) oder menopausale Hormontherapie (MHT, kurz für *Menopausal Hormone Therapy*). Ich bevorzuge die Bezeichnung MHT. Dies sind verschiedene Bezeichnungen für ein und dieselbe Behandlungsmethode, deren Ziel recht einfach ist: Die natürlichen Hormone, die vom Körper nicht mehr gebildet werden, sollen ersetzt oder angekurbelt werden, um die von diesen Hormonen ausgelösten und angeregten Prozesse aufrechtzuerhalten, quasi, um ihnen zu sagen: »Immer schön weiterarbeiten, ihr Herzzellen, Neuronen, Blasenzellen und Gelenke.«

Wenn von einer Hormonersatztherapie die Rede ist, löst das viele Emotionen aus, auch Angst, das ist mir bewusst. Es ist verständlich – schließlich hat die MHT eine turbulente Vergangenheit, und sie ist nicht für jede Frau geeignet. In diesem Buch biete ich Ihnen jedoch etwas, das Sie in der Arztpraxis vielleicht noch nicht bekommen haben, aber verdienen: eine ausführliche Auseinandersetzung mit dem Thema Hormonersatztherapie. Sie haben Anspruch darauf, die Wahrheit über die Forschungsergebnisse zu erfahren, von denen sich so viele von der Hormontherapie abschrecken ließen, und über die neuen wissenschaftlichen Erkenntnisse, die zeigen, wie sicher und wirksam sie bei der Vorbeugung gegen chronische Krankheiten sein kann, die sich bei Östrogenmangel anbahnen. Auch wenn sich nicht jede Frau für eine Hormontherapie entscheidet, verdient doch jede eine fachkompetente Beratung. Darauf wird in Kapitel 7 eingegangen.

Daneben gibt es noch weitere Strategien, um Körper und Geist während der Wechseljahre und bis in die Postmenopause zu unterstützen. Ich freue mich darauf, sie Ihnen vorzustellen, und danke Ihnen für Ihr Vertrauen. Ich möchte Sie dabei unterstützen, dass Sie sich besser fühlen und so lange wie möglich leistungsfähig bleiben. Hoffentlich hilft Ihnen meine Erfahrung mit den besten Behandlungsmöglichkeiten und Vorgehensweisen weiter. Durch Aufklärung, Bildung und Handeln sind wir gemeinsam Teil einer Bewegung, die die Hürden für eine hochwertige Versorgung in den Wechseljahren beseitigt. Hier und jetzt geht es los!

Kapitel 2

Die komplizierte Vergangenheit und die Unübersichtlichkeit der Behandlung von Wechseljahresbeschwerden

Im Oktober 2022 bin ich im Alter von 56 Jahren ganz offiziell in die Wechseljahre gekommen. Seit etwa einem Jahr leide ich unter schrecklichen Gelenkschmerzen, obwohl ich normalgewichtig und im Großen und Ganzen gesund bin, mich gesund und entzündungshemmend ernähre und mehrmals pro Woche Sport treibe. Meine Hausärztin nahm eine Reihe von Laboruntersuchungen vor und prüfte dabei auch Entzündungswerte und rheumatische Arthritis (sämtliche Befunde waren normal). Zum ersten Mal in meinem Leben war mein Cholesterinspiegel hoch, und sie riet mir, meine ohnehin schon gesunde Ernährung zu optimieren. Ein Orthopäde, den ich wegen meiner Gelenkschmerzen aufsuchte, sagte mir, ich hätte einfach nur »Pech«. Beide Ärzte kamen überhaupt nicht auf den Gedanken, meine Gelenkschmerzen oder mein hoher Cholesterinspiegel könnten etwas mit den Wechseljahren/dem Östrogenmangel zu tun haben.

– Beverly W.

Was die biologische Brillanz angeht, ist das weibliche Fortpflanzungssystem nahezu unschlagbar. Es besteht aus einem eingespielten Team: der Vagina, dem Gebärmutterhals, der Gebärmutter, den Eierstöcken, den Eileitern und einigen untergeordneten, aber gleichermaßen unverzichtbaren Teammitgliedern, die für einen reibungslosen Menstruationszyklus sorgen, die Entwicklung eines Menschen vom Embryo bis zum Neugeborenen ermöglichen und den Teil der Anatomie ausmachen, der uns das Geschenk sexueller Lust bereitet. Auch noch 25 Jahre nach meiner Entscheidung für die Fachrichtung Gynäkologie und Geburtshilfe staune ich immer wieder über die Komplexität, die Intelligenz, die dem Ganzen innewohnt, und die Fähigkeit, in Sachen Kraft und Ausdauer schier übermenschliche Leistungen zu vollbringen.

Betrachten wir einmal die Gebärmutter: ein kleines, hohles, mehrschichtiges Muskelorgan, das sich während der Schwangerschaft bis zum Fünfhundertfachen seines Volumens ausdehnt. Oder die Eierstöcke: zwei mandelgroße Drüsen, die zum Zeitpunkt der Geburt zwischen einer und zwei Millionen Eizellen beherbergen, in denen sich das gesamte einzigartige genetische Material des Menschen befindet.

Genau diese Eierstöcke produzieren Hormone, mit denen der Menstruationszyklus reguliert und die Fruchtbarkeit erhalten wird, und sie sind auch das entscheidende Organ für die Östrogenproduktion. Einen Großteil unseres biologischen Ichs haben wir dem Östrogen zu verdanken. Dieses Hormon ist für einen erheblichen Aspekt unseres Fortpflanzungstraktes verantwortlich und spielt auch für die Gesundheit von Brust, Haut, Haar, Herz und Blutgefäßen, Gehirn und vielem mehr eine wichtige Rolle. Der Östrogenspiegel schwankt im Laufe unseres Lebens. Mit jeder Menstruation steigt und sinkt er, während der Schwangerschaft steigt er an und wird bei gesunden Frauen nach der Pubertät nur bei zwei Vorgängen auf natürliche Weise unterdrückt oder gesenkt: nach der Geburt und in den Wechseljahren.

Die Hintergründe für den niedrigen Östrogenspiegel in diesen beiden Fällen sind natürlich völlig unterschiedlich: Im ersten Fall wird damit die Stillzeit ermöglicht, im zweiten ist es die Folge dessen, was in der Medizin als Ovarialinsuffizienz, also Versagen der Eierstöcke, bezeichnet wird (das klingt krass, beschreibt aber genau, was mit der Hormonproduktion in den Eierstöcken geschieht). Beide Vorgänge lösen ganz ähnliche Stoffwechselveränderungen aus. Jawohl – sowohl stillende Mütter als auch Personen in den Wechseljahren kommen in den »Genuss« von schlaflosen Nächten, Hitzewallungen, Scheidentrockenheit, Angstzuständen und Bewusstseinseintrübung.

Während der Stillzeit finden diese Veränderungen statt, um der Pflege eines anderen Lebewesens Vorrang zu geben, so viel wissen wir. Die stillende Mutter muss häufig aufwachen, um das Kind zu nähren, sie muss Körperwärme abstrahlen, um es zu wärmen, und stets wachsam sein.

Aber wozu soll es gut sein, wenn diese Symptome auftreten, weil das Östrogen nach der fortpflanzungsfähigen Zeit, also in den Wechseljahren, abnimmt? Dazu gibt es zwar verschiedene Theorien (siehe Seite 39 f.), aber ich habe meine eigene Erklärung für diese Übergangsphase in unserem Leben. Meiner Meinung nach sollten wir diese Symptome als ein Zeichen dafür betrachten, dass wir es hier mit einem Menschen zu tun haben, der großer Pflege bedarf, und dieser Mensch sind Sie. Sie benötigen Aufmerksamkeit, Sie benötigen Liebe, Sie benötigen Unterstützung, und Sie dürfen sich vorstellen, dass Sie in eine noch nie da gewesene Epoche dringend benötigter Selbstfürsorge hineinwachsen.

Dabei ist nicht klar, wie die Unterstützung und Fürsorge in dieser besonders schwierigen Zeit auszusehen haben. Und für Sie als Patientin sind die ärztlich empfohlenen oder verordneten Behandlungen uneinheitlich, sofern überhaupt welche angeboten werden. Das liegt zum Teil daran, dass die Bedürfnisse von Frauen in der Perimenopause, der Menopause und der Postmenopause keinerlei Priorität haben, und zwar weder in der Gesellschaft noch in der Medizin, wo Frauen lange Zeit in der Forschung und bei der Finanzierung benachteiligt wurden.

Doch auch die Behandlungsmethoden sind uneinheitlich, denn das Wissen darüber, wie man die Symptome am besten in den Griff bekommt und die Gesundheitsrisiken während der Wechseljahre verringert, unterlag so vielen dramatischen Entwicklungen, dass sich bislang noch keine zuverlässige, fundierte Methode durchgesetzt hat. Und das, obwohl die Antwort schon immer da war – oder besser gesagt, eben *nicht*: Östrogen.

Um zu verstehen, wie Östrogen und seine Rolle in den Wechseljahren entdeckt wurden und wie sich das medizinische Wissen über beides im Laufe der Zeit entwickelt hat, lohnt sich ein Blick in die Geschichte. Aus der Vergangenheit können wir wertvolle Lehren für unser weiteres Vorgehen ziehen und eine bessere Zukunft für die Betroffenen schaffen, die sich angesichts zunehmender Symptome und Gesundheitsrisiken schon bald fragen werden: Was kann ich dagegen tun?

Des Rätsels Vorgeschichte

Den Begriff *Menopause* haben wir dem französischen Arzt Charles-Pierre-Louis de Gardanne zu verdanken, der ihn 1821 prägte. Er setzt sich zusammen aus »meno«, was so viel wie »Monat« bedeutet und sich auf den Mond bezieht, und »pause«, was so viel wie Innehalten bedeutet, und bezeichnet also im wahrsten Sinne des Wortes das Ende des monatlichen Zyklus.

Schon lange bevor die Menopause definiert wurde, sorgte sie für große Verwirrung. Griechische und römische Ärzte der Antike glaubten, durch das Ausscheiden des Menstruationsbluts fände eine Reinigung des Körpers von Schlacken und Giften statt und das Ausbleiben der Menstruation in der Menopause würde eine Frau in den Wahnsinn treiben. Im Laufe der Zeit variierten die Behandlungsmethoden dieses vermeintlichen »Wechseljahreswahnsinns« von verrückt bis unmenschlich und reichten von Blutegeln, um die Gifte aus dem Körper zu ziehen, bis hin zum Wegsperren der Frauen in Irrenanstalten.

Ein langes Leben nach der Menopause: Worüber sich die Evolutionsbiologie den Kopf zerbricht

Angesichts der Tatsache, dass die durchschnittliche Lebenserwartung von Frauen heute bei 79 Jahren und das Eintrittsalter in die Menopause durchschnittlich bei 51 Jahren liegt, leben Frauen heute mindestens 30 Jahre länger, als sie Kinder bekommen können. Wir sind eine der wenigen Tierarten, die auch nach Ende der gebärfähigen Jahre eine so lange Lebensspanne haben. Damit haben wir im Grunde den Jackpot der Arten geknackt, doch gleichzeitig stellt sich der Evolutionsbiologie die Frage: »Wie passt die Menopause mit dem Prinzip vom Überleben des am besten Angepassten zusammen?«

Die Suche nach einer Antwort hat manche zu der These geführt, die Wechseljahre seien eine Anpassung, die es Frauen ermöglicht, weit über ihre Fortpflanzungsfähigkeit hinaus zu leben, um künftige Generationen zu unterstützen und zu versorgen und so den genetischen Erfolg zu verbessern; dies ist die sogenannte »Großmutter-Hypothese«. Andere Forschende sind der Auffassung, wir würden einfach dank unseres modernen, zivilisierten Lebensstils länger leben, als unsere Eizellen vorhalten. Mit anderen Worten: Die Menopause sei eher moderner Luxus denn biologischer Vorteil, der unsere Spezies vorangebracht hätte.

Vermutlich werden wir nie genau wissen, warum wir fähig sind, so viele Jahre über die Menopause hinaus weiterzuleben, aber ich denke, diesen Theorien lässt sich einiges abgewinnen, wofür wir dankbar sein dürfen. Vor allem sollten wir dankbar dafür sein, dass wir trotz aller Herausforderungen, die die Wechseljahre mit sich bringen, das Glück haben, in einem Zeitalter zu leben, in dem wir noch Jahrzehnte nach dem Ausbleiben der Menstruation leben können (und das gesünder als je zuvor). Mit dieser Phase eröffnet sich uns die Möglichkeit, die besten Jahre unseres Lebens zu gestalten. Und raten Sie mal, wer entscheiden darf, ob das Beste bedeutet, Erfahrung, Weisheit und Selbstvertrauen anderen zur Verfügung zu stellen, die jünger sind als wir, oder den Luxus zu feiern, endlich keine Periode mehr zu haben – oder ob es ein bisschen von beidem ist? Genau, das entscheiden Sie! Egal, ob es nun der Evolution zu verdanken ist oder nicht: Sie haben es sich verdient.

Die verschiedenen Behandlungsmethoden für die Wechseljahre waren deshalb so lange so vielfältig und wirkungslos, weil niemand die Abläufe im Körper zur Drosselung und Einstellung des weiblichen Zyklus verstand (Versagen der Eierstöcke), durch die in den meisten Fällen auch die Symptome ausgelöst wurden. Erst Ende des 19. und Anfang des 20. Jahrhunderts begannen Forschende, das Hormonsystem und insbesondere die Eierstöcke sowie das Vorhandensein von Hormonen als Schlüssel zum Verständnis der Wechseljahre zu betrachten. Zu dieser Zeit wurden auch die ersten oralen Medikamente verabreicht, bei denen es sich um einfache Formulierungen aus aufbereitetem Eierstockgewebe von Tieren handelte. Manche dieser Mittel erwiesen sich als vielversprechend bei der Behandlung von Hitzewallungen und dem, was man damals als »sexuelle Dysfunktion« bezeichnete (in der modernen Medizin spricht man von hypoaktivem sexuellem Verlangen, also einer geringeren Libido, und schmerzhaftem Geschlechtsverkehr, was beides häufig in den Wechseljahren auftritt).

1923 gelang es erstmals, ein von den Eierstöcken produziertes primäres Hormon zu isolieren, und zwar von den amerikanischen Chemikern Edgar Allen und Edward Doisy, der später den Nobelpreis für seine Forschungen über die chemische Natur von Vitamin K verliehen bekam. Sie fanden heraus, dass dieses Hormon die Vorgänge im Fortpflanzungssystem im Zusammenhang mit dem weiblichen Zyklus fördert, und nannten es primäres Ovarialhormon. Einige Jahre später wurde es unter dem uns allen geläufigen Namen Östrogen bekannt – ein Wort, das sich aus *estrus* und *gen* zusammensetzt, was so viel bedeutet wie die Entstehung eines monatlichen Zyklus.

(Na, sind Sie noch am Ball? Ich weiß natürlich, dass man dies alles nur allzu leicht als ödes medizinhistorisches Kleinklein abtun könnte. Doch diese Entdeckungen bildeten buchstäblich die Grundlage für unser modernes Verständnis davon, wie das Vorhandensein von Östrogen Zyklus und Schwangerschaft beeinflusst und wie sein Mangel die Menopause einleitet. Aber nun weiter im Text.)

1933 wurde Östrogen unter dem Markennamen Emmenin hergestellt und verschrieben. Anfänglich wurde es aus Extrakten der Plazenta, später aus dem Urin schwangerer Frauen gewonnen und zur Behandlung von Dysmenorrhoe, also Schmerzen im Zusammenhang mit der Menstruation, und Symptomen der Wechseljahre eingesetzt. Schließlich wurde es auf der Grundlage des Urins trächtiger Stuten neu formuliert und in Premarin umbenannt, das 1942 von der amerikanischen Arzneimittelbehörde FDA zum ersten Mal zugelassen wurde. (Es sei darauf hingewiesen, dass es inzwischen mehrere Hormontherapien gibt, bei denen für die Herstellung nicht mehr auf Tiere zurückgegriffen wird. In Kapitel 7 befassen wir uns mit modernen Versionen der Hormontherapie.) Die Einführung von Premarin in die Hormontherapie bildete den Auftakt eines jahrzehntelangen Hin und Hers von Meinungen und wissenschaftlichen Erkenntnissen im Zusammenhang mit der hormonbasierten Therapie von Wechseljahresbeschwerden und ähnlichen Leiden.

Aufstieg, Fall und Comeback der Hormonersatztherapie

Kaum zeichnete sich ein Bedarf an Behandlungsmöglichkeiten für Wechseljahresbeschwerden ab, schritten die Arzneimittelhersteller zur Tat. Bereits 1947, nur fünf Jahre nach der ersten Zulassung von Premarin durch die amerikanische Arzneimittelbehörde FDA, umfasste das Angebot 53 Präparate von 23 verschiedenen Herstellern. In den folgenden Jahrzehnten stiegen die Verkaufszahlen von Hormonersatzpräparaten weiter an.

Zeitgleich mit dem wachsenden Interesse an Hormontherapien erschien der US-amerikanische Bestseller *Die vollkommene Frau (Feminine Forever)*. In diesem im Jahr 1968 von dem in New York ansässigen Gynäkologen Robert Wilson veröffentlichten Buch wurde die Östrogentherapie als Mittel zur Erhaltung der »Weiblichkeit« und zur Krankheitsprophylaxe beworben. Das Buch fand großen Anklang, auch wenn sein Inhalt ziemlich sexistisch war, wie man gleich am Untertitel erkennt: »Nun ist fast jeder Frau, ungeachtet ihres Alters, das ganze Leben lang sexuelles Vergnügen vergönnt.« Verstehen Sie, was ich meine? Natürlich kann und darf jede Frau ein erfülltes Sexualleben haben, keine Frage, aber ich glaube nicht, dass es bei *Die vollkommene Frau* in erster Linie um die sexuellen Bedürfnisse der Frauen ging. Die versprochene Wiederherstellung der Weiblichkeit in Wilsons Buch wurde als eine Art »Hol dir deine Frau zurück«-Bewegung angepriesen, und dabei lag der Schwerpunkt auf den sexuellen Bedürfnissen von Männern und der Verfügbarkeit von Frauen, diese zu befriedigen.

Sei es drum, man schrieb die 1960er-Jahre, und Sex sells. Jedenfalls kurbelte Wilsons Buch den Verkauf von Hormonpräparaten kräftig an. Mit 30 Millionen Verschreibungen im Jahr 1975 waren Östrogenpräparate die am fünfthäufigsten verordneten Medikamente in den USA.

Doch im Dezember desselben Jahres wurden von einem anderen wissenschaftlichen Team im *New England Journal of Medicine* die Ergebnisse einer Studie über Frauen mit Gebärmutter in und nach den Wechseljahren veröffentlicht, von denen einige nicht-opponiertes Östrogen (sprich: ohne Progesteron) eingenommen hatten. Sie verglichen Frauen, die sich einer Östrogentherapie unterzogen hatten, mit solchen, die kein Östrogen eingenommen hatten, und stellten bei ersteren ein erhöhtes Risiko für die Entwicklung von Gebärmutterkrebs fest. Daraufhin brachen viele Frauen die Behandlung mit Östrogen ab, und für östrogenbasierte Produkte wie die MHT und Antibabypillen wurden neue Warnhinweise bezüglich des Krebsrisikos herausgegeben.

Nützliche Begriffe im Zusammenhang mit der MHT

Auf die Einzelheiten, die Sie zur Bestimmung Ihres MHT-Bedarfs wissen müssen, gehe ich in Kapitel 7 näher ein, ebenso darauf, was Sie bei einem Gespräch mit Ihrer Ärztin oder Ihrem Arzt beachten sollten (auch wenn sie oder er abweisend reagiert oder nicht über das Thema informiert ist). Zunächst möchte ich Ihnen jedoch einige Definitionen an die Hand geben:

Konjugierte equine Östrogene (CEE): Ein Gemisch aus zehn verschiedenen Östrogenarten, die aus dem Urin trächtiger Stuten gewonnen werden. Handelsname: Premarin.

Medroxyprogesteronacetat (MPA): ein synthetisches Gestagen (auch als Progestin bekannt), das ausschließlich im Labor hergestellt wird. Handelsname: Provera.

Andere synthetische Gestagene sind Dydrogesteron, Norethisteron und Levonorgestrel.

Im Medizinstudium lernen wir, abzuwägen, ob die potenziellen Risiken eines Medikaments den zu erwartenden Nutzen überwiegen. Im vorliegenden Fall bestand ein ernst zu nehmendes Risiko für bösartige Tumore in der Gebärmutterschleimhaut, doch die Vorteile lagen auf der Hand: weniger Hitzewallungen und Scheidentrockenheit sowie ein vielversprechender potenzieller Zusammenhang mit der Vorbeugung von Knochenschwund und Osteoporose. Daher wurde nach Möglichkeiten gesucht, das Risiko für Gebärmutterkrebs zu senken, und es wurde nachgewiesen, dass durch die Zugabe von Progestin, einer Form von Progesteron, die durch Östrogen verursachten Veränderungen in der Gebärmutterschleimhaut ausgeglichen werden können. Für diese neue Kombinationstherapie – Östrogen und ein Progesteron – wurden immer mehr Rezepte ausgestellt, und 1992 zählte Prempro (konjugierte equine Östrogene und Medroxyprogesteronacetat) in den USA zu den am häufigsten verordneten Medikamenten.

In der Folgezeit wurden weitere Forschungsergebnisse veröffentlicht, die den potenziellen Nutzen der Östrogentherapie untermauerten, und auch wichtige Gremien sprachen sich für die Anwendung der MHT aus. Die National Institutes of Health (NIH) veröffentlichten eine Erklärung, wonach die Einnahme von Östrogen die beste Maßnahme zur Vorbeugung von Knochenschwund bei Frauen in den Wechseljahren sei, und es gab vermehrt Belege für den Schutzeffekt von Östrogen gegen Herz-Kreislauf-Erkrankungen. Wäre es denkbar, dass sich durch eine Hormonersatztherapie das Leben einer Frau verlängern ließe? Einigen Untersuchungen zufolge war dies sehr wahrscheinlich der Fall. In einer Beobachtungsstudie wurden bei Frauen, die sich einer Östrogentherapie unterzogen, 33 Prozent weniger tödliche Herzerkrankungen festgestellt als bei Frauen, die dies nicht taten. Das American College of Physicians schlug vor, alle Frauen nach der Menopause, unabhängig von ihrem Alter oder bereits bestehenden Risikofaktoren, sollten eine MHT in Erwägung ziehen, um dadurch möglicherweise chronischen Erkrankungen vorzubeugen. Mitte der 1990er-Jahre erhielten 38 Prozent der 50- bis 75-jährigen Frauen eine Hormonersatztherapie. Doch bald schon würde das Pendel wieder in die andere Richtung ausschlagen.

Die MHT auf dem Prüfstand

Es gab zahlreiche fundierte wissenschaftliche Erkenntnisse, durch die der generelle Einsatz der MHT befürwortet wurde, doch die Methode musste noch in einer randomisierten kontrollierten Studie (RCT) untersucht werden. Eine RCT stellt den Goldstandard der Forschungsmethoden dar. Dabei werden die Testpersonen nach dem Zufallsprinzip einer Versuchsgruppe oder einer Kontrollgruppe zugewiesen, und die Probanden in der Versuchsgruppe erhalten das zu testende Medikament, während diejenigen in der Kontrollgruppe ein Placebo erhalten, also eine Scheinbehandlung. Alle Beteiligten glauben, sie würden das echte Medikament einnehmen, und alle werden in gleicher Weise behandelt und beobachtet. Diese Form der wissenschaftlichen Untersuchung gilt als die beste, da die Wissenschaftler auf diese

Weise zu möglichst objektiven Ergebnissen gelangen (sie ist im Grunde das Gegenteil einer Meinung).

Um diesen Goldstandard endlich auch für die Bewertung der MHT und ihrer Auswirkungen auf Herz-Kreislauf-Erkrankungen und Krebs bei Frauen nach der Menopause anzuwenden, initiierte die Women's Health Initiative (WHI) 1998 Untersuchungen zur menopausalen Hormontherapie. Mit 27 000 Teilnehmerinnen und einer anvisierten Laufzeit von 15 Jahren waren sie Teil der »größten Studie zur Gesundheitsvorsorge für Frauen aller Zeiten«.

Doch was dann geschah, veränderte erneut den Umgang mit der Hormonersatztherapie und beeinflusste das Leben unzähliger Frauen in den Wechseljahren. Das Ergebnis war so bedeutsam, dass es ein eigenes Kapitel verdient, also lesen Sie weiter!

Kapitel 3

Eine richtungsweisende Veränderung

Ich bin klinische Pharmazeutin und begann meine berufliche Laufbahn, kurz bevor WHI veröffentlicht wurde [gemeint ist der Bericht über die Studien der Women's Health Initiative]. Damals weigerten sich viele Ärzte, eine Hormonersatztherapie zu beginnen, oder hinderten Frauen an einer solchen. Die Patientinnen forderten: »Nehmen Sie mir bloß nicht meine Hormone weg!« Ich verstand nicht, warum sie sich so vehement gegen das Absetzen wehrten. *Inzwischen kann ich das nachvollziehen.* Heute weiß ich, dass die vielen Kleinigkeiten, die ich mit Mitte/Ende 40 gar nicht mit der Perimenopause in Verbindung gebracht habe, alle damit zusammenhingen. Ich bekam Angstzustände, die der objektiven Situation überhaupt nicht angemessen waren. Monatelang litt ich ununterbrochen unter Hitzewallungen und Schlafstörungen, wachte jeden Morgen zwischen drei und fünf Uhr auf und war müde, tagsüber reizbar und unkonzentriert (und das als Apothekerin, die schwerwiegende Entscheidungen in Sachen Patientenversorgung treffen muss). Ich hatte Gelenkschmerzen, Herzklopfen, schweißnasse Kleider (selbst wenn ich nur einen Laborkittel trug), und mir war die ganze Zeit unangenehm heiß! Zu meinem letzten Frauenarzttermin ging ich mit der Absicht, eine HRT vorzuschlagen. Zu meiner Erleichterung erklärte meine Gynäkologin: »Lassen Sie mich Ihnen helfen.« Zwar muss ich die Dosis noch etwas erhöhen, aber es geht mir eindeutig besser. Nehmen Sie mir bloß nicht meine Hormone weg!

– Katie G.

Als die Hormontherapie-Studie der Women's Health Initiative (WHI) 1998 ins Leben gerufen wurde, war ich gerade in meinem letzten Jahr des Medizinstudiums am Louisiana State University Medical Center. Als die Studie 2002 ausgesetzt und die vorläufigen Ergebnisse veröffentlicht wurden, befand ich mich in den letzten Monaten meiner Assistenzzeit in der Gynäkologie an der University of Texas / Medical Branch. Es ist mir noch lebhaft in Erinnerung, wie die Meldung die Runde machte. Ich saß in der großen Visite der Gynäkologen und hörte, wie meine Professoren angeregt über »Brustkrebsrisiken« und »Anrufe verzweifelter Patientinnen« tuschelten. Die Studienergebnisse waren bereits vor ihrer Veröffentlichung über die nationalen Nachrichtenagenturen verbreitet worden. Auf diese Berichte wurden die Patientinnen aufmerksam, die daraufhin panisch in ihren Arztpraxen anriefen. Praktisch über Nacht wurden landesweit 80 Prozent der Verordnungen für Hormontherapien zurückgezogen, und von diesem Zeitpunkt an wurde nur noch wenigen neuen Patientinnen die Möglichkeit einer Hormontherapie für ihre Wechseljahresbeschwerden angeboten. Damals ahnte ich noch nicht, dass ich Jahre später durch dieses denkwürdige und bedeutsame Ereignis eine neue Leidenschaft und ein neues Ziel in meiner Karriere entwickeln würde.

Der Aufbau der Women's Health Initiative-(WHI-)Studie

Vor Beginn der WHI-Studie war der Optimismus in Bezug auf die Anwendung der MHT groß. Man wusste, dass eine Hormontherapie bestimmte Symptome wie Hitzewallungen und Nachtschweiß lindert und vor Osteoporose und Vaginalatrophie im Zusammenhang mit dem urogenitalen Syndrom der Menopause (auch genitourinäres Syndrom der Menopause, GSM) schützt.

In mehreren Beobachtungsstudien wurde festgestellt, dass bei Frauen, die eine Hormontherapie erhalten, das Risiko für koronare Herzkrankheiten und für neurodegenerative Erkrankungen wie Demenz und Alzheimer sinkt. Viele dachten, diese Studie würde den objektiven Beweis dafür liefern, dass eine Hormontherapie wirklich die beste Präventionsmaßnahme für Knochen, Herz und Hirn nach den Wechseljahren ist.

Sicher hat allein die Tatsache, dass die Studie überhaupt durchgeführt werden sollte, für viel Aufregung gesorgt. Ältere Frauen erhielten Aufmerksamkeit! Und Forschungsgelder! Und Zeit! Fünf Jahre hatte es gedauert, bis die Forschenden Teilnehmerinnen angeworben hatten, und nun sollte noch mehr Zeit und Geld in die Untersuchung von Frauen in den Wechseljahren investiert werden. Schon das Erreichen der Startlinie war ein Riesenerfolg.

Um Ihnen einen Überblick über die Zusammenhänge zu verschaffen, werfen wir einen genaueren Blick auf diese Startlinie. Wer war dort? Und warum? Je mehr Sie über den Aufbau der Studie wissen, desto mehr Sinn ergeben die Resultate.

Die Zielsetzung: Mit den Studien zur Hormontherapie im Rahmen der Women's Health Initiative sollten die Risiken und Vorteile einer Hormonersatztherapie für Frauen nach der Menopause in Hinblick auf die Vorbeugung von chronischen Krankheiten wie Herz-Kreislauf-Erkrankungen und Krebs aufgezeigt werden.

Die Teilnehmerinnen: Die Frauen wurden in zwei Gruppen aufgeteilt. Gruppe 1 bestand aus 16 608 Personen mit einer Gebärmutter. Gruppe 2 bestand aus 10 739 Frauen ohne Gebärmutter (aufgrund einer Hysterektomie).

Die Interventionen: Gruppe 1 erhielt Östrogen und ein Gestagen (zum Schutz der Gebärmutterschleimhaut vor Krebs) oder ein Placebo. Gruppe 2 erhielt entweder nur Östrogen, auch als nicht opponiertes Östrogen bezeichnet, oder ein Placebo.

Die Dauer: Es war vorgesehen, die Teilnehmerinnen 8,5 Jahre lang zu beobachten.

Das Ergebnis: Im Juli 2002 ergab eine Nachuntersuchung bei Gruppe 1 ein leicht erhöhtes Brustkrebsrisiko. Bei dieser Gruppe war zwar auch eine *Abnahme* der Darmkrebsinzidenz und der osteoporosebedingten Frakturen zu beobachten, doch das Brustkrebsrisiko wog schwerer, und so wurde der Abschnitt der Studie, der sich mit Östrogen und Gestagen befasste, vorzeitig beendet.

Nur wenige Jahre später wurde auch die Forschung an der zweiten Gruppe, deren Mitglieder nur Östrogen oder ein Placebo eingenommen hatten, vorzeitig beendet, da sich ein leicht erhöhtes Schlaganfallrisiko abzeichnete. Bemerkenswerterweise wiesen die Teilnehmerinnen dieser Gruppe kein erhöhtes Risiko für Brustkrebs oder Herzkrankheiten auf, und auch die Häufigkeit von Knochenbrüchen und Darmkrebs war bei ihnen geringer.

Was die Welt davon mitbekam

Vordergründig klingt dies nach einer sehr simplen Geschichte mit einem unerwartet dramatischen Ausgang, aber bei näherer Betrachtung zeigt sich, dass sie in Wirklichkeit sehr viel komplexer ist (und längst nicht so aufregend). Leider bekam die Öffentlichkeit damals nur viel Wirbel in Form von ungenauer Berichterstattung und alarmierenden Schlagzeilen geboten, die die Meldung weltweit auf »Östrogen verursacht Brustkrebs« reduzierten.

Diese Aussage wurde von der Presse so oft und so nachdrücklich wiederholt, dass die WHI-Studie zur medizinischen Top-Story des Jahres 2002 wurde. Wie bereits erwähnt, war die Folge, dass Frauen auf der ganzen Welt ihre Hormontherapie abrupt abbrachen, und 70 bis 80 Prozent der Frauen, die bereits Hormone eingenommen hatten, ließen sich keine mehr verschreiben. Für

Millionen Frauen bedeutete dies, dass die Symptome der Wechseljahre nicht mehr gelindert wurden, und unzähligen weiteren blieben die präventiven Vorteile der MHT verwehrt.

Ich kann mir schon denken, welche Frage Ihnen jetzt durch den Kopf geht: *Aber was ist denn nun mit den Krebsrisiken?* An dieser Stelle kommt die Komplexität ins Spiel. Ich werde mein Bestes tun, um Ihnen eine möglichst klare Antwort zu geben, da ich weiß, dass die in dieser Studie beschriebenen Risiken sehr real sind (und weil ich weiß, dass die landläufige Annahme einer Verbindung zwischen Hormontherapie und Krebs so hartnäckig und langlebig ist wie ein Kinnhaar in den Wechseljahren).

Mehr Klarheit über die Risiken der Hormontherapie

Zunächst einmal muss man über die Ergebnisse der WHI-Studie wissen, dass zwar Risiken für Brustkrebs und Schlaganfall vorlagen, diese aber nicht so signifikant oder schwerwiegend waren, wie anfänglich berichtet, und dass sie mit Sicherheit von den Medien überbewertet und überspitzt dargestellt wurden. In den letzten 20 Jahren haben sich die Forschenden der WHI und viele andere an die Öffentlichkeit gewandt, um die Zahlen zum Krebsrisiko zu erläutern. Und 2018 veröffentlichten Avrum Bluming, M. D., und Carol Tavris eines der wichtigsten Bücher zum Thema WHI-Studie und zur Fehlinterpretation der Daten, die zu der irrtümlichen Meldung führte, dass Östrogen Brustkrebs verursacht: *Östrogen! Warum eine Hormonersatztherapie in den Wechseljahren die Gesundheit von Frauen verbessert und ihr Leben verlängert – ohne das Brustkrebsrisiko zu erhöhen.* Trotz der inzwischen aktualisierten Informationen hat das Buch leider nicht die nötige Aufmerksamkeit erhalten, und die öffentliche Meinung über die MHT und ihre vermeintlich gravierenden Gesundheitsrisiken ist weitgehend unverändert geblieben. Deshalb ist es meines Erachtens höchste Zeit, die Einzelheiten angemessen zu beleuchten. Nun interessiert sich vermutlich nicht jede Frau für die detaillierten Informationen, auf die ich im Folgenden eingehe. Aber jeden Tag erreichen mich Fragen zur MHT und zu den Krebsrisiken, und jetzt habe ich die Gelegenheit zu einer ausführlichen Stellungnahme zu den wissenschaftlichen Erkenntnissen, die diesen Zusammenhang überhaupt erst in das Bewusstsein der Menschen gerückt haben. Ich möchte vorab klarstellen: Es geht mir hier nicht darum, Sie davon zu überzeugen, dass eine Hormontherapie das Richtige für Sie ist, denn das müssen Sie ganz persönlich entscheiden, und in Kapitel 7 beschäftigen wir uns mit den Details. Mein Anliegen ist es vielmehr, für mehr Klarheit zu sorgen, damit Sie Ihre Entscheidung nicht aus Angst treffen, sondern auf der Grundlage von Wahrheit.

Hier sind einige Schlüsselfaktoren der WHI-Studie, die eine eingehendere Betrachtung verdienen:

Die Art des Risikos aus statistischer Sicht

Im Mittelpunkt der Berichterstattung über die WHI-Studie stand das Risiko. Das klang dann etwa so: »Bei Frauen, die eine Hormonersatztherapie anwenden, wurde ein erhöhtes Brustkrebsrisiko festgestellt.« Was in der Presse nie erwähnt wurde, war die Art des Risikos, die für diese Botschaft herangezogen wurde, obwohl gerade diese sehr wichtig ist, denn sie verändert die Geschichte der WHI-Studie völlig.

Häufig wird in der Presse über das sogenannte relative Risiko berichtet und nicht über das absolute, doch gerade Letzteres spiegelt das wahre Risiko besser wider. Um zu einem präziseren Urteil über die tatsächlichen Risiken einer Hormontherapie zu gelangen, müssen wir den absoluten Wert betrachten.

In der WHI-Studie lag die Wahrscheinlichkeit, dass eine Frau an Brustkrebs erkrankt, unter Placebo bei 4 von 1000 pro Jahr. Bei zusätzlicher Gabe von Östrogen und Gestagen erhöhte sich dieses Risiko auf 5 von 1000 Frauen pro Jahr. Wird dies als relatives Risiko berechnet, wird es als ein Anstieg von 25 Prozent dargestellt. Werden die Daten jedoch als absolutes Risiko berechnet, liegt der Anstieg bei 0,08 Prozent. Nur, falls es nicht offensichtlich sein sollte: Das ist ein gewaltiger Unterschied. Ein Anstieg um 25 Prozent ist sensationell, das sorgt für Gesprächsstoff. Ein Anstieg um 0,08 Prozent dagegen? Lassen Sie es mich mal so sagen: Eine solche Zahl hätte an jenem schicksalhaften Tag im Jahr 2002 bei meinen Professoren in der Gynäkologie wohl kaum zu hektischem Getuschel geführt.

Ich möchte an dieser Stelle darauf hinweisen, dass die Betrachtung von Risikoarten im Zusammenhang mit der MHT keineswegs eine Nebensächlichkeit ist, ganz im Gegenteil. Im Jahr 2022 stellte die Menopause Society in einer Erklärung zur Hormontherapie fest, dass »die Angabe des absoluten Risikos für die Vermittlung von Risiken und Nutzen im klinischen Umfeld besser geeignet ist«. Außerdem wurde betont, dass medizinisches Fachpersonal, das Frauen in den Wechseljahren betreut, »das Grundkonzept relativer und absoluter Risiken verstehen muss, um den potenziellen Nutzen und die Risiken der Hormontherapie und anderer Therapien zu vermitteln«.

Allein aufgrund der vielen Kommentare und Beschwerden, die mich auf den Social-Media-Plattformen erreichen, kann ich Ihnen verraten, dass das bei den meisten Ärztinnen und Ärzten noch nicht angekommen ist, auch nicht bei denjenigen, die Frauen in den Wechseljahren betreuen. Hätten sie das verstanden, würden sie ihren Patientinnen die Hormontherapie nicht immer noch kategorisch verweigern, weil sie mit einem relativen Krebsrisiko verbunden ist.

Wichtig ist auch, dass in den ersten fünf Jahren der Behandlung in keiner Gruppe ein erhöhtes Risiko für Brustkrebs bestand.

Was bedeutet das für Sie? Seit 2002 hat die erneute Analyse der WHI-Daten die Veröffentlichung Hunderter Studien nach sich gezogen, von denen in vielen die unzureichende Berichterstattung eingestanden wurde und die damit verbundene Überschätzung des Risikos, die sich aus der ersten Überprüfung ergeben hatte. Keine einzige dieser Studien hat auch nur halb so viel Aufmerksamkeit erregt wie der ursprüngliche Bericht, und folglich hat sich die Meinung der Öffentlichkeit und der medizinischen Fachwelt zur MHT in über 20 Jahren kaum geändert. Wir müssen die Risikowahrnehmung im Zusammenhang mit der Hormonersatztherapie für Patientinnen und ihre behandelnden Ärztinnen und Ärzte neu definieren. In vielen Fällen überwiegt der potenzielle Nutzen die Risiken, und man sollte jeder Frau die Auseinandersetzung damit zugestehen.

Die Formulierung des Medikaments

Einer der größten Schwachpunkte der WHI-Studie war, dass nur eine einzige Formulierung der MHT verwendet wurde. Wie Sie sich vielleicht erinnern, erhielt die Gruppe 1 (die Gruppe mit dem erhöhten Krebsrisiko) eine Kombination aus Östrogen und einem Gestagen. Genauer gesagt handelte es sich um konjugierte equine Östrogene (CEE) und Medroxyprogesteronacetat (MPA), eine synthetische Version von Progesteron. Gruppe 2 erhielt ausschließlich CEE; in dieser Gruppe wurde kein erhöhtes Krebsrisiko festgestellt.

Das ist aus mehreren Gründen wichtig. Erstens ist es möglich, dass die Art des in der Studie verwendeten Progesterons mit dem Krebsrisiko korrelierte und nicht, wie berichtet, das Östrogen. Auch war das Brustkrebsrisiko bei den Teilnehmerinnen, die ausschließlich Östrogen eingenommen hatten, nicht erhöht, sondern sogar um 30 Prozent niedriger als in der Placebogruppe. Dies deutet darauf hin, dass Östrogen allein Krebs nicht begünstigt, sondern davor schützt – ein Charakterwandel sondergleichen!

Darüber hinaus ist die Formulierung des Medikaments deshalb wichtig, weil eine einzige Variante nicht repräsentativ für alle verfügbaren Arten der MHT ist und einige Formulierungen möglicherweise sicherer sind als andere. Sowohl CEE als auch MPA stellen eine bestimmte Art der Hormontherapie dar und sind nicht mit den modernen bioidentischen Optionen vergleichbar, die heute in der Regel angeboten werden. MPA wird heutzutage bei der MHT nur noch selten eingesetzt, da die meisten fachkompetenten Ärztinnen und Ärzte Progesteron bevorzugen, wie es in den sogenannten mikronisierten Progesteronkapseln (Prometrium) enthalten ist.

Was bedeutet das für Sie? Nicht alle Hormontherapieformulierungen sind gleich. Falls Sie eine MHT in Erwägung ziehen, informieren Sie sich in Kapitel 7 über die verfügbaren Arten (und auch darüber, was ich unter bioidentisch verstehe), die sich in der Art und Weise unterscheiden, wie die Hormone verabreicht werden (etwa über die Haut [transdermal], durch den Mund [oral] und so weiter), wie sie hergestellt werden und was die Beweise für die Sicherheit und Wirksamkeit aussagen.

Alter zu Beginn der MHT (Timing/Healthy Cell Hypothesis)

Bei einer späteren Analyse der WHI-Daten kam eine entscheidende Information ans Licht: Das Durchschnittsalter der Studienteilnehmerinnen lag bei 63 Jahren und damit deutlich über dem Alter, in dem die Menopause durchschnittlich eintritt, nämlich bei 51 Jahren. Schon dieser Faktor allein führte höchstwahrscheinlich zu einer negativen Verzerrung der Ergebnisse. Die

Wahrscheinlichkeit einer erhöhten Erkrankungsquote, unter anderem an Brustkrebs und Herzkrankheiten, ist bei älteren Frauen ohnehin höher, unabhängig davon, ob aus therapeutischen Gründen Hormone oder ein anderes Medikament eingenommen werden. Jüngere Frauen, bei denen der Eintritt der Menopause zeitlich näher lag, profitierten am ehesten von den positiven Aspekten einer Hormonersatztherapie in Bezug auf das Herz, die Nerven und den Bewegungsapparat. Nur waren diese Frauen nicht die primären Probanden in der WHI-Studie.

Aus dieser Erkenntnis entwickelte sich die in wissenschaftlichen Kreisen als *Timing-Hypothese* oder *Healthy-Cell-Hypothese* bezeichnete Theorie: Sie besagt, dass es ein kritisches Zeitfenster für die Therapie gibt, in dem sich die Vorteile der MHT für das Herz-Kreislauf-System und die Gesundheit insgesamt optimieren lassen. Man geht heute davon aus, dass das wichtigste Zeitfenster für Herz-Kreislauf-Erkrankungen in den zehn Jahren nach der Menopause liegt. Das heißt, wenn Sie mit der MHT innerhalb von zehn Jahren nach Ihrer letzten Periode beginnen, ist der Nutzen potenziell am größten. Und dieser Nutzen kann beachtlich sein: eine geringere Sterblichkeitsrate, gleich welcher Ursache, und ein Rückgang bei Herzkrankheiten und -infarkten. Im Allgemeinen ergibt sich aus der Healthy-Cell-Hypothese die Theorie, eine Zelle könne durch Östrogen besser gesund erhalten werden und ein Mangel an Östrogen führe zu einer Verschlechterung der Zellgesundheit, was darauf hindeutet, dass Östrogen besser zur Vorbeugung als zur Heilung geeignet ist. Beispiele dafür finden Sie über das ganze Buch verteilt.

Sinn und Zweck der WHI-Studie war natürlich festzustellen, ob die MHT vor der Entwicklung von Herzkrankheiten schützt. Und während die erste Auswertung der Zahlen auf eine neutrale Wirkung hindeutet, lässt sich anhand der Timing-Hypothese ein solches Potenzial ausmachen, wenn, nun ja, das Timing stimmt.

In der WHI-Studie beispielsweise war bei einer Untergruppe von Frauen im Alter von 50 bis 59 Jahren das Risiko eines Myokardinfarkts (Herzinfarkts) bei denjenigen, die eine Östrogentherapie erhielten, um 40 Prozent niedriger als bei denen, die ein Placebo einnahmen. Wurde die MHT bei Frauen erst zehn oder mehr Jahre nach Eintritt der Menopause *begonnen*, so war das Risiko für Herz-Kreislauf-Erkrankungen dagegen geringfügig, aber statistisch nicht signifikant erhöht, und bei Beginn der MHT über 20 Jahre nach Eintritt der Menopause stieg das Risiko statistisch signifikant an. Das bedeutet, dass sich eine Östrogentherapie (durch die Wirkung auf die Stickstoffmonoxidbildung) negativ auf eine bereits bestehende koronare Herzkrankheit auswirken kann. Aus dieser Erkenntnis, die wir der American Heart Association (AHA) verdanken, lernen wir, dass Östrogen besser geeignet ist, koronare Herzkrankheiten zu verhindern als sie aufzuhalten, wenn sie bereits aufgetreten sind (hier greift die Healthy-Cell-Hypothese also).

Herzerkrankungen und die Gesundheit von Frauen müssen äußerst ernst genommen werden. Herzkrankheiten sind nach wie vor die häufigste Todesursache bei Frauen, *sogar nach einer Brustkrebsdiagnose*. Anzeichen für eine Verschlechterung der Herzgesundheit, wie Fettstoffwechselstörungen und vermehrte Ablagerungen in den Arterien, lassen sich auf den Östrogenabfall in den Wechseljahren zurückführen. Mit dem Verlust von Östrogen geht auch der Schutz gegen diese Krankheiten verloren. Einer bahnbrechenden Erklärung der AHA aus dem Jahr 2020 zufolge spielt die Menopause bei der Zunahme der Lipide, dem erhöhten Risiko für das metabolische Syndrom und dem Gefäßumbau *eine größere Rolle* als das Alter – und zwar nicht im positiven Sinne. Ein weiterer Grund, warum wir das Eintrittsalter bei der Ermittlung einer idealen Kandidatin für eine Hormontherapie heranziehen sollten: Beim Thema Herzgesundheit und MHT tickt die Uhr.

In derselben Erklärung verweist die AHA auf mehrere Studien, aus denen hervorgeht, dass Frauen im frühen Stadium der Wechseljahre möglicherweise erhebliche präventive Vorteile aus der MHT gewinnen. In einer Studie beispielsweise wurde festgestellt, dass Frauen, die im Alter von 60 Jahren (oder weniger als zehn Jahre nach der Menopause) mit einer Hormontherapie begannen, ihr Risiko für Herz-Kreislauf-Erkrankungen um etwa die Hälfte reduzierten.

Was bedeutet das für Sie? Falls eine Hormontherapie für Sie infrage kommt, so weisen immer mehr wissenschaftliche Erkenntnisse darauf hin, dass der Nutzen einer möglichen MHT am größten ist, wenn sie innerhalb von weniger als zehn Jahren nach der Menopause begonnen wird. Es ist daher wichtig, das Alter zu dokumentieren, in dem die Menopause eintritt, und auch das Gespräch über die MHT mit einer fachkompetenten Ärztin oder einem entsprechend qualifizierten Arzt zu suchen (wie Sie jemanden finden, erfahren Sie in Kapitel 8). Mit dem Austausch darüber brauchen Sie nicht zu warten; wenn Sie den Verdacht haben, Sie könnten in der Perimenopause sein, ist das Wissen, das Sie sich jetzt aneignen, kein überflüssiger Ballast. Der Bewertungsbogen für Menopausensymptome in Anhang B hilft Ihnen dabei festzustellen, ob die Symptome, die Sie an sich bemerken, womöglich auf die Perimenopause zurückzuführen sind.

Sollten alle Frauen über 60 auf eine MHT verzichten?

In Anbetracht der Timing-Hypothese stellt sich eine entscheidende Frage: Schadet eine Hormontherapie nach dem sechzigsten Lebensjahr (oder wenn die Menopause schon mehr als zehn Jahre zurückliegt) mehr, als sie nützt? Diese Frage ist natürlich besonders relevant, wenn diese Beschreibung auf Sie oder eine Ihrer Lieben zutrifft.

Ich würde sagen: Es kommt darauf an. Wenn eine Frau seit der frühen Menopause die MHT anwendet und keine erhöhten Risikofaktoren für Herz-Kreislauf-Erkrankungen entwickelt hat (zum Beispiel ein erhöhter Wert bei dem koronaren Kalzium-Score, ein erhöhter ApoB-Wert und/oder unkontrollierter Bluthochdruck) und sie die Einnahme fortsetzen möchte, würde ich sie beibehalten, bin aber der Meinung, dass in diesem Bereich noch mehr Forschung erforderlich ist, um eine breitere Anwendung zu ermöglichen.

Wenn jemand über 60 Jahre alt ist oder die Menopause mehr als zehn Jahre zurückliegt und noch keine Hormontherapie angewendet wurde, gestaltet sich die Frage nach der Aufnahme einer Hormontherapie sehr differenziert und erfordert eine detaillierte Bewertung der potenziellen Vorteile und Risiken. Auf der Nutzenseite finden sich der Schutz der Knochen und die Linderung der Symptome im Harn- und Geschlechtsapparat sowie der Hitzewallungen. Was die Risiken anbelangt, so besteht die Möglichkeit, dass eine Hormontherapie bei Frauen, die bereits eine koronare Herzkrankheit haben oder an Demenz erkrankt sind, eher zum Fortschreiten dieser Krankheiten als zu ihrer Vorbeugung beiträgt.

Bei einer Patientin, die über 60 Jahre alt ist oder sich in den Wechseljahren befindet und bislang keine MHT in Anspruch genommen hat und bei der erhöhte Risikofaktoren für eine koronare Herzkrankheit vorliegen, veranlasse ich einen koronaren Kalzium-Score-Test (mehr darüber, was dieser beinhaltet und wer ihn durchführen lassen sollte, finden Sie auf Seite 117), kläre ab, ob es in der Familie eine Vorgeschichte mit Alzheimer oder Demenz gibt, und bewerte den allgemeinen Gesundheitszustand. Eine Behandlung kommt nur dann überhaupt infrage, wenn die Untersuchung ein geringes Risiko ergibt, keine weiteren signifikanten Risikofaktoren für Herz-Kreislauf-Erkrankungen vorliegen, keine neurodegenerativen Erkrankungen in der Familie bekannt sind und der Allgemeinzustand gut ist.

Eine veraltete medizinische Beratung genügt nicht – Sie haben etwas Besseres verdient

Angesichts der zahlreichen wissenschaftlichen Erkenntnisse, die für eine neue Bewertung der MHT sprechen, drängt sich die Frage auf, warum so viele Ärztinnen und Ärzte sie immer noch nicht empfehlen, weil sie sie mit einem erhöhten Krebsrisiko assoziieren. Wie bereits erwähnt, ist die Medizin ein träges Schiff (eine Kurskorrektur erfordert sehr viel Zeit), und solche Verzögerungen bei der Umsetzung von theoretischen Erkenntnissen in die Praxis sind nur allzu häufig.

Rote Karte für Pseudo-»Heilmittel« gegen die Wechseljahre

Viele Frauen trauten sich nach der Bekanntgabe der WHI-Studie nicht mehr, die bisherige Behandlung zur Linderung der Wechseljahresbeschwerden in Anspruch zu nehmen, und suchten nach Alternativen. Wer könnte es ihnen verdenken? Auch wenn die bevorzugte Therapie vom Tisch war, waren ihre Symptome schließlich immer noch da, und sie brauchten Hilfe. Die Nachfrage nach Alternativen öffnete den Markt für nicht evidenzbasierte Herangehensweisen und leitete eine

Ära fragwürdiger, sogar gefährlicher Verfahren ein, die als »Heilmittel« für die Wechseljahre beworben wurden.

Vor dem Aufkommen von Social Media musste man sich umständlich auf die Suche nach alternativen Methoden machen. Jetzt scheint es sie in Hülle und Fülle zu geben ... Versuchen Sie mal, die Werbung auszublenden, die Ihnen verspricht, mit einem Vitamin einige Kilos abzunehmen, Ihre Libido wieder in Schwung zu bringen oder die Benommenheit zu beseitigen, und dann berichten Sie mir, ob es geklappt hat. Praktisch täglich trudelt bei mir die Frage ein: »Ist das wahr? Kann *das* wirklich stimmen?« Frauen sind so begierig auf eine Lösung, dass sie fast alles ausprobieren, vor allem, weil sie in der Arztpraxis keine Unterstützung finden.

Viele Präparate, die für die Behandlung von Wechseljahresbeschwerden vermarktet werden, sind *nicht* evidenzbasiert. Im »Werkzeugkasten« finden Sie evidenzbasierte Methoden zur Behandlung Ihrer Wechseljahresbeschwerden.

Das Problem liegt nicht zuletzt auch daran, dass im Rahmen der Rezertifizierung der Ärztekammern keine umfassenden Fortbildungsmaßnahmen zum Thema Wechseljahre vorgesehen sind. Für die Rezertifizierung sind immer eine Überprüfung und das nachweisliche Verständnis aktueller Fortbildungsinhalte erforderlich, doch diejenigen Fortbildungen, bei denen der Schwerpunkt auf dem Thema Menopause liegt, haben einfach keine Priorität – nicht einmal im Bereich der Gynäkologie, dem medizinischen Fachgebiet, das mit dem Fortpflanzungssystem der Frau befasst ist. Dazu hätte ich eine Menge zu sagen, aber das lassen wir lieber, das wäre nämlich nicht für den Druck geeignet.

Da entsprechende Veröffentlichungen den Ärztinnen und Ärzten in der überwiegenden Mehrheit der medizinischen Fortbildungsprogramme nun nicht gerade unter die Nase gehalten werden, müssen diejenigen, die sich mit dem Thema Menopause auseinandersetzen möchten, die neuesten Forschungsergebnisse selbst zusammensuchen und interpretieren. Und zwar zwischen zwei aufeinanderfolgenden Terminen, während sie gleichzeitig den Papierkram für die Krankenkassen erledigen und sich dabei auf ein schrumpfendes Praxisteam verlassen müssen – und nebenbei noch ein Kind entbinden und die ganze Nacht Bereitschaftsdienst schieben müssen. (Man hat es nicht leicht als Patientin heutzutage, aber auch als Ärztin hat man es wirklich schwer).

Zu meiner Zeit als praktizierende Gynäkologin war es jedenfalls so. Ich hatte Mühe, mit all den Leitlinien zur Behandlung der Wechseljahresbeschwerden Schritt zu halten, doch die Nachfrage nach einer entsprechenden Versorgung wurde immer größer. Irgendwann musste ich mich entscheiden: Wollte ich eine Ärztin bleiben, die sich um sämtliche Aspekte der Frauengesundheit, also Kindergynäkologie, Geburtshilfe, Chirurgie, gynäkologische Onkologie *und* Menopause kümmerte, oder wollte ich mich ausschließlich auf die postreproduktive Phase des Lebens konzentrieren? Das Gesundheitssystem war und ist noch immer nicht darauf ausgerichtet, dass eine Ärztin oder ein Arzt in all diesen Teilbereichen der Frauenheilkunde gleichermaßen Erfolg haben kann.

Im Grunde sollte jeder Mediziner, der sich als Gesundheitsdienstleister für Frauen profilieren will, in der Lage sein, das Thema Menopause fachkompetent zu erörtern. Ein Beratungsgespräch, in dem die Vor- und Nachteile der MHT nicht richtig dargestellt werden, ist keines – sondern von vornherein eine Sackgasse. Frauen verdienen etwas Besseres. Aber auch die Ärzteschaft muss besser unterstützt werden, und dem Thema Menopause muss in der medizinischen Fortbildung und Forschung wesentlich mehr Aufmerksamkeit zukommen.

Erfreulich ist, dass die heutigen Studierenden der Medizin die erste Generation von angehenden Ärztinnen und Ärzten sein werden, der gelehrt wird, dass die MHT sicher ist und daher zur Sprache gebracht werden sollte. Da es noch eine weitere Generation dauern könnte, bis die MHT zur gängigen Praxis wird, möchte ich Sie ermutigen, als Patientin Eigeninitiative zu zeigen. Wer weiß, vielleicht haben Sie die Gelegenheit, selbst zur Aufklärung dazu beizutragen. Auf www.thepauselife.com finden Sie Links zu aktuellen Artikeln aus medizinischen Fachzeitschriften, in denen die Sicherheit der MHT erörtert wird. Sie können sie ausdrucken und Ihrer Ärztin oder Ihrem Arzt weitergeben.

Kapitel 4

Gemeinsam verwandeln wir den Wandel

Dank zunehmender Aufklärung hat mich meine persönliche Erfahrung mit der Menopause aus der Dunkelheit hin zu Kraft und Hoffnung geführt. Als ausgebildete Krankenschwester mit mehr als 35 Jahren Berufserfahrung sollte ich eigentlich wissen, was es mit den Wechseljahren auf sich hat. Tatsächlich aber war ich schlecht informiert. Zwar wusste ich, dass häufige Hitzewallungen dazugehören, aber ich hatte mit so viel mehr zu kämpfen: Schlaflose Nächte, schmerzende Muskeln und Gelenke und Herzklopfen machten es mir unmöglich, das Leben zu genießen. Ich musste häufig wegen Harnwegsinfektionen behandelt werden, wobei man mich oft nur an die richtige Hygiene erinnerte. Als der Geschlechtsverkehr schmerzhaft wurde, weinte ich mich bei meinem Gynäkologen aus. Es deprimierte mich, dass ich zugenommen hatte und sich das Gewicht nun anders verteilte, ich war wie benebelt und litt unter Wortfindungsstörungen. Mir war tatsächlich, als würde ich sterben. Jetzt kann ich zum Glück bestätigen, dass Wissen Macht ist!

– Sandy M.

Für die Forschung im Bereich der Frauengesundheit werden beklagenswert wenige Mittel bereitgestellt, und nur ein winziger Teil dieses ohnehin schon geringen Betrags fließt in die Erforschung der Menopause. Laut den National Institutes of Health (NIH) wurden im Jahr 2021 in den Vereinigten Staaten etwa fünf Milliarden Dollar an Bundesmitteln für die Forschung im Bereich der Frauengesundheit zugewiesen. Von diesem Betrag flossen gerade einmal 15 Millionen Dollar in die Forschung zur Menopause, was 0,003 Prozent aller staatlichen Forschungsgelder für die Gesundheit von Frauen entspricht. Ja, Sie haben richtig gelesen: Weniger als ein halbes Prozent entfällt auf die Menopause.

Deswegen würde ich am liebsten schreien! Dabei geht es nicht nur um eine bedeutungslose bürokratische Fehlverwaltung von Geldern hinter den Kulissen: Die fehlende Finanzierung wirkt sich direkt darauf aus, wie Sie während der Wechseljahre medizinisch begleitet werden können. Sollten Sie Schwierigkeiten haben, medizinische Leistungen und Beratung zu erhalten, lässt sich das Problem wahrscheinlich auf diese Defizite im System zurückführen.

Erfreulicherweise löst dies auch bei anderen einen Aufschrei aus, und die kollektive Wut führt zu gemeinsamen Aktionen, wodurch eine Trendwende ausgelöst wird. Derzeit investieren Unternehmen in noch nie da gewesenem Umfang in die Forschung, Medizintechnik und Produktentwicklung im Bereich der Wechseljahre. Das Blatt wendet sich. Dank Ihnen und mir und vielen bemerkenswerten Patientinnen, Ärztinnen, Vordenkerinnen sowie Prominenten, die sich für Veränderungen einsetzen, gibt es endlich wissenschaftliche Erkenntnisse und Unterstützung, die uns helfen, die bestmöglichen Vorgehensweisen für die Erhaltung der Gesundheit in den Wechseljahren aufzuzeigen (oder uns daran zu erinnern). Es liegt noch ein weiter Weg vor uns, und für einen echten Wandel in der Art und Weise, wie wir in dieser Lebensphase betreut werden, ist ein langer Atem seitens der Anbieter erforderlich, die auf der Marketingwelle der Wechseljahre mitschwimmen (und davon finanziell profitieren) wollen. In den folgenden Bereichen gibt es jedoch vielversprechende Anzeichen für einen Fortschritt zu verzeichnen.

Wissenschaft und Forschung

Die längste Zeit stand die Menopause kaum bis gar nicht im Fokus der Wissenschaft. Dann endlich wurden Studien durchgeführt, aber nur zu bestimmten Symptomen wie Menstruationsstörungen, Hitzewallungen, nächtlichen Schweißausbrüchen und Beschwerden des Urogenitaltrakts sowie zu Gesundheitsrisiken wie einer verminderten Knochendichte. Alles wichtige Bereiche, keine Frage, aber sie bilden eigentlich nur die offensichtlichsten Probleme ab.

Glücklicherweise ist das Spektrum der modernen Wissenschaft breiter geworden, und inzwischen werden zahlreiche Bereiche im Zusammenhang mit den Wechseljahren untersucht, so zum Beispiel therapeutische Möglichkeiten, Gesundheitsrisiken und Stimmungsschwankungen, Veränderungen der kognitiven Fähigkeiten (Benommenheit / Brain Fog), ein erhöhtes kardiovaskuläres Risiko, eine verstärkte Insulinresistenz beziehungsweise ein höheres Diabetesrisiko, Probleme des Bewegungsapparats und Fragen der Dermatologie. Zum ersten Mal werden auch die Definition und der Umgang mit dem Vorlauf der Menopause, auch bekannt als Perimenopause, in den Mittelpunkt gerückt, da dieser Lebensabschnitt bei manchen psychisch und physisch aufwühlender verläuft als die Postmenopause.

Vorangetrieben wird der Fortschritt auch durch die Unterstützung einflussreicher Gruppen. Die Menopause Society beispielsweise fördert bahnbrechende Forschungen auf dem Gebiet der Behandlungsmöglichkeiten in den Wechseljahren und bietet Schulungen und Zertifizierungen dazu an. Auf ihrer Website führt sie außerdem eine hilfreiche Liste mit zertifizierten Gesundheitsdienstleistern und baut diese weiter aus. (Auch zertifizierte Gesundheitsdienstleister für die Wechseljahre sollten Sie unbedingt auf Herz und Nieren prüfen; auf Seite 180 finden Sie hierzu einige Fragen, die Sie stellen sollten, bevor Sie einen Termin vereinbaren.)

Zudem übt auch der Gesetzgeber Druck auf die Regierung aus, sich stärker für die Menopause einzusetzen. In einem 2023 eingebrachten Gesetzentwurf wird empfohlen, die National Institutes of Health (NIH) zu verpflichten, den aktuellen Stand der Menopause-Forschung zu bewerten, etwaige Lücken zu ermitteln und die Gesamtsumme der Mittel zu berechnen, die die NIH in den letzten fünf Jahren für die Forschung zur Menopause und zur Gesundheit von Frauen in der Lebensmitte bereitgestellt haben.

Inzwischen erkennen auch andere medizinische Fachgesellschaften wie die American Heart Association (AHA) die Bedeutung der Wechseljahre und ihre Beteiligung an der Verschlechterung des Gesundheitszustands an, insbesondere was das Risiko von Herz-Kreislauf-Erkrankungen anbelangt. Im letzten Kapitel habe ich bereits auf den bahnbrechenden Artikel hingewiesen, der 2020 von der AHA veröffentlicht wurde. In diesem Artikel ging es um die hormonellen Veränderungen, die in der Lebensmitte (oder früher) auftreten, und wie diese mit Veränderungen der Herz-Kreislauf-Gesundheit zusammenhängen, etwa dem Anstieg des Gesamtcholesterinspiegels, des LDL-C und des Apolipoprotein B, die das Risiko für Herzerkrankungen erhöhen. Darüber hinaus bestätigt die AHA den kardioprotektiven Nutzen von Östrogen und weist darauf hin, dass der Zeitpunkt des Beginns der Hormontherapie für die Herzgesundheit von Bedeutung sein dürfte. (Mehr zur Timing-Hypothese finden Sie auf Seite 55.)

Auf dem Gebiet der kognitiven Gesundheit gibt es Wissenschaftlerinnen wie Dr. Lisa Mosconi, außerordentliche Professorin für Neurowissenschaften in den Abteilungen für Neurologie und Radiologie am Weill Cornell Medicine und Leiterin des Alzheimer-Präventionsprogramms am WCM / New York-Presbyterian Hospital sowie Autorin der Bücher *Das weibliche Gehirn* und

Das Gehirn in der Menopause. Dr. Mosconis Schwerpunkt liegt auf der Früherkennung und Prävention der kognitiven Alterung und Alzheimer bei Risikopersonen, insbesondere bei Frauen.

Sie weist auf eine statistische Zahl hin, die für viele überraschend sein mag: Zwei Drittel aller Alzheimer-Patienten sind Frauen nach der Menopause. Noch beunruhigender ist vielleicht ihre Feststellung, dass diese Diskrepanz lediglich deshalb viel zu lange als unvermeidlich abgetan wurde, weil Frauen länger leben als Männer. Mit anderen Worten: Man geht allgemein davon aus, dass wir uns einfach damit abfinden und uns mit anderen Dingen beschäftigen sollten. Laut Dr. Mosconi ist die Zunahme von Alzheimer bei Frauen jedoch weder eine ausgemachte Sache noch ein unausweichliches Schicksal.

Im Rahmen ihrer Forschung mit einem Team von Weill Cornell hat sie herausgefunden, dass die endokrine Alterung und die damit verbundenen Hormonveränderungen (wie der rapide Östrogenabfall während der Perimenopause und Menopause) die chronologische Alterung des weiblichen Gehirns beschleunigen können. Und diese Alterung geht bei Frauen in den Wechseljahren unter Umständen mit einem erhöhten Alzheimerrisiko einher. Das mag zwar wie eine schlechte Nachricht klingen, ist aber eigentlich positiv, denn daraus lässt sich ableiten, dass der Zeitpunkt für therapeutische Eingriffe wie eine Hormonersatztherapie zum Schutz und Erhalt der kognitiven Gesundheit gekommen sein könnte.

Auch in anderen Veröffentlichungen wurde das Potenzial einer frühzeitigen Intervention aufgezeigt. Im Januar 2023 erschien in der Fachzeitschrift *Alzheimer's Research and Therapy* eine Studie zum kognitiven Nutzen der MHT bei Frauen mit dem ApoE4-Gen, dessen Trägerinnen ein höheres Risiko für die Entwicklung von Alzheimer haben. Diejenigen, die sich einer Hormonersatztherapie unterzogen, wiesen ein verbessertes Langzeitgedächtnis und eine Zunahme des Volumens in den Hirnregionen auf, die für die Informationsverarbeitung und das Gedächtnis wichtig sind.

Es handelt sich hier um eine Art wissenschaftliches Neuland, bei der die Prävention einen höheren Stellenwert hat als das Aushalten. Es ist zwar noch nicht bekannt, welche Behandlungen am besten zum Schutz des weiblichen Gehirns beitragen, wenn die Menopause bevorsteht, aber es wird intensiv daran gearbeitet.

Wissenschaftlerinnen wie Dr. Daisy Robinton, eine Molekularbiologin mit einem Doktortitel der Harvard University, sind Vorreiterinnen auf dem Gebiet der Ovarialgesundheit und haben bahnbrechende Forschungsergebnisse vorzuweisen. Dr. Robinton ist CEO und Mitbegründerin von Oviva, einem Unternehmen, das Methoden zur Verzögerung des Abbaus der Eierstöcke und der damit verbundenen negativen Folgen für Gesundheit und Lebensqualität entwickelt.

Verbesserter Zugang

Viele Betroffene haben mir berichtet, wie schwer es war, eine Ärztin oder einen Arzt zu finden, die oder der sie mit evidenzbasierten Behandlungsmöglichkeiten für die Wechseljahre begleitete, geschweige denn überhaupt einräumte, dass ihre Beschwerden mit den Veränderungen des Östrogenspiegels in der Perimenopause und den Wechseljahren zusammenhängen könnten. Glücklicherweise gibt es mittlerweile viel mehr Behandlungsmöglichkeiten auf dem Markt, und ich bin mir sicher, dass das Angebot an qualitativ hochwertigen Behandlungsmöglichkeiten für die Wechseljahre mit der Zeit noch weiter zunehmen wird.

Sollten Sie wegen Symptomen, von denen Sie vermuten, dass sie auf die Perimenopause oder die Menopause zurückzuführen sind, ärztliche Hilfe oder eine andere Beratungsstelle suchen, können Sie sich zunächst auf der Website der Menopause Society eine Liste der zertifizierten Einrichtungen ansehen. Auf www.thepauselife.com führe ich außerdem eine Liste von Anbietern, die von meinen Followern empfohlen wurden.

Sollten Sie feststellen, dass die medizinische Versorgung in Ihrer unmittelbaren Umgebung unzureichend ist, empfiehlt es sich, es mit der Telemedizin zu versuchen und mit einer Ärztin oder einem Arzt von außerhalb Kontakt aufzunehmen. Hier gibt es einige sehr gute Unternehmen, die bei der Vermittlung medizinischer Beratung behilflich sein können, zum Beispiel Midi Health, Alloy Health und Evernow. (Von keiner dieser Organisationen erhalte ich finanzielle Zuwendungen; ich mag deren Angebot einfach.) Allerdings ist natürlich nicht jede telemedizinische Option ideal, und viele Frauen legen Wert auf ein persönliches Verhältnis zu ihrer Ärztin oder ihrem Arzt.

Möglichkeiten für die Produktentwicklung und Start-ups

In den letzten Jahren ist die Zahl der Produkte zur Linderung von Wechseljahresbeschwerden geradezu sprunghaft angestiegen. Wo früher kaum etwas zu finden war, kommt man heute kaum noch an der Werbung für das neueste, vielversprechendste Produkt vorbei. Es gibt jetzt Mittel, die angeblich bei dünner werdendem Haar, trockener Haut, schmerzhaftem Sex, dem Ausgleich des Hormonhaushalts und vielem mehr helfen sollen. Eigentlich würde ich gerne behaupten, dass dies ein Luxusproblem ist, schließlich haben wir jetzt die Qual der Wahl! Allerdings rate ich zu eher zurückhaltendem Optimismus.

Selbst nach der jüngsten Zunahme der Angebote im Bereich der Wechseljahre räumen Branchenkenner ein, dass es noch viel Raum für Wachstum gibt, und fordern andere dazu auf, bei der Innovation mitzumachen. Für uns ist das gut, denn durch den

Wettbewerb wird der Fortschritt wahrscheinlich noch schneller vorangetrieben und die Verfügbarkeit verbessert.

Kosteneinsparungen im Gesundheitswesen

Von meinen Patientinnen und Social-Media-Kontakten habe ich schon unzählige persönliche Geschichten über die langen und kostspieligen Irrfahrten auf der Suche nach der Ursache für ihre Symptome gehört. Sie wurden mehrfach an Spezialisten überwiesen, haben zig Arztbesuche gemacht (und die anfallenden Zuzahlungen bestritten) und Blutabnahmen, Herzuntersuchungen, Schilddrüsen-Scans und vieles mehr über sich ergehen lassen. Sie haben sich wirkungslose Medikamente verschreiben lassen, teure Nahrungsergänzungsmittel und zahllose Packungen Taschentücher gekauft, um die Tränen zu trocknen, wenn sie nach all ihren Bemühungen keine eindeutige Diagnose und keine brauchbaren Behandlungsmöglichkeiten gefunden haben.

Das ist unglaublich frustrierend, ich weiß, aber die Zukunft sieht vielversprechend aus. Je mehr Frauen über die Menopause aufgeklärt werden und je besser der Zugang zur medizinischen Versorgung ist, desto mehr Betroffene erkennen, dass ihre Beschwerden wahrscheinlich auf die Perimenopause oder die Menopause zurückzuführen sind, und desto mehr Frauen erhalten hoffentlich alle verfügbaren Therapieoptionen, zu denen auch die Hormonbehandlung gehört.

Beides wird zu einer Senkung der Kosten im Gesundheitswesen führen: erstens, weil nicht mehr mehrere Ärztinnen oder Ärzte aufgesucht und viele sinnlose Untersuchungen durchgeführt werden müssen, und zweitens, weil bei Frauen, die letztlich mit einer Hormontherapie behandelt werden, die Gesamtkosten im Gesundheitswesen nach Beginn der Behandlung nachweislich deutlich stärker sinken als bei unbehandelten postmenopausalen Frauen.

Auch wer seine Beschwerden mit einem nicht auf der MHT basierenden Ansatz in Angriff nehmen muss, profitiert von den Kostenvorteilen (ja, es gibt tatsächlich andere pharmakologische, nicht verschreibungspflichtige Medikamente, Ernährungsformen und Nahrungsergänzungsmittel, mit denen die Symptome gelindert und die Gesundheit gefördert werden können; darauf gehe ich im »Werkzeugkasten« ein). Schon allein die Feststellung, dass es an den Hormonen liegt, reduziert die Kosten für die Suche nach einer Diagnose.

Praktische Hilfen am Arbeitsplatz

Viele Frauen haben berichtet, dass ihre Arbeitsfähigkeit durch die Wechseljahre beeinträchtigt wird. In einer 2019 in Großbritannien durchgeführten Umfrage unter 1000 Frauen über 45 Jahren wurden Symptome wie Hitzewallungen, Stimmungsschwankungen, Konzentrationsstörungen, Gedächtnisprobleme, verstärkte Depressionen und Angstzustände sowie ein schwächeres Selbstvertrauen als Faktoren ermittelt, die zu mehr Fehlern, weniger Beförderungen und letztlich sogar zur Aufgabe einer Beschäftigung führten. In den Vereinigten Staaten durchgeführte Umfragen kamen zu ähnlichen Ergebnissen. Eine davon ergab, dass fast jede fünfte Frau aufgrund der Symptome gekündigt oder eine Kündigung in Erwägung gezogen hat.

Wenn Sie schon einmal mit Wechseljahresbeschwerden zu tun hatten, wissen Sie ja längst, wie mühsam das Arbeiten in dieser Lebensphase manchmal sein kann. Hinzu kommt der hartnäckige Glaube, man müsse die Gründe für seine Beschwerden für sich behalten. Viele Umfrageteilnehmerinnen gaben an, es sei ihnen unangenehm, mit ihren Vorgesetzten über die Beschwerden zu sprechen, und zumindest in den USA begründeten die Frauen dies mit der Befürchtung, diskriminiert zu werden.

Die Antworten der Befragten hier in den Vereinigten Staaten und jenseits des großen Teichs zeigen deutlich, dass Frauen in den Wechseljahren mehr Unterstützung durch den Arbeitgeber benötigen. Caroline Castrillon, Karriere- und Führungscoach, schrieb für das Magazin *Forbes* über dieses Thema und machte einige konstruktive Vorschläge, wie diese Unterstützung aussehen könnte: Weiterbildung von Führungskräften in Bezug auf die Wechseljahre, Zugang zu Informationsquellen zum Thema, Einführung von Unternehmensleitlinien in Bezug auf die Wechseljahre und Ermutigung zu offenen Gesprächen, um das Stigma abzubauen, durch das sich so viele Frauen zum Schweigen verpflichtet fühlen. Die Angestellten wünschen sich Flexibilität, beispielsweise die Möglichkeit, von zu Hause aus zu arbeiten, Temperaturregelung für das Büro sowie Mitgefühl und Freundlichkeit. (Das muss man sich mal vorstellen!)

Es liegt im ureigenen Interesse der Wirtschaft, derartige Maßnahmen umzusetzen, denn Schätzungen zufolge schlagen Wechseljahresbeschwerden weltweit mit Produktivitätsverlusten von über 150 Milliarden Dollar zu Buche. Aus einigen Berichten geht hervor, dass die Zahl der Firmen steigt, die Dienstleistungen für die Menopause anbieten. Es bleibt zu hoffen, dass sich die Unternehmen in den kommenden Jahren diesbezüglich weiter engagieren, denn immerhin geht es ja auch um ihren Gewinn.

Medien und Popkultur: Das Thema zur Normalität machen

Die rasante Entwicklung sozialer Medien in den vergangenen zehn Jahren hat anscheinend als Katalysator dafür gewirkt, dass Frauen, die mit den Symptomen der hormonellen Umstellung zu kämpfen haben, ihre Erfahrungen ganz offen mit Menschen teilen, die mehr Verständnis für sie aufbringen: mit anderen Frauen.

Diese Generation ist nicht bereit, sich mit dem Status quo abzufinden und schweigend zu leiden. Stattdessen tauschen sich die Betroffenen über ihre Symptome aus und verraten uns hilfreiche medizinische Anlaufstellen und praktische Strategien für diesen Lebensabschnitt. Bei Arztpraxisbesuchen haben sie wissenschaftliche Artikel, Listen und Informationsquellen dabei, die sie ihren Ärztinnen oder Ärzten weitergeben, um die Behandlung zu erhalten, die sie verdienen.

Prominente Persönlichkeiten wie Naomi Watts, Oprah Winfrey, Angelina Jolie, Michelle Obama, Viola Davis, Brooke Shields und Salma Hayek sprechen offen über ihre Erfahrungen mit den Wechseljahren und tragen dazu bei, die Geheimniskrämerei, die Scham und das Tabu um diese Lebensphase aufzuheben. Journalistinnen wie Susan Dominus von der *New York Times* veröffentlichen Artikel über die Wechseljahre, in denen sie die Standards der medizinischen Versorgung hinterfragen und Verbesserungen fordern. Menopausespezialistinnen wie Dr. Louise Newson, Dr. Sharon Malone, Dr. Vonda Wright, Dr. Suzanne Gilberg-Lenz und Dr. Heather Hirsch schreiben Bücher und führen auf Social Media wertvolle Diskussionen, und ihre Followerinnen sind begeistert davon, hunderttausendfach. Als ich begann, die sozialen Medien zu nutzen, um meine eigene Erfahrung mit den Wechseljahren zu schildern, stieg die Zahl der Follower auf TikTok, Instagram, YouTube und Facebook auf über dreieinhalb Millionen an. Sie brannten darauf, sich zu beteiligen, ihre Erlebnisse zu schildern und um Rat zu fragen.

Mit vereinten Kräften halten wir den Fortschritt in Gang

Die erzielten Fortschritte sind schlichtweg erstaunlich, aber es gibt noch viel mehr zu tun. Die vielen Geschichten über Frustration, Fehldiagnosen, Verleumdung und Verwirrung haben vielen Beteiligten im Gesundheitswesen bewusst gemacht, dass es ein systematisches Problem gibt, nicht nur in der Art und Weise, wie eine Frau in den Wechseljahren versorgt wird und wie die Fachkräfte für die Betreuung dieser Patientinnen ausgebildet werden, sondern auch in der Art und Weise, wie unsere Gesellschaft Frauen in den Wechseljahren im Allgemeinen wahrnimmt und behandelt. Gemeinsam können wir die Grundlage für die neue Zukunft der Wechseljahre weiter stärken, indem wir:

- die Ausbildung unserer Studierenden der Medizin, Pflegekräfte und medizinischen Fachangestellten verbessern sowie die dringend benötigte medizinische Fortbildung mit Schwerpunkt auf der Therapie in den Wechseljahren für unsere erfahrenen Ärztinnen und Ärzte anbieten
- ein umfassenderes Verständnis der physiologischen Prozesse in allen Phasen der Wechseljahre entwickeln
- lernen, wie wir für uns selbst eintreten können
- dieses Buch an jüngere Frauen weitergeben
- aktuelle Forschungsarbeit und Finanzierung im Bereich der Menopause einfordern
- das Interesse an und die Nachfrage nach mehr evidenzbasierten Behandlungsmöglichkeiten steigern.

Sie schaffen das. Sie sind nicht allein. Aus dem Weg gehen können Sie dieser Lebensphase ohnehin nicht, also lassen Sie sie uns gemeinsam gestalten!

Teil 2

Die Menopause kennenlernen oder: Alles, was Ihre Ärztin oder Ihr Arzt vergessen hat, Ihnen über die Menopause zu erzählen …

Obwohl sich die Wechseljahre individuell sehr unterschiedlich zeigen, gibt es doch einige wichtige Definitionen und Sachverhalte, die für die meisten Frauen nützlich sind. In diesem Abschnitt konzentriere ich mich darauf, damit wir alle von der gleichen Informationsgrundlage ausgehen können. Diesen Teil des Buches betrachte ich gerne als eine Art beruhigender Kommandozentrale. Immer, wenn Sie sich fragen: »Was ist denn hier bloß los?«, finden Sie auf diesen Seiten nützliche Anhaltspunkte und hoffentlich auch tröstliches und hilfreiches Wissen, das Sie wiederum an Ihre Freundinnen weitergeben und auch Ihrer Ärztin oder Ihrem Arzt mitbringen können, um für sich selbst einzustehen.

Kapitel 5

Die drei Phasen der hormonellen Umstellung: Perimenopause, Menopause und Postmenopause

Ich habe ehrlich geglaubt, ich würde den Verstand verlieren. Von Hitzewallungen und Nachtschweiß hatte ich zwar gehört, aber nicht von anderen Symptomen. Durch den Schlafmangel aufgrund der nächtlichen Schweißausbrüche wurde ich reizbar und bekam Angstzustände und paranoide Gedanken. Ich entwickelte mich zu einem Menschen, den ich nicht mochte und vor dem ich mich ein wenig fürchtete, weil ich meine Gefühle nicht im Griff hatte und nicht verstand, woher sie kamen. Glücklicherweise weiß ich jetzt aber, dass ich nicht verrückt, sondern normal bin. In jungen Jahren sprechen wir über Menstruation und Sexualerziehung, und da sollten auch die Wechseljahre dazugehören. Hätte ich gewusst, was die Menopause ist, und wäre ich besser in der Lage gewesen, darüber zu sprechen, wäre der Eintritt in die Wechseljahre für mich (und zweifellos auch für andere) weniger traumatisch gewesen.

– Susan P.

Mit der Frage, wie sie mit den Symptomen der Menopause umgehen sollen, wenden sich 90 Prozent aller Frauen an ihre Ärztin oder ihren Arzt. Viele verlassen die Sprechstunde jedoch ohne eine Diagnose oder einen Behandlungsvorschlag und suchen dann im Internet oder anderswo nach Informationen, um sich Klarheit zu verschaffen. Diese ersehnte Klarheit will ich Ihnen in diesem Kapitel prägnant und verlässlich bieten. Hier finden

Sie Informationen, die dazu beitragen sollen, die Landschaft der Wechseljahre besser zu verstehen – und das ist wichtig, denn Sie sind keineswegs auf einem fremden Planeten unterwegs, auf dem noch niemand zuvor gewesen ist, auch wenn es sich vielleicht so anfühlt! Vielmehr durchlaufen Sie eine natürliche biologische Veränderung, und ich gebe Ihnen eine Karte an die Hand, mit der Sie sich auf dieser Reise orientieren können.

Die erste wichtige Information lautet, dass die Begrifflichkeiten rund um die Wechseljahre missverständlich und irreführend sein können. Auch wenn die gesamte Lebensphase oft einfach Menopause genannt wird, ist diese medizinisch gesehen lediglich ein einziger Tag im Leben einer Frau: der Tag, der genau ein Jahr nach ihrer letzten Periode liegt und das Ende ihrer Fortpflanzungsfähigkeit markiert.

Der Begriff Wechseljahre umschreibt das Ganze dagegen sehr schön. Ein anderes Wort dafür ist Klimakterium. Aus medizinischer Sicht umfassen die Wechseljahre drei separate Phasen: Perimenopause, Menopause und Postmenopause. Definitionsgemäß handelt es sich dabei um unterschiedliche Phasen, aber was die Erfahrungen angeht, ähneln sie sich oft sehr. Ursache für die in allen Phasen der Wechseljahre auftretenden Symptome ist der Mangel an Sexualhormonen (Östrogen, Testosteron, Progesteron), der durch das Nachlassen und letztendlich das Ausbleiben der Eierstockfunktion hervorgerufen wird. Im Vorlauf zur Menopause und dann in der Postmenopause variieren in der Regel nicht die eigentlichen Symptome, sondern der Schweregrad der Beschwerden.

Die Dauer dieser Übergangsphase ist individuell verschieden, aber eine Studie mit Frauen, die Hitzewallungen beschrieben, ergab, dass diese Symptome im Durchschnitt fast siebeneinhalb Jahre andauerten. Bei Frauen, die zu einem früheren Zeitpunkt in den Wechseljahren über Hitzewallungen berichteten, betrug die durchschnittliche Dauer sogar fast zwölf Jahre. Es sei darauf hingewiesen, dass diese Zeitangaben auf einem nur begrenzten Verständnis der Wechseljahresbeschwerden beruhen und mit zunehmender Forschung und Weiterentwicklung der Wissenschaft sehr wahrscheinlich angepasst werden.

Zwar variiert das persönliche Erleben, aber bestimmte Symptome treten häufiger auf als andere. Seit Langem sind Hitzewallungen, mit oder ohne nächtliche Schweißausbrüche, eines der am häufigsten geschilderten Symptome. Allerdings frage ich mich oft, ob es nicht nur deshalb am häufigsten genannt wird, weil die Frauen es ganz klar mit den Wechseljahren in Verbindung bringen und sie schlicht nicht darüber aufgeklärt wurden, dass die Liste der möglichen Symptome weitaus länger ist.

Bei einer Umfrage unter den 22 000 Mitgliedern von Midi Health, einem auf die Betreuung von Frauen in den Wechseljahren spezialisierten Telemedizinunternehmen, waren die fünf häufigsten Symptome Gewichtszunahme / Änderung in der Körperzusammensetzung, Brain Fog / Gedächtnisprobleme, Ängste / Depressionen, Schlafstörungen und Hitzewallungen. Das entspricht weitgehend auch dem, was meine Patientinnen am häufigsten beschrieben. Im Zuge der zunehmenden Aufklärung hoffe ich, dass immer mehr Frauen den Zusammenhang zwischen ihren Beschwerden und den Wechseljahren erkennen und so besser in der Lage sind, sich Hilfe zu suchen.

Kann man die Perimenopause anhand eines Tests diagnostizieren?

Bisher liegen keine belastbaren Daten vor, anhand derer ein einmaliger Blut-, Urin- oder Speicheltest zur definitiven Diagnose der Perimenopause herangezogen werden könnte. Da der Hormonspiegel in dieser Zeit stark schwankt, sind diese Tests nur selten aussagekräftig oder schlüssig. Nicht einmal mit dem DUTCH-Test (Dried Urine Test for Comprehensive Hormones), einem verbreiteten Hormontest, dessen Ergebnisse auf Metaboliten im Urin basieren, lässt sich zweifelsfrei nachweisen, ob Sie in der Perimenopause sind oder nicht. Die Aussagekraft dieses Tests ist wissenschaftlich nicht belegt, und er wird von keiner medizinischen Fachgesellschaft empfohlen.

Die gute Nachricht lautet aber, dass es ein neues Verfahren für eine Reihenuntersuchung des Urins gibt, das eine vielversprechende Möglichkeit darstellt, eine frühe oder späte Perimenopause zu diagnostizieren. Für diesen Urintest müssen im Abstand von mehreren Tagen fünf Tests durchgeführt werden. Dazu gibt es eine App, die ein Symptomprofil und die Menstruationsanamnese erfasst. Sie generiert einen Bericht, den Sie Ihrer Ärztin oder Ihrem Arzt vorlegen können und der nicht nur die Ergebnisse enthält, sondern auch Links zu den medizinischen Erkenntnissen, auf die sich die Testergebnisse stützen. Der Test ermächtigt die Patientinnen, da viele Ärztinnen und Ärzte nicht ausreichend über die Wechseljahre im Bilde sind.

Auch ohne einen Diagnosetest sollte eine gute Ärztin oder ein fachkundiger Arzt eine Perimenopause diagnostizieren können, indem sie oder er mit Ihnen spricht, *Ihnen glaubt* und Ihre Sorgen nicht automatisch als altersbedingte oder psychologische Probleme abtut. Möglicherweise wird eine Blutuntersuchung gemacht, um andere Krankheiten mit ähnlichen Symptomen auszuschließen, beispielsweise eine Schilddrüsenunterfunktion, eine Autoimmunerkrankung, eine Anämie und so weiter. Im Anschluss daran sollte Ihre Therapie geplant werden, indem eine Entscheidung über die beste

Vorgehensweise getroffen wird, nachdem Ihre persönlichen Wünsche, Bedürfnisse, Symptome, Risiken und Vorteile besprochen wurden.

Zunächst betrachten wir einige Unterscheidungsmerkmale der verschiedenen Phasen der Wechseljahre und gehen dann der Frage nach, welche Faktoren Ihren persönlichen Verlauf der Wechseljahre beeinflussen können.

Perimenopause

Die Perimenopause ist der Anfang vom Ende der Eierstocktätigkeit. In diesem Stadium ist man sich oft nicht bewusst, dass man in der Perimenopause ist, aber im Nachhinein kann man ihren Beginn gut abschätzen.

DEFINITION Die Perimenopause ist ein längeres Übergangsstadium vor der Menopause. Sie wird durch Schwankungen des Hormonspiegels, vor allem von Östrogen und Progesteron, ausgelöst.

UNTERSCHEIDUNGSMERKMAL Die Perimenopause ist durch unregelmäßige Blutungen von längerer oder kürzerer Dauer gekennzeichnet.

DURCHSCHNITTLICHES ALTER Der Eintritt in die Perimenopause erfolgt in den Vierzigern oder sogar schon ab Mitte dreißig.

DURCHSCHNITTLICHE DAUER Die Angaben hierzu variieren, aber die durchschnittliche Dauer beträgt ungefähr vier Jahre, wobei die Spanne insgesamt von zwei bis zehn Jahren reicht.

Die Perimenopause ist mitunter eine schwer zu diagnostizierende hormonelle Phase. Das liegt daran, dass (1) das Spektrum an Symptomen und Schweregraden sehr breit ist, (2) das Eintrittsalter der Patientinnen variiert und (3) es keine etablierte Methode und auch keinen wissenschaftlich fundierten Test für die ärztliche Diagnostik gibt. Aus diesen und vielen anderen bereits genannten Gründen (unzureichende Ausbildung und unzureichende Forschungsmittel, die lange Geschichte der abschätzigen Behandlung von Frauen und so weiter) kommt es vor, dass eine Ärztin oder ein Arzt die Perimenopause völlig übersieht und eine Patientin bei der Suche nach einer Diagnose für ihre Symptome auf eine regelrechte Odyssee schickt. So ergab eine von Newson Health Research and Education durchgeführte Umfrage unter 5000 Frauen doch tatsächlich, dass ein Drittel der Frauen mindestens drei Jahre auf die korrekte Diagnose wartet, dass ihre Symptome mit den Wechseljahren zu tun haben und weitere 18 Prozent sechsmal ärztlichen Rat suchen, bevor sie die nötige Hilfe erhalten.

Wenn eine Frau mit Symptomen zu mir kommt, von denen ich ahne, dass sie mit der Perimenopause zusammenhängen, orientiere ich mich für die klinische Diagnose an einem Baumdiagramm (siehe folgende Seite), mithilfe dessen ich andere mögliche Erkrankungen ausschließen kann. Auf dem »Baum« ist zu erkennen, wie ich eine Patientin unterstützen würde, die mit einem der oben aufgeführten Symptome zu mir kommt. Die Symptome auf der linken Seite, beginnend mit »Hitzewallungen«, sind diejenigen, von denen wir wissen, dass die MHT sie lindert; die auf der rechten Seite sind jene, von denen wir *vermuten*, dass eine MHT dagegen hilft. Selbstverständlich behandle ich jede Patientin auf individueller Basis, doch die Fragen sind in den meisten Fällen dieselben. Da der Hormonspiegel in der Perimenopause so stark schwankt, gibt es keinen einmaligen Blut-, Urin- oder

Speicheltest, mit dem man eine eindeutige Diagnose stellen kann. Ich diagnostiziere auf der Grundlage der Symptome der Patientin (und veranlasse oft Blutuntersuchungen, um andere Ursachen für diese Symptome auszuschließen). In der Medizin nennen wir das eine Ausschlussdiagnose.

Erinnern Sie sich an die Ente aus Kapitel 1? Das sind die nötigen Arbeitsschritte, um in jedem Stadium der Wechseljahre eine Diagnose zu stellen; es ist ein Prozess, der Zeit, Aufmerksamkeit und Mühe von Ihrer Ärztin oder Ihrem Arzt erfordert!

Klinisches Baumdiagramm für die Wechseljahre

SYMPTOME

Hitzewallungen
nächtliche Schweißausbrüche
unregelmäßige Menstruation
weniger sexuelle Empfindungen
Zunahme von Viszeralfett
schmerzhafter Geschlechtsverkehr
Symptome im Urogenitalbereich
Haarausfall
geringe Muskelmasse
Knochenschwund

Veränderungen in der psychischen Gesundheit
Brain Fog / Benommenheit
Stimmungsschwankungen
Schlafstörungen
Haut-/Haar-/Nagelveränderungen
Gewichtszunahme
Muskel-/Gelenkschmerzen
Müdigkeit
Tinnitus/Schwindel
gastrointestinale Veränderungen
brennende Zunge

↓

Bewertung der Symptome, Chronizität, Überprüfung des Symptom-Tagebuchs, Untersuchung der Sexualfunktion

↓

überschneidende Symptome ausschließen

GEGEBENENFALLS BEHANDELN

Untersuchung der Schilddrüse
Untersuchung auf Anämie
Untersuchung der Insulinresistenz
Beurteilung des Ernährungszustandes
Entzündungsmarker
Andere nach Bedarf

Restless Legs
Schlaflosigkeit
schwere depressive Störung
Autoimmunerkrankung
Alzheimer

GEGEBENENFALLS BEHANDELN

Gemeinsame Entscheidungsfindung

Hormontherapie (am wirksamsten)
nicht-hormonelle Alternativen
Ernährungsempfehlungen
Empfehlungen zur körperlichen Betätigung
Empfehlungen für Nahrungsergänzungsmittel
Schlaf als Priorität
Stressreduzierung

Hormontherapie (möglicherweise wirksam)
nicht-hormonelle Alternativen
Ernährungsempfehlungen
Empfehlungen zur körperlichen Betätigung
Empfehlungen für Nahrungsergänzungsmittel
Schlaf als Priorität
Stressreduzierung

Menopause

Auch wenn die Menopause so viele Geheimnisse birgt, ist das Ereignis selbst das präziseste der drei Phasen.

DEFINITION Die Menopause ist an dem Tag erreicht, an dem Ihre letzte Periode zwölf Monate zurückliegt. Dieses eine Datum markiert das Ende Ihres Menstruationszyklus und Ihrer Fortpflanzungsfähigkeit.

UNTERSCHEIDUNGSMERKMAL Die Menopause ist durch ein Datum im Kalender definiert und nicht durch bestimmte Anzeichen oder Symptome.

DURCHSCHNITTLICHES ALTER Das durchschnittliche Alter der Menopause liegt bei 54 Jahren, wobei die Menopause normalerweise zwischen 45 und 55 Jahren eintritt. Als frühe Menopause wird sie bezeichnet, wenn sie vor dem 45. Lebensjahr eintritt, und als vorzeitige Menopause, wenn sie vor dem 40. Lebensjahr eintritt.

DURCHSCHNITTLICHE DAUER Die Menopause ist ein bestimmter, einmaliger, klar umrissener Zeitpunkt zwölf Monate nach Ihrer letzten Periode.

Beim Übergang in die Wechseljahre und schließlich beim Erreichen der Menopause ist es wichtig, auf das Alter zu achten, denn es geht um so viel mehr als nur um das Altern der Fortpflanzungsorgane. Mit den Wechseljahren setzt eine beschleunigte Zellalterung ein, was mit einer Verschlechterung der allgemeinen Gesundheit einhergeht. Aus diesem Grund wurde laut eines Artikels der American Heart Association aus dem Jahr 2020 ein höheres Alter zum Zeitpunkt der natürlichen Menopause mit einer längeren Lebenserwartung, einer höheren Knochendichte und einem geringeren Frakturrisiko sowie weniger Herzerkrankungen in Verbindung gebracht. Dies leuchtet ein, wenn man die Schutzwirkung des Östrogens bedenkt. Sinkt der Östrogenspiegel, so hat dies biologische Konsequenzen. Umso mehr sollten Sie auf Veränderungen in Ihrem Menstruationszyklus und die Zunahme von Symptomen achten, die möglicherweise mit der Perimenopause einhergehen, und vorausschauend handeln, falls sich diese früher als erwartet bemerkbar machen.

Postmenopause

Wäre es nicht toll, wenn es bei Erreichen der Menopause eine Art Belohnung dafür gäbe, dass man es so weit geschafft hat? (Für mich dann bitte eine neue Garnitur kühlender Bettwäsche, die tatsächlich kühlt …) Aber leider erwartet uns da nur die Postmenopause. Na bravo. Die Postmenopause stellt einen Meilenstein auf dem Weg zu einem neuen Lebensabschnitt dar, der bis ans Lebensende andauert. Ein Lebensabschnitt, in dem man sich in der Regel nicht mehr um die Regel sorgen oder drum herum planen muss und der ein unerwartetes Maß an Freiheit bietet, wenn man sich darauf einlässt. Meine Patientinnen und Leserinnen haben mir gesagt, dass dies nun die Zeit sei, in der der »Scheißegal-Faktor« zunimmt, in der Sie lernen, Grenzen zu setzen und sich selbst wichtiger zu nehmen als Ihren Partner, Ihre Kinder, Ihre Arbeit, Ihre Eltern oder Ihre Geschwister. Und es ist auch eine Zeit, in der Sie sich selbst gegenüber freundlicher, liebevoller und großzügiger sein sollten.

DEFINITION Sie sind postmenopausal, wenn die Menopause hinter Ihnen liegt, das heißt, wenn Ihre letzte Periode länger als zwölf Monate zurückliegt.

UNTERSCHEIDUNGSMERKMAL In dieser Phase, das heißt nach der letzten Regelblutung, treten verstärkt vasomotorische Symptome auf wie Hitzewallungen, Herzklopfen und Schweißausbrüche.

DURCHSCHNITTLICHES ALTER Die Postmenopause bezeichnet den Rest Ihres Lebens nach der Menopause.

DURCHSCHNITTLICHE DAUER Zwar sind Sie lebenslang in der Postmenopause, aber die Symptome treten Berichten zufolge gewöhnlich noch etwa 4,5 bis 9,5 Jahre nach der letzten Menstruationsblutung auf.

Faktoren, die beeinflussen, wann Sie in die natürliche Menopause kommen

Man kann nicht per Kristallkugel vorhersagen, wann Sie in die Perimenopause oder in die Menopause (und damit in die postmenopausale Lebensphase) kommen, aber es gibt Faktoren, die den zeitlichen Ablauf dieser Phasen beeinflussen können. Auch wenn die meisten dieser Faktoren unabänderlich sind, ist es wichtig, zu wissen, ob das Risiko einer frühen Menopause bei Ihnen erhöht ist, denn so können Sie Maßnahmen ergreifen, falls es so aussieht, als stünde Ihnen eine frühe oder vorzeitige Menopause bevor.

Genetik

Aus zahlreichen Studien geht hervor, dass vor allem die Familiengeschichte das Eintrittsalter der Wechseljahre beeinflusst. Sind Ihre Mutter oder enge weibliche Verwandte also früh, normal oder erst spät in die Wechseljahre gekommen, so ist der zeitliche Verlauf bei Ihnen möglicherweise ähnlich. Auch wenn Ihr Schicksal in den Wechseljahren nicht gänzlich von Ihren Genen bestimmt wird, spielen sie mit hoher Wahrscheinlichkeit doch eine entscheidende Rolle.

Auch andere Forschungsergebnisse zeigen, dass dieselben genetischen Varianten, die mit einer späten Menopause in Verbindung gebracht werden, auch ein höheres Lebensalter begünstigen. Somit wird deutlich, dass die Alterung des Hormonsystems in den Wechseljahren den Anstoß für die nachfolgende systemische Alterung geben kann.

Vorgeschichte, Schwangerschaften und Besonderheiten im Menstruationszyklus

Die Wahrscheinlichkeit einer vorzeitigen oder frühen Menopause ist bei Frauen, die keine Kinder zur Welt gebracht haben, größer als bei solchen, die dies getan haben. Das gilt auch für Frauen, die ihre erste Menstruation mit elf Jahren oder früher hatten. Kommen diese Faktoren zusammen, hat also eine Frau kein Kind bekommen und ihre Menarche in einem jungen Alter erlebt, ist das Risiko einer vorzeitigen Menopause um das Fünffache und das Risiko einer frühen Menopause um das Doppelte höher als bei Frauen, die ihre Periode ab einem Alter von zwölf Jahren bekamen und zwei oder mehr Kinder hatten. Interessanterweise könnte auch die Anzahl der Geburten die Schwere der Wechseljahresbeschwerden beeinflussen. So wurde ermittelt, dass Frauen mit drei oder mehr Geburten häufiger unter stärkeren Symptomen leiden als Frauen, die nur ein oder zwei Kinder ausgetragen haben.

Auch die Länge des Menstruationszyklus wirkt sich unter Umständen auf das Eintrittsalter aus. Insbesondere bei Frauen mit einer Zykluslänge von weniger als 26 Tagen können die Wechseljahre bis zu anderthalb Jahre früher einsetzen als bei Frauen mit einem längeren Zyklus. Allerdings gibt es keine einheitlichen Belege dafür, dass ein unregelmäßiger Zyklus den Beginn der Menopause beeinflusst.

Dass die Vorgeschichte der Geschlechtsorgane und des Menstruationszyklus Auswirkungen auf den Zeitpunkt der Menopause haben kann, liegt nahe. Mit dem Einsetzen der ersten Periode beginnt auch der Eisprung, also der Prozess, bei dem Eizellen aus dem begrenzten Vorrat freigesetzt werden (auf die Einzelheiten dieses Prozesses gehe ich im nächsten Kapitel näher ein). Tritt dann kein unnatürliches Ereignis oder eine Unterbrechung aufgrund einer Krankheit oder einer anderen gesundheitlichen Gegebenheit ein, erfolgt der Eisprung in den nächsten 35 Jahren ungefähr einmal pro Monat. Je früher die Periode einsetzt oder je häufiger sie auftritt, desto eher ist der Eizellenvorrat erschöpft und desto früher kommen Sie in die Wechseljahre. Wer ein oder mehrere Male schwanger war, hat den Eisprung mehrere Monate lang ausgelassen (wenn gestillt wurde, sogar noch länger) und die Eizellen im Körper zurückbehalten, die andernfalls zum Eisprung gekommen wären. Dadurch verzögert sich der Beginn der Wechseljahre. Trotz dieser logischen Schlussfolgerungen müssen wir uns darüber im Klaren sein, dass dies nicht die einzigen Faktoren sind, die sich auf den Zeitpunkt der Wechseljahre auswirken.

Race/ethnische Zugehörigkeit

Im Zuge einer in den USA durchgeführten Studie über das Eintrittsalter in die Wechseljahre und ethnische Zugehörigkeit kamen weibliche Native Americans und Schwarze Frauen zuerst in die Wechseljahre, dann nicht hispanische Weiße und schließlich japanische Frauen. Die Altersunterschiede in dieser Studie könnten mit der genetischen Verbindung zum Menopausenalter zusammenhängen, doch lässt sich dies nur schwer von dem Lebensstil im Allgemeinen und anderen sozialen, wirtschaftlichen und gesellschaftlichen Faktoren abkoppeln, die sich ebenfalls mehr oder weniger stark auf das Erreichen der Menopause auswirken können. Als beispielsweise speziell die Daten von Schwarzen und weißen Frauen hinsichtlich ihrer Erfahrungen mit den Wechseljahren verglichen wurden, zeigte sich, dass dabei struktureller Rassismus zum Tragen kommt. Struktureller Rassismus äußert sich etwa in einem unterschiedlichen Zugang zu medizinischen Leistungen und der Qualität der Versorgung. Dadurch ergeben sich große Unterschiede bei der Häufigkeit gesundheitlicher Probleme, die wiederum wahrscheinlich dafür verantwortlich sind, dass Schwarze Frauen 8,5 Monate früher in die Wechseljahre kommen als weiße Frauen. Schwarze Frauen litten zudem häufiger unter Hitzewallungen und Depressionen, bekamen aber seltener Behandlungsmöglichkeiten angeboten.

Den Einfluss der Gene auf den Verlauf der Wechseljahre können wir nicht ändern, doch können und *müssen* wir daran arbeiten, Ungleichheiten infolge steuerbarer Faktoren zu beseitigen. Dies kann gelingen, indem wir den Zugang zu guter medizinischer Versorgung in den Wechseljahren erleichtern, wozu auch die Erörterung von Behandlungsmöglichkeiten gehört. Hierbei geht es nicht nur darum, allen Frauen die Möglichkeit zur Verbesserung der *Lebensqualität* in den Wechseljahren zu geben, sondern auch darum, für Chancengleichheit bezüglich der *Lebenserwartung* zu sorgen. Es gilt als erwiesen, dass die Häufigkeit von Hitzewallungen im Zusammenhang mit einem erhöhten Risiko für Demenz, Schlaganfall und Herzerkrankungen steht, was bedeutet, dass Schwarze Frauen von diesen Leiden überproportional betroffen sein dürften. Zum Glück gibt es in Hinblick auf die längst fällige und äußerst wichtige Gleichstellung immer mehr und besser zugängliche Informationen.

Gewicht und Körperzusammensetzung

Es ist erwiesen, dass sich das Körpergewicht auf das Alter auswirken kann, in dem die Frau in die Wechseljahre kommt. Bei Personen, die im frühen Erwachsenenalter oder in der Lebensmitte untergewichtig sind oder einen niedrigen BMI haben, wurde ein erhöhtes Risiko für eine frühe Menopause festgestellt, während bei Individuen mit einem höheren Gewicht oder BMI eine spätere Menopause beobachtet wurde. Auf den ersten Blick mag das den Schluss nahelegen, ein höheres Körpergewicht könnte von Vorteil sein, da eine spätere Menopause eine längere Östrogenexposition und deren schützende Wirkung zur Folge haben kann. Allerdings wirkt ein zu hohes Übergewicht, vor allem im Bauchbereich, den positiven Auswirkungen einer späteren Menopause und den damit verbundenen Hormonveränderungen unter Umständen entgegen, weil dadurch das Risiko für Herzkrankheiten wie Lipidanomalien (hoher Cholesterinspiegel), Blutzuckerstörungen und Entzündungen zunimmt. Und was bedeutet das nun? Am zuträglichsten für Ihre reproduktive und allgemeine Gesundheit ist ein gesundes Gewicht, weder untergewichtig noch fettleibig.

Herz-Kreislauf-Gesundheit vor Beginn der Wechseljahre

Durch einen Herzinfarkt oder Schlaganfall vor dem 35. Lebensjahr erhöht sich die Wahrscheinlichkeit, früher in die Wechseljahre zu kommen, um das Doppelte. Somit führen Leiden wie ein hoher Cholesterinspiegel, Bluthochdruck, Diabetes und Fettleibigkeit eher zu einer frühen Menopause, nicht umgekehrt. Einer Überlegung zufolge tragen diese Risikofaktoren zu Plaquebildung in den Arterien bei (Atherosklerose), wodurch die Durchblutung beeinträchtigt wird. Ist die Blutzufuhr zu den Eierstöcken eingeschränkt, schädigt dies die Zellen und Gewebe, die für die Bildung der Geschlechtshormone benötigt werden. Dadurch beschleunigt sich möglicherweise der Prozess, bei dem sich die Follikel (Eizellen enthaltende Strukturen) nicht mehr einwandfrei entwickeln, was zu einer frühen Menopause führt. Vereinfacht ausgedrückt: Die Risikofaktoren für Herzerkrankungen tragen womöglich zu einer frühen Menopause bei, indem sie die Durchblutung und die Reproduktionsfunktion der Eierstöcke beeinträchtigen.

Bewegung, Ernährung und Alkoholkonsum

Dass regelmäßige Bewegung, eine ausgewogene Ernährung und ein gemäßigter beziehungsweise gar kein Alkoholkonsum gut für die Gesundheit sind, ist allgemein bekannt. Aber kann es sein, dass die genannten Punkte das Alter beeinflussen, in dem man in die Wechseljahre kommt? Dafür gibt es keine einheitlichen wissenschaftlichen Belege; in diesem Bereich ist noch viel Forschungsarbeit nötig. Wir wissen jedoch, dass diese gesunden Lebensgewohnheiten in der Peri- und Postmenopause immense Vorteile mit sich bringen können (auf die Einzelheiten gehe ich im »Werkzeugkasten« ein) und dass sie aufgrund des Zusammenhangs mit der Herzgesundheit unter Umständen einen ganzheitlichen Schutz bieten.

Rauchen

Der Zusammenhang zwischen Zigarettenkonsum und einem früheren Eintritt in die Wechseljahre ist wissenschaftlich belegt: Raucherinnen kommen etwa ein Jahr früher in die Wechseljahre als Nichtraucherinnen. Mit zunehmender Dauer und Intensität des Rauchens steigt das Risiko für eine vorzeitige oder frühe Menopause bei aktiven und ehemaligen Raucherinnen.

Sexualisierte Gewalterfahrung in der Vergangenheit

In einer 2022 in der Zeitschrift *Menopause* veröffentlichten Studie wurde ein alarmierender Zusammenhang zwischen generationenübergreifendem Missbrauch und dem Zeitpunkt der Menopause beschrieben. Der Artikel weist insbesondere darauf hin, dass bei Müttern, die missbraucht wurden und ein Kind hatten, das regelmäßig sexueller Gewalt ausgesetzt war, die Menopause fast neun Jahre früher eintrat als bei Frauen, die keine Missbrauchsgeschichte hatten oder deren Kind keine solchen Erfahrungen machte. Zwar ist noch nicht endgültig geklärt, warum dies der Fall ist, aber nach Ansicht der Forschenden ist dies möglicherweise auf die kumulativen Auswirkungen der Reaktion des Körpers auf das Trauma zurückzuführen. Zu diesen Auswirkungen gehört eine alltägliche Ausschüttung von Stresshormonen, die das Immunsystem hemmen und die reproduktive Alterung beschleunigen. Je weiter die Untersuchungen über die Auswirkungen von Traumata fortschreiten, desto mehr werden wir voraussichtlich erfahren, welch verheerende Auswirkungen sie auf die Gesundheit insgesamt nach sich ziehen können.

Verhütung mittels Pille / orale Kontrazeptiva (Unterdrückung des Eisprungs)

In den Eierstöcken befinden sich unreife Eizellen, sogenannte Oozyten, die beim Eisprung herangezogen und im Grunde genommen verbraucht werden. Einer Theorie zufolge lässt sich die Menopause durch die Einnahme eines oralen Verhütungsmittels hinauszögern, da dadurch weniger Eizellen benötigt werden. Für diese These, die als »oocyte sparing«-Hypothese bezeichnet wird, gibt es nicht genügend wissenschaftliche Belege, um die Empfehlung der Pille zur Vorbeugung einer frühen Menopause zu rechtfertigen. Es liegen jedoch Anhaltspunkte dafür vor, dass sich das Alter einer Frau, in dem sie mit der Einnahme der Pille beginnt, möglicherweise auf den Zeitpunkt der Menopause auswirkt. In mindestens zwei vertrauenswürdigen Untersuchungen wurde festgestellt, dass Frauen, die im Alter zwischen 25 und 30 Jahren mit der Einnahme oraler Verhütungsmittel begannen, ein deutlich geringeres Risiko hatten, früher in die Wechseljahre zu kommen als Frauen, die bei Beginn der Einnahme 31 Jahre oder älter waren.

Weitere Faktoren für den Zeitpunkt der Menopause

Manche Frauen verlieren ihre Eierstockfunktion vorzeitig. In der Regel ist dies auf die chirurgische Entfernung der Eierstöcke vor der natürlichen Menopause, auf eine Chemotherapie oder Bestrahlung zur Behandlung einer lebensbedrohlichen Krankheit oder auf eine vorzeitige Eierstockinsuffizienz zurückzuführen. Im Folgenden gehen wir kurz auf die einzelnen Faktoren ein, die jedoch alle zu einem Verlust der Hormone vor dem natürlichen Verfallsdatum führen – und dieser frühe Hormonverlust beschleunigt bestimmte damit verbundene Symptome und Gesundheitsrisiken.

Hysterektomie

Auch wenn bei einer Hysterektomie die Eierstöcke ausgespart werden, wird der Blutkreislauf zu den Eierstöcken unterbrochen, und es ist damit zu rechnen, dass die Menopause 4,4 Jahre früher eintritt als bei Frauen ohne Hysterektomie.

Entfernung eines Eierstocks

Es kann aus verschiedenen Gründen erforderlich sein, die operative Entfernung eines oder beider Eierstöcke zu empfehlen, zum Beispiel wegen einer Zyste oder eines Abszesses oder wegen einer Krebserkrankung. Wenn beide Eierstöcke entfernt werden (bilaterale Ovarektomie, siehe unten), treten die Wechseljahre praktisch sofort ein. Die Entfernung eines Eierstocks wird als unilaterale Ovarektomie bezeichnet. Wird diese Operation in den Jahren vor der Menopause durchgeführt, beschleunigt dies den Beginn der Wechseljahre nachweislich um 1,8 Jahre. Und je jünger eine Frau zum Zeitpunkt des Eingriffs ist, desto signifikanter fällt die Beschleunigung der Wechseljahre aus. Durch den Verlust eines Eierstocks kann es zu einer verfrühten Menopause kommen, weil die Anzahl der Eizellen begrenzt ist und durch die Entfernung eines Eierstocks die Hälfte davon verloren geht.

Chirurgische Menopause

Bei einer chirurgisch induzierten Menopause handelt es sich um eine abrupte, endgültige Menopause, die durch eine bilaterale Ovarektomie, also die operative Entfernung beider Eierstöcke, herbeigeführt wird. Ein solcher Eingriff erfolgt unter Umständen im Zuge der Behandlung von Eierstockkrebs, gutartiger Tumore oder Endometriose. Auch bei einem erblich bedingten erhöhten Risiko für Eierstock- oder Brustkrebs oder bei Genmutationen wie BRCA1, BRCA2 oder HNPCC kommt eine bilaterale Ovarektomie in Betracht.

Eine chirurgische Menopause (chirurgische Entfernung der Eierstöcke) ist ein gravierender Eingriff. Sie bewirkt eine drastische und abrupte Umstellung des Hormonhaushalts, die bei Nichtbehandlung schwerwiegende Folgen haben kann. Beispielsweise erhöht sich die Sterblichkeitsrate insgesamt um 28 Prozent, die Quote der Herzerkrankungen um 33 Prozent, das Schlaganfallrisiko um 62 Prozent, das Risiko kognitiver Beeinträchtigungen um 60 Prozent, das Risiko von Stimmungsstörungen um 54 Prozent und das Risiko von Osteoporose und Knochenbrüchen um 50 Prozent.

Sollte sich bei Ihnen ein Krankheitszustand oder Beschwerdebild einstellen, das die Entfernung Ihrer Eierstöcke vor der Menopause erforderlich macht, dann müssen Sie sich unbedingt von Ihrer Ärztin oder Ihrem Arzt bestätigen lassen, dass dies die beste und einzige Möglichkeit ist und ein Plan zur vorausschauenden und konsequenten Behandlung der Wechseljahre vorliegt, insbesondere dann, wenn Ihnen eine elektive Ovarektomie (Entfernung der gesunden Eierstöcke) im Rahmen einer Hysterektomie (Entfernung der Gebärmutter) als rein präventiver Eingriff angeboten wird.

Diese Vorgehensweise ist überholt, da wir heute wissen, dass der gesundheitliche Nutzen des Erhalts der Eierstöcke in den meisten Fällen das Risiko eines möglichen Eierstockkrebses bei Weitem überwiegt. Selbstverständlich ist jeder Patientinnenfall einzigartig, und deshalb sollten Sie gezielt nachfragen: Wiegen die Vorteile einer Entfernung meiner Eierstöcke die Risiken auf? Steht Ihr Leben auf dem Spiel, beantwortet sich die Frage natürlich von selbst. Aber in anderen Fällen ist die Situation vielleicht etwas differenzierter, und Sie sollten sorgfältig alle Optionen abwägen, bevor Sie einer bilateralen Ovarektomie zustimmen.

Falls Sie sich einer bilateralen Ovarektomie unterzogen haben oder feststellen, dass eine solche vor der Menopause erforderlich ist, sollten Sie unbedingt mit Ihrer Ärztin oder Ihrem Arzt über die Möglichkeit einer Hormonersatztherapie sprechen. Es ist erwiesen, dass durch diese das erhöhte Risiko für Herz-Kreislauf-Erkrankungen bei Frauen mit einer prämenopausalen bilateralen Ovarektomie beseitigt werden kann. Vermutlich wird dadurch die Atherosklerose verlangsamt, die sich durch den plötzlichen Östrogenverlust nach der Entfernung der Eierstöcke beschleunigt. Aus der Forschung ist auch bekannt, dass die MHT, wenn sie innerhalb der ersten fünf Jahre nach der Menopause begonnen und mindestens zehn Jahre lang angewendet wird, den Abbau der kognitiven Fähigkeiten bremst (mehr dazu in Kapitel 6).

Chemisch induzierte Menopause

Durch Chemotherapie, Strahlentherapie oder Hormonsuppression kann eine chemisch induzierte Menopause hervorgerufen werden. Abhängig von verschiedenen Faktoren, wie dem Alter, der Intensität und Dauer der Behandlung und/oder der Art der verwendeten Medikamente, kann diese Art der Menopause vorübergehend oder dauerhaft sein.

Auch hier ist es wichtig, dass Sie mit Ihrer Ärztin oder Ihrem Arzt besprechen, ob eine MHT und andere aktive alternative Behandlungen zur Vorbeugung des urogenitalen Syndroms der Wechseljahre (eine ganze Reihe von Symptomen und körperlichen Veränderungen im Urogenitaltrakt, die bei vielen Frauen während und nach den Wechseljahren auftreten) und der Osteoporose infrage kommen und welche Optionen Ihnen für die symptomatische Behandlung von Hitzewallungen, nächtlichen

Schweißausbrüchen und Schlafstörungen zur Verfügung stehen. Wir werden diese Themen im »Werkzeugkasten« behandeln.

Prämature (vorzeitige) Ovarialinsuffizienz (POI)

Eine prämature Ovarialinsuffizienz liegt vor, wenn die Eierstöcke vor dem 40. Lebensjahr den Dienst quittieren. Diese Erkrankung wird auch als spontane oder idiopathische POI oder vorzeitiges Eierstockversagen bezeichnet. Insuffizienz ist jedoch zutreffender, denn bei einer POI produziert der Körper zeitweise Östrogen, und es kommt zum Eisprung, es handelt sich somit genau genommen nicht um ein »Versagen«. Verursacht wird eine POI durch eine Erschöpfung der Follikel oder eine Funktionsstörung, und sie ruft die gleichen Symptome hervor wie die Wechseljahre, also auch Hitzewallungen und nächtliche Schweißausbrüche, schmerzhaften Sex, Schlaflosigkeit, Stimmungsschwankungen und Melancholie. Von POI Betroffene leiden oft unter starken emotionalen und psychologischen Symptomen, da diese häufig mit dem Schock einhergehen, vor dem 40. Lebensjahr mit einer chronischen Störung der Reproduktions- und Hormonfunktion fertig werden zu müssen. Besonders ausgeprägt sind diese Gefühle bei Frauen, die eine POI-Diagnose erhalten, nachdem sie sich bemüht haben, schwanger zu werden.

Es gibt immer noch großen Forschungsbedarf, um die Ursachen für das vorzeitige Versiegen der Follikel zu ergründen, aber nach derzeitigem Wissensstand ist POI möglicherweise erblich bedingt. Außerdem kann sie ausgelöst werden durch:

- Chemotherapie und Strahlentherapie
- Autoimmunkrankheiten wie Schilddrüsenerkrankungen, die Addison-Krankheit und rheumatoide Arthritis
- genetische Störungen wie das Turner-Syndrom oder das Fragile-X-Syndrom

- eine geringere Anzahl von Follikeln von Geburt an
- Stoffwechselstörungen
- Exposition gegenüber Giftstoffen, wie Zigarettenrauch, Chemikalien oder Pestiziden

Tatsache ist, dass die POI bereits in jungen Jahren zu einem Mangel an Östrogen und seinen schützenden Wirkungen führt. Dies wiederum erhöht das Risiko für Herzkrankheiten, Osteoporose und kognitiven Abbau. Betroffene Frauen benötigen unbedingt engagierte und proaktive ärztliche Unterstützung, um den erheblichen Gesundheitsrisiken mit einem durchdachten Therapieplan begegnen zu können. Ein geeigneter Plan umfasst:

- Eine Hormonersatztherapie, sofern die Patientin dafür infrage kommt.
- Konsequente körperliche Betätigung, vorzugsweise Krafttraining, um dem Muskelabbau entgegenzuwirken, einer bekannten Folge von POI.
- Psychologische Unterstützung, das heißt, eine Überweisung an eine auf Sterilität und Fragen der reproduktiven Gesundheit spezialisierte therapeutische Fachkraft.
- Soziale Unterstützung durch Selbsthilfegruppen oder Online-Selbsthilfegruppen.
- Gegebenenfalls Rücksprache mit einer Kinderwunschpraxis, um die Möglichkeiten einer Schwangerschaft zu erörtern, unter anderem auch durch Inanspruchnahme einer Eizellenspende, die allerdings in Deutschland bislang verboten ist.

Sollten Ihre Eierstöcke vorzeitig versagen, dürfen Sie nicht vergessen, dass uns wesentlich mehr ausmacht als nur unsere Eierstöcke und die Hormone, die sie produzieren. Ihnen steht genauso viel Vorsorge und vorausschauende Beratung zu wie jeder anderen Frau auch.

Die Wechseljahre im Überblick

Jede Person, die als biologische Frau geboren wurde, wird eines Tages in die Wechseljahre kommen. Auch wenn unsere Wege noch so unterschiedlich aussehen, sollte sich dabei niemand jemals verloren fühlen. Ich würde mich freuen, wenn das Wissen über die Übergangsphasen und die Faktoren, die den zeitlichen Ablauf Ihrer eigenen Reise beeinflussen, Ihnen diesen Weg erhellen und Orientierung bieten.

Kapitel 6

Was in den Wechseljahren in Ihrem Körper vor sich geht

Die ersten Wechseljahresbeschwerden traten bei mir im Alter von 52 Jahren auf, und mit 55 Jahren blieb meine Menstruation aus. Aber diese drei Jahre waren furchtbar. Ich hatte so starke Symptome, dass ich mich an Kardiologen, Rheumatologen, Gynäkologen und Urologen wandte. Mein Hausarzt wollte mir ein Antidepressivum verschreiben und hatte offensichtlich keine Ahnung von den Wechseljahren. Schließlich ließ ich mich von einer auf die Wechseljahre spezialisierten Ärztin behandeln und begann eine Hormonersatztherapie, genauer gesagt bekam ich ein Östradiolpflaster und orales Progesteron. Das war die Rettung. Schon nach einer Woche hatte ich keine Hitzewallungen, nächtlichen Schweißausbrüche, Herzklopfen oder Gelenkschmerzen mehr, meine Stimmungsschwankungen wurden besser, ich war weniger müde und hatte mehr Energie, und meine Schlaflosigkeit war verschwunden. Die Lebensqualität hat sich dadurch um tausend Prozent verbessert. Alle Frauen verdienen es, zu erfahren, was der Östrogenmangel mit ihrem Körper anstellt. Wenn es fehlt, beeinträchtigt das die Gesundheit.

– Karen M.

Das Thema Wechseljahre löst viele unterschiedliche Gefühle aus. Manche Frauen freuen sich darauf, nie wieder ihre Tage zu haben – keine Binden, Tampons, PMS sowie Krämpfe mehr, und das Risiko einer Schwangerschaft fällt auch weg! Andere empfinden das genaue Gegenteil, sie betrauern den Verlust ihrer fruchtbaren Jahre, nehmen das eindeutige Anzeichen des Alterns verdrossen wahr und sehnen sich zurück in ein jüngeres Leben. Und dann gibt es noch diejenigen, die eher zwiespältig sind. Sie wissen, wen ich meine. Das sind dann diejenigen, die viel zu oft betonen: »Jetzt ist es halt so, wie es ist!«

Ich sage es nur ungern, aber diese Freundin, über die Sie immer die Augen verdrehen oder mit den Zähnen knirschen, hat recht: Es ist tatsächlich, wie es ist. Unser Körper ist vergänglich, und das gilt auch für die fruchtbaren Jahre; gegen diese Wahrheit anzukämpfen ist zwecklos. Nicht zwecklos hingegen ist es, die Veränderungen im Körper während der Perimenopause und der Menopause zu verstehen und dann Maßnahmen zu ergreifen und sich Gewohnheiten anzueignen, die Ihnen helfen, sich zu schützen und womöglich trotz dieser Veränderungen länger zu leben.

Um die notwendige Unterstützung zu erhalten, braucht man nicht alles über die Wechseljahre zu wissen. Allerdings ist es hilfreich, die der Menopause vorausgehenden Veränderungen im Hormonhaushalt und die erheblichen Auswirkungen, die diese Veränderungen auf den Körper haben können, halbwegs genau nachvollziehen zu können. Manche Mediziner machen sich die Komplexität des Themas und den allgemeinen Mangel an Wissen zunutze, um beschriebene Beschwerden schnell unter den Teppich zu kehren, ohne mögliche Lösungen anzubieten.

Es gibt unzählige Geschichten von Patientinnen, die im Grunde die gleiche Erfahrung gemacht haben, nämlich ungefähr diese: Sie wenden sich mit neu aufgetretenen, beunruhigenden Symptomen, die höchstwahrscheinlich auf die Perimenopause zurückzuführen sind, an Ihre Gynäkologin oder Ihren Gynäkologen. Während Ihrer gesamten fruchtbaren Jahre hat sich diese Ärztin oder dieser Arzt hervorragend um Sie gekümmert, Pap-Abstriche durchgeführt, Ihnen Verhütungsmittel verschrieben, Sie vielleicht durch Schwangerschaft und Geburt begleitet und unter Umständen die eine oder andere Operation durchgeführt.

Doch die Symptome, wegen derer Sie dieses Mal in die Praxis gekommen sind, werden nicht mit der gleichen Sorgfalt behandelt. Stattdessen lässt man Sie ein bisschen auflaufen, und es heißt, man könne Ihnen nicht helfen, Sie müssten nur tapfer durchhalten. Da Sie immer noch Symptome haben, suchen Sie nach einem Heilpraktiker, der freundlich ist und Ihnen zuhört, aber anstatt Ihre Perimenopause – die Ente, Sie wissen schon – zu diagnostizieren, wird Ihnen eine Nebennierenermüdung, ein Parasitenbefall, ein Vitaminmangel, eine subklinische Schilddrüsenerkrankung, eine »Verschlackung« oder sonst etwas diagnostiziert! Dann wird Ihnen eine Kur mit Nahrungsergänzungsmitteln oder ein »Entgiftungssystem« für einen mindestens dreistelligen Betrag im Monat verordnet, mit dem Ihr Hormonhaushalt wieder ins Gleichgewicht gebracht werden soll. Nun ist es ja nicht so, dass es Vitaminmangel und subklinische Schilddrüsenerkrankungen nicht gäbe, aber sie sind eben selten und werden in den meisten Fällen falsch diagnostiziert. Nachdem Sie also einen Haufen Geld ausgegeben haben und immer noch unter Symptomen leiden, fühlen Sie sich nur umso schlechter, weil es Ihnen nicht besser geht, und Sie reden sich ein, dass das alles wohl doch nur Einbildung ist.

Sollten Sie diese Erfahrung nicht gemacht haben, dann seien Sie dankbar! Leider passiert das außerordentlich häufig.

Wie also können wir dafür sorgen, dass Sie so etwas nicht oder zumindest nicht erneut erleben müssen? Wir können zusammenarbeiten, und ich für meinen Teil kann Ihnen helfen, Zugang zu wichtigen Informationen zu erhalten. Mit diesen Informationen bekommen Sie auf der Suche nach Antworten sozusagen schon einmal einen Fuß in die Tür, bevor Ihnen die nächste Ärztin oder ein neuer Arzt selbige vor der Nase zuschlägt. Mit dem hier Gelernten sind Sie in der Lage, für sich selbst einzutreten und eine fundierte Entscheidung zu treffen. Nutzen Sie das Wissen, das Sie hier erhalten, um sich zu behaupten, und sachkundig darüber zu entscheiden, was das Beste für Ihren Körper in den Wechseljahren ist.

Die Funktionsweise der Eierstöcke

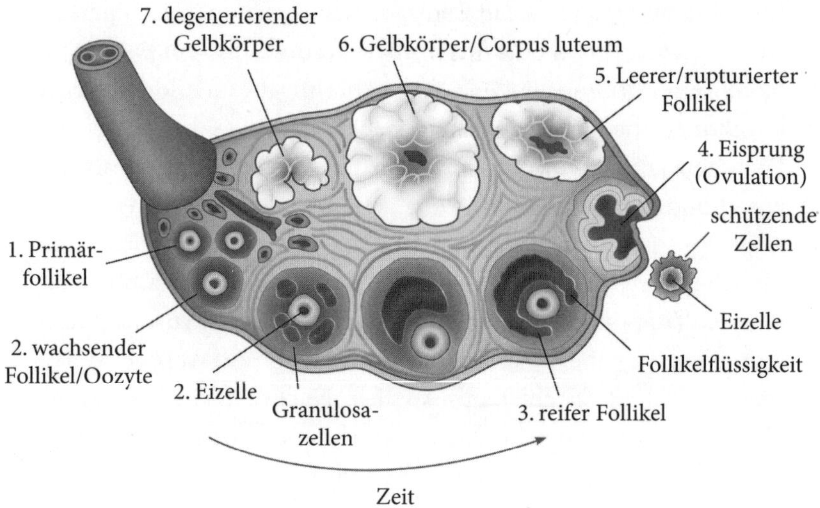

Die Eierstöcke

Die Eierstöcke sind mandelförmige Drüsen. Bei der Geburt sind zwei davon vorhanden, die bereits mit dem lebenslangen Vorrat an Eizellen, also unreifen Eiern, gefüllt sind. Dieser Vorrat beläuft sich normalerweise auf ein bis zwei Millionen Eizellen. Bei Erreichen der Pubertät ist er bereits auf etwa 300.000 bis 400.000 Eizellen geschrumpft. Die winzigen Eizellen ruhen in mit Flüssigkeit gefüllten Säcken, den Follikeln, bis sie während des Menstruationszyklus aktiviert und unter Umständen zum dominanten Follikel des Monats berufen werden.

Die Phasen des Menstruationszyklus

Ein Menstruationszyklus besteht aus vier Phasen, durch die sich der Körper jeden Monat auf eine eventuelle Schwangerschaft vorbereitet: die Menstruation, die Follikelphase, der Eisprung und die Lutealphase. Der ganze Prozess ist äußerst komplex. Wie bei einer Symphonie müssen viele verschiedene Beteiligte jede Note perfekt spielen, damit die Aufführung ein Erfolg wird (siehe Grafik unten). Wenn Sie verstehen, wie dieser Prozess in Ihren fruchtbaren Jahren abläuft, hilft Ihnen das, die Vorgänge in der Perimenopause und schließlich in den postreproduktiven Jahren besser nachzuvollziehen.

Hormonspiegel in der jeweiligen Phase des Menstruationszyklus

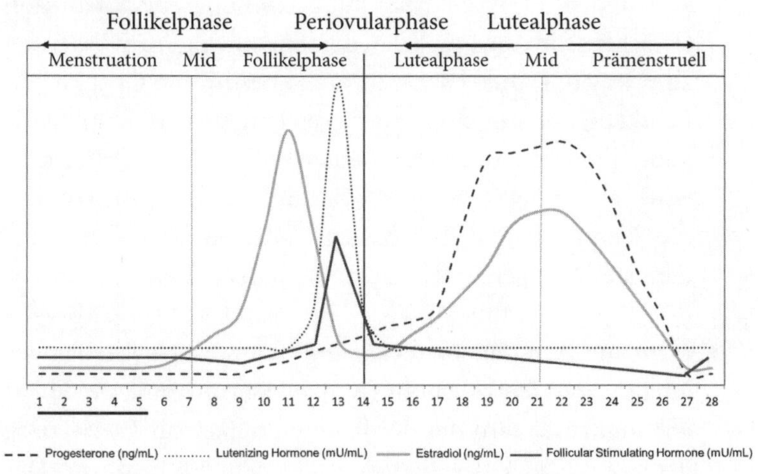

Legende:

Progesteron (ng/mL), Lutenisierendes Hormon (mU/mL), Östradiol (ng/mL), Follikelstimulierendes Hormon (mU/mL)

1. ***Die Menstruation (Tage 1–5):*** Der Menstruationszyklus beginnt mit der Menstruation, dem Vorgang, bei dem jeden Monat Gewebe, Blut und Gebärmutterschleim ausgeschieden werden. Die Menstruation ist ein Zeichen dafür, dass sich aus dem Eisprung des letzten Monats keine Schwangerschaft entwickelt hat. Da kein Bedarf an Östrogen und Progesteron zur Vorbereitung auf eine Schwangerschaft besteht, sinken die Werte in dieser ersten Phase entsprechend.

2. ***Follikelphase (Tage 6–14):*** Ab jetzt beginnt der Körper erneut damit, sich auf eine Schwangerschaft vorzubereiten. In den Eierstöcken wird Östrogen freigesetzt, um die Gebärmutterwand mit Schleim auszukleiden, der für eine Schwangerschaft benötigt wird. Dann schüttet die Hirnanhangdrüse (Hypophyse) follikelstimulierendes Hormon (FSH) aus, um die Follikel in den Eierstöcken zum Wachsen zu bringen. Dabei wächst nur eine bestimmte Gruppe von Follikeln, und nur einer aus dieser Gruppe wird zum dominanten Follikel, der sich zu einer reifen Eizelle entwickeln wird (außer bei Zwillingen). Besondere Zellen im Follikel, die Granulosa- und Thekazellen, fördern das Wachstum, indem sie Östrogen und Testosteron ausschütten.

3. ***Eisprung (um den 14. Zyklustag):*** Durch den Anstieg des luteinisierenden Hormons (LH), wiederum dank der Hirnanhangdrüse, wird der dominante Follikel zur Freisetzung der reifen Eizelle angeregt, dem sogenannten Eisprung. Der leere Follikel fällt dann in sich zusammen und bildet einen Gelbkörper (Corpus luteum). Diese temporäre Drüse produziert Östrogen und Progesteron und trägt somit zum Aufbau der Gebärmutterschleimhaut bei.

4. ***Lutealphase (Tage 15–28):*** Die reife Eizelle wandert durch einen der Eileiter zur Gebärmutter, wo sie möglicherweise von Spermien befruchtet wird. Falls die Eizelle befruchtet wird und sich in der klebrigen und verdickten Gebärmutterwand einnistet, wird die Frau schwanger. Geschieht dies nicht, lösen sich die Zellen des Gelbkörpers allmählich auf, und der Progesteron- und Östrogenspiegel sinkt, wodurch die Gebärmutterschleimhaut dünner wird. Bald darauf beginnt die Menstruationsphase von Neuem. Der Abfall der Hormone in diesem Zeitraum verursacht manchmal die typischen Symptome des prämenstruellen Syndroms (PMS).

Dieser ausgeklügelte, erstaunliche Rückkopplungsprozess hält etwa 30 bis 35 Jahre lang an, es sei denn, es kommt zu einer Schwangerschaft, oder der Zyklus wird durch eine Krankheit oder eine andere Störung unterbrochen.

Wie die Eierstöcke langsam herunterfahren

In dem Maße, wie wir chronologisch altern, altern wir auch in Bezug auf die Fruchtbarkeit. Mit jeder Menstruation und jedem Eisprung verliert der Körper nach und nach Follikel, und mit jedem neuen Jahr sinkt die Qualität der Eizellen. Auch die Funktionsfähigkeit der Eierstöcke lässt allmählich nach, was zu einer weniger zuverlässigen Hormonproduktion und einer schwächeren Reaktionsfähigkeit auf Hormonsignale führt. Dieser Funktionsrückgang hält an, verursacht Zyklusstörungen und führt zu Symptomen des Hormonentzugs. Diese Symptome kennzeichnen den Eintritt in die Wechseljahre, auch Perimenopause genannt, und können unregelmäßige Perioden, Hitzewallungen, verstärkte Angstzustände, Herzklopfen und anderes zur Folge haben.

Was dann passiert, lässt sich wie folgt zusammenfassen: Die Funktion der Eierstöcke nimmt weiter ab, die Störungen des Menstruationszyklus werden häufiger und länger, die Symptome verstärken sich unter Umständen, bis es schließlich zur Eierstockinsuffizienz kommt. Sobald diese eintritt, werden die regelmäßigen monatlichen Eisprünge und die daraus resultierende Produktion von Sexualhormonen für immer eingestellt. Und mit dem Ende der Eierstockfunktion ist die Menopause erreicht.

Natürlich ist das Ganze in der entschleunigten Version nicht halb so unkompliziert. Die hormonellen Vorgänge im Zusammenhang mit dem Einläuten des Ruhestands der Geschlechtsorgane sind sehr vielfältig. Aber ich denke, wenn Sie sich einen Überblick über das hormonelle Chaos verschaffen, hilft Ihnen das dabei, den Symptomen der Menopause ein wenig auf den Grund zu gehen. An diesem Flussdiagramm (auch wenn da eben gerade irgendwann nichts mehr fließt) lässt sich der Verlauf nachvollziehen:

- Sämtliche Hormonschwankungen treten auf, wenn die Eizellen in den Eierstöcken zur Neige gehen. Weniger Eizellen bedeuten weniger Follikelzellen, welche die Eizellen umgeben, und das wiederum führt zu einer geringeren Produktion von Östrogen, Progesteron und etwas Testosteron.
- Wenn in der Hirnregion, von der aus die Hormonproduktion gesteuert wird, dem Hypothalamus, ein niedrigerer Östrogenspiegel im Blut gemeldet wird, wird vermehrt Gonadotropin-Releasing-Hormon (GnRH) ausgeschüttet.
- Dieses Hormon wiederum regt die Hirnanhangdrüse an, mehr follikelstimulierendes Hormon (FSH) und luteinisierendes Hormon (LH) zu produzieren, um das Follikelwachstum und den Eisprung zu fördern.

- Bleiben dann die Östrogen- und Progesteronspiegel niedrig, wie es bei der nachlassenden Eierstockfunktion der Fall ist, steigen die FSH- und LH-Spiegel weiter an. (Das ist so ähnlich, wie wenn Sie dauernd bei jemandem anrufen und hoffen, dass er abnimmt: *Ich weiß, dass er da ist, warum geht er nicht ran?*)
- Der Organismus bemüht sich, einen Weg zu finden, um Östrogen zu produzieren, aber ihm gehen die Möglichkeiten aus. Es gibt immer weniger Follikel in den Eierstöcken, und die noch vorhandenen sprechen mit zunehmendem Alter immer weniger auf die stimulierenden Hormone an.
- Ein drastischer Abfall des Östrogenspiegels verursacht Hitzewallungen, ausbleibende Eisprünge und andere unberechenbare Symptome.

Die Wahrheit über »Östrogendominanz« und »Hormonungleichgewicht«

In der integrativen Medizin ist gelegentlich von Östrogendominanz oder *Hormonungleichgewicht* die Rede, um zu vereinfachen, was hinter einem unregelmäßigen Eisprung oder anderen Symptomen steckt. Diese Begriffe werden verwendet, weil Hormonschwankungen, auch solche während eines gesunden Menstruationszyklus, kompliziert sind und sich nicht leicht erklären lassen. Bedenken Sie jedoch Folgendes: Anders, als es die Bezeichnung vielleicht vermuten lässt, ist der Östrogenspiegel bei Ihnen nicht erhöht. Vielmehr fehlt das Gegengewicht in Form von Progesteron. Oder anders ausgedrückt: Im Verhältnis zum Progesteron ist die Östrogenproduktion hoch. Außerdem ist es wichtig zu wissen, dass die Begriffe Östrogendominanz und *Hormonungleichgewicht* nicht von allen Medizinerinnen und Medizinern benutzt oder akzeptiert werden. Für eine klinische Diagnose oder für die Erstellung eines Behandlungsplans sind sie oft zu vage, und sie geben keinen Hinweis auf die eigentliche Ursache des Problems.

Kämen Sie mit Symptomen in meine Praxis, die auf eine Hormonstörung oder ein hormonelles Ungleichgewicht hindeuten, so könnten auf der Liste möglicher Diagnosen ein polyzystisches Ovarialsyndrom (PCOS), Endometriose, eine Schilddrüsenerkrankung, die Wechseljahre und vieles mehr stehen. Zudem würde ich nach möglichen Ursachen wie der genetischen Veranlagung, Umweltfaktoren und Lebensweise sowie der Alterung der Geschlechtsorgane (falls es sich um die Menopause handelt) suchen. In jedem Fall würde ich eng mit Ihnen zusammenarbeiten, um zugrunde liegende medizinische Erkrankungen auszuschließen. Unter keinen Umständen würde ich Sie mit der Diagnose eines einfachen hormonellen Ungleichgewichts abspeisen.

Angesichts der ungeheuren Anzahl von Produkten und Dienstleistungen, die als Heilmittel für Hormonstörungen und Symptome wie Erschöpfung, Gewichtszunahme, Stimmungsschwankungen und eine geringe Libido angepriesen werden, ist das sicher verwirrend, das weiß ich. Tatsache ist, dass die meisten dieser Produkte keiner Regulierung unterliegen und sich die Versprechen und Behauptungen der Anbieter nicht durch medizinische Studien belegen lassen müssen. Die meisten, wenn nicht alle, sind wahrscheinlich unwirksam und teuer, außerdem besteht das Risiko, dass sie sogar gesundheitsschädlich sein könnten. Ich rate Ihnen, die Finger davon zu lassen und sich lieber einen auf die Wechseljahre spezialisierten Experten zu suchen, der Sie bei diesem Thema unterstützt.

Gesundheitsrisiken in den Wechseljahren

Wie bereits erwähnt, sind der Funktionsverlust der Eierstöcke und die damit verbundenen und möglicherweise unangenehmen Symptome (auf die wir in Teil 3 eingehen werden) zwar *natürlich*, aber nicht die einzigen »Nebenwirkungen« der Eierstockinsuffizienz, die Sie im Auge behalten sollten. Unabhängig davon, ob Sie Symptome haben oder nicht, steigt mit Beginn der Wechseljahre und dem absinkenden Östrogenspiegel das Risiko für eine ganze Reihe von gesundheitlichen Problemen und Krankheiten (und diese Faktoren kommen zu den möglicherweise bereits bestehenden Altersbeschwerden hinzu).

Die schützende Wirkung von Östrogen ist enorm. Wenn es in den Wechseljahren nachlässt, büßen wir einen großen Teil dieses Schutzes ein. Mit dem Wegfall von Östrogen gewinnen Stresshormone wie Cortisol und andere entzündungsfördernde Faktoren an Wirksamkeit und Zerstörungskraft – und zwar in einem solchen Ausmaß, dass einige Forschende die Menopause als ein »entzündliches Ereignis« bezeichnen. Mit diesem Ereignis wird ein innerlicher Prozess der chronischen systemischen Entzündung in Gang gesetzt, von dem viele Organsysteme betroffen sein können und der ein wesentlicher Faktor für die mit den Wechseljahren einhergehende Zunahme der Gesundheitsrisiken ist. Infolge der Wechseljahre steigt das Risiko für:

- Osteoporose
- koronare Herzkrankheit
- Insulinresistenz und Prädiabetes
- Neuroinflammation
- Zunahme von Viszeralfett
- Sarkopenie (Verlust von Muskelmasse)

Wenn ich betone, wie wichtig es ist, das Thema Hormonersatztherapie mit Ihrer Ärztin oder Ihrem Arzt zu besprechen, denke ich in erster Linie an diese Liste ernster Probleme. Bei diesen Krankheitsbildern wirkt eine Östrogenersatztherapie unter Umständen schon vorbeugend. Gut möglich, dass Sie eine MHT hauptsächlich in Erwägung ziehen, um die Symptome in den Griff zu bekommen, doch sollten die weiterreichenden Auswirkungen auf die Gesundheit ein ebenso guter, wenn nicht sogar noch besserer Grund sein herauszufinden, ob Sie dafür infrage kommen.

Schauen wir uns jede dieser Erkrankungen einmal genauer an.

Osteoporose

Osteoporose ist eine fortschreitende Knochenkrankheit, die sich in brüchigen, schwachen Knochen äußert.

Im Laufe der Zeit nehmen Knochenstärke und -masse auf natürliche Weise ab. In jungen Jahren bemüht sich der Körper jedoch nach Kräften, dem Abbau entgegenzuwirken, indem er die Stärke der Knochen erneuert und ihre Masse erhält. Mit zunehmendem Alter geht diese Erneuerung langsamer vonstatten, der Abbau jedoch nicht, und so kann sich irgendwann Osteoporose entwickeln, vor allem, wenn noch andere Risikofaktoren vorhanden sind. Durch Osteoporose steigt die Anfälligkeit für Knochenbrüche und Frakturen an Hüfte, Wirbelsäule oder Handgelenk. Wenn man jung ist, sind derartige Verletzungen unangenehm, im Alter dagegen sind sie oft schwerwiegend und gefährlich. Besonders besorgniserregend sind Hüftfrakturen: Laut einer im *Journal of Internal Medicine* veröffentlichten Studie verstirbt einer von drei Erwachsenen im Alter von 65 Jahren und älter innerhalb von zwölf Monaten nach einer Hüftfraktur.

Bei Frauen ist die Wahrscheinlichkeit, an Osteoporose zu erkranken, viermal so hoch wie bei Männern, wobei die Hauptursache der Verlust von Östrogen in den Wechseljahren ist. Das liegt daran, dass Östrogen die wichtige Aufgabe hat, den Knochenabbau zu verlangsamen. Im Knochengewebe befinden sich Östrogenrezeptoren, und diese benötigen Östrogen, um die Knochenbildung zu aktivieren und die Produktion anzukurbeln. Wenn unser Östrogenspiegel in den Wechseljahren sinkt, beschleunigt sich der osteoporotische Knochenabbau, und es kann zu einer Knochenschwäche kommen. Etwa 40 bis 50 Prozent der Frauen nach der Menopause erleiden im Laufe ihres Lebens eine osteoporosebedingte Fraktur. Zudem wurde in Studien ein Zusammenhang zwischen vasomotorischen Symptomen, wie Hitzewallungen und nächtlichen Schweißausbrüchen, und einer geringeren Knochenmineraldichte, Osteoporose und sogar Knochenbrüchen beobachtet.

Die Risiken kennen

Ihnen stehen mehrere Möglichkeiten zur Verfügung, um Osteoporose vorzubeugen oder sich im Fall, dass Sie an dieser schweren Knochenerkrankung leiden, zu schützen. Am wichtigsten ist es, sich auf Osteoporose untersuchen zu lassen, wenn in der Vergangenheit ein Bruch der Hüfte, der Wirbel, der Schulter, des Beckens oder des Handgelenks aufgetreten ist oder ein anderer Risikofaktor vorliegt. Zu den wichtigsten Risikofaktoren gehören eine zierliche Figur (BMI unter 20), frühe Wechseljahre, Rauchen und/oder starker Alkoholkonsum (definiert als zwei oder mehr alkoholische Getränke pro Tag), tägliche Einnahme von Kortikosteroiden, Schilddrüsenmedikamenten, Warfarin oder anderen immunsuppressiven Medikamenten, Adipositasoperationen und bestimmte chronische Erkrankungen wie Nierenversagen, rheumatoide Arthritis und Lebererkrankungen.

Die Werte kennen

Die gängigste Früherkennungsuntersuchung auf Osteoporose ist ein Knochendichte- oder DEXA-Screening. Die meisten Krankenkassen übernehmen diese Untersuchung, wenn von ärztlicher Seite eine medikamentöse Behandlung einer Osteoporose verordnet wird. Liegen bei Ihnen jedoch einer oder mehrere der oben genannten Risikofaktoren vor, haben Sie möglicherweise Anspruch auf eine frühere Untersuchung. Und selbst wenn Ihre Versicherung die Kosten nicht übernimmt, empfehle ich Ihnen dringend, die Untersuchung durchführen zu lassen und aus eigener Tasche zu bezahlen (die Kosten liegen zwischen 50 und 70 Euro). (Ein zusätzlicher Bonus für einen DEXA-Scan: Auch die Muskelmasse und das Viszeralfett werden erfasst; siehe Abschnitt über die Zunahme von Viszeralfett auf Seite 124.) Je früher eine verminderte Knochendichte bei Ihnen entdeckt wird, desto besser, denn dann können Sie aktiv Maßnahmen ergreifen, um den Knochenabbau zu verlangsamen und sich vor Knochenbrüchen zu schützen. Die Folgen eines Knochenbruchs können so einschneidend sein, dass Sie sich wirklich davor schützen sollten.

Wie die MHT helfen kann

In meinem »Werkzeugkasten« gehe ich näher auf präventive und therapeutische Behandlungsmethoden für Osteoporose ein. Es sei jedoch darauf hingewiesen, dass eine Hormonersatztherapie in den Wechseljahren erwiesenermaßen zur Gesundheit der Knochen beitragen kann. In einer 2021 veröffentlichten Studie wird beschrieben, dass durch eine Östrogentherapie der Knochenschwund verhindert und das Frakturrisiko um 20 bis 40 Prozent gesenkt werden kann. Die Schutzwirkung scheint am größten zu sein, wenn die Therapie innerhalb der ersten zehn Jahre nach der Menopause begonnen wird. Weiterhin dürfte auch eine Testosterontherapie sinnvoll sein, da der Serumtestosteronspiegel bei Frauen in der Perimenopause und in den frühen Wechseljahren in einem positiven Zusammenhang mit der Knochenmineraldichte steht (in diesem Bereich besteht noch erheblicher Forschungsbedarf). Im folgenden Kapitel erkläre ich Ihnen, wie Sie feststellen können, ob Sie für eine MHT infrage kommen und was Sie für ein Beratungsgespräch mit Ihrer Ärztin oder Ihrem Arzt parat haben sollten.

Koronare Herzkrankheit (KHK)

Die koronare Herzkrankheit ist eine ganz bestimmte Ausprägung von Herz-Kreislauf-Erkrankungen. Sie tritt auf, wenn sich in den Arterien Plaque aus Cholesterin und Fetten ansammelt, wodurch der Durchfluss von sauerstoffreichem Blut zum Herzen gehemmt wird. Die verminderte Durchblutung beeinträchtigt die Herzfunktion und erhöht das Risiko für Blutgerinnsel und einen Herzinfarkt.

Die koronare Herzkrankheit ist die häufigste Todesursache bei Frauen. Das Erkrankungsrisiko steigt um das fünfundfünfzigste Lebensjahr herum, also in dem Alter, in dem die meisten Frauen bereits in der Postmenopause sind oder kurz davor stehen. Diese Überschneidung von erhöhtem Risiko und zeitlicher Nähe zur Menopause ist kein Zufall, da in den Wechseljahren bekanntermaßen das Gesamtcholesterin, das LDL und die Triglyceride ansteigen, also die bekannten Risikofaktoren für Herzerkrankungen. (Falls Sie sich über den sprunghaften Anstieg Ihres Cholesterinspiegels in den Wechseljahren gewundert haben sollten: Sie sind nicht allein!)

Außerdem gibt es in den Wechseljahren zahlreiche besorgniserregende Veränderungen im Zusammenhang mit dem sinkenden Östrogen- und Progesteronspiegel, die sich negativ auf die Funktion Ihrer Blutgefäße auswirken. Bei einem Rückgang von Östrogen und Progesteron verengen sich die Blutgefäße stärker; die Leber bildet vermehrt für die Blutgerinnung zuständige Proteine, wodurch die Gefahr von Blutgerinnseln steigt; und die Endothelzellen, mit denen die Blutgefäße ausgekleidet sind, produzieren weniger Hormone, die das Gefäßsystem entspannen und einen reibungslosen Blutfluss ermöglichen könnten. Das Zusammenwirken dieser Faktoren stellt eine ernsthafte Bedrohung für die Herzgesundheit dar.

Die Risiken kennen

Ein erhöhtes Risiko für eine koronare Herzkrankheit liegt möglicherweise bei Ihnen vor, wenn Sie

- eine familiäre Vorgeschichte in puncto Herzkrankheiten haben
- einen hohen Cholesterinspiegel, Diabetes oder Bluthochdruck haben
- derzeit rauchen oder früher geraucht haben oder über einen längeren Zeitraum dem Passivrauchen ausgesetzt waren
- über einen längeren Zeitraum Luftverschmutzung oder anderen Umweltgiften ausgesetzt waren
- übergewichtig oder fettleibig sind
- körperlich inaktiv sind

Auch die Wechseljahre werden mit einem erhöhten Risiko in Verbindung gebracht. Wer etwa vor dem fünfundvierzigsten Lebensjahr in die Wechseljahre gekommen ist, hat ein deutlich höheres Risiko, eine Herzerkrankung zu entwickeln, als Frauen, die erst mit 45 Jahren oder später in die Wechseljahre gekommen sind. Außerdem ist das Risiko höher, wenn die Menopause chirurgisch herbeigeführt wurde oder schwere menopausenbedingte Symptome wie Hitzewallungen und nächtliche Schweißausbrüche auftreten.

Die Werte kennen

Das Besorgniserregende an der koronaren Herzkrankheit ist, dass sie (1) oft keine Symptome verursacht, bis es zu einem Riss kommt oder der Blutfluss blockiert wird, und dass es (2) keine *besonders guten* Screening-Untersuchungen gibt. Das soll nicht heißen, dass es überhaupt keine Vorsorgeuntersuchungen gäbe: Bei einer jährlichen Vorsorgeuntersuchung werden unter anderem der Blutdruck, das Gewicht und der Cholesterinspiegel überprüft. Kritische Werte in diesen Bereichen können das Risiko einer Herzerkrankung erhöhen.

Solche Kontrollen sind jedoch keine guten Screening-Tests, da sich daraus kein detailliertes Bild der Vorgänge in den Arterien ableiten lässt. Besser ist ein koronarer Kalzium-Score-Test. Dabei handelt es sich um einen CT-Scan, mit dem der Grad der Kalzium- oder Plaqueablagerungen in den Herzkranzgefäßen untersucht werden kann. Ein solcher Test gibt Aufschluss über das Vorhandensein oder das Risiko einer koronaren Herzkrankheit.

Sollten Sie über 40 sein, erstmals eine MHT-Behandlung in Erwägung ziehen und signifikant erhöhte Risikofaktoren für eine koronare Herzkrankheit aufweisen, halte ich es für wichtig, vor der Einnahme eines Medikaments einen koronaren Kalzium-Score-Test durchführen zu lassen. Sollte Ihre Versicherung die Kosten nicht übernehmen, empfehle ich Ihnen, den Test aus eigener Tasche zu bezahlen.

Wie die MHT helfen kann

Es ist erwiesen, dass eine Hormonersatztherapie bei Frauen, die jünger als 60 Jahre sind und sich in der Menopause oder kurz davor befinden (jedenfalls nicht mehr als zehn Jahre danach), das Risiko von Herz-Kreislauf-Erkrankungen und Sterblichkeit jeglicher Ursache deutlich verringert. Wird die MHT hingegen erst zehn Jahre nach der Menopause oder später begonnen, besteht ein erhöhtes Risiko für Herz-Kreislauf-Erkrankungen, und dieses Risiko steigt sogar noch weiter an, wenn bereits mehr als 20 Jahre vergangen sind. Diese bemerkenswerte Divergenz fällt unter die Timing-Hypothese, der zufolge der Beginn der Hormontherapie den entscheidenden Unterschied ausmacht (mehr dazu auf

Seite 55 in Kapitel 3). Die wichtigste Erkenntnis ist, dass bei zahlreichen Krankheiten, vor allem aber bei Herz-Kreislauf-Erkrankungen, die MHT präventiv eingesetzt am besten wirkt.

Insulinresistenz

Das Hormon Insulin wird von der Bauchspeicheldrüse produziert und sorgt dafür, dass die Nahrung von den Zellen als Brennstoff verwertet wird. Für den Stoffwechsel ist es nahezu unverzichtbar, es hält im Grunde den Motor Ihres Körpers am Laufen. In Bestform sieht der Stoffwechsel in etwa so aus:

- Sie nehmen Nahrung zu sich, die von Ihrem Magen und Dünndarm in Glukose (Blutzucker) umgewandelt wird.
- Ihre Bauchspeicheldrüse schüttet Insulin aus, um Ihren Zellen zu signalisieren, dass sie diese Glukose als Brennstoff verwenden sollen.
- Das Signal kommt bei Ihren Zellen an. Sie lassen die Glukose einströmen, sodass die Glukose verwertet und zugleich aus der Blutbahn entfernt wird.
- Anschließend stellt Ihre Bauchspeicheldrüse die Insulinproduktion ein, bis Sie das nächste Mal etwas essen oder trinken.

Dieser gesamte Prozess kann durcheinandergebracht werden, wenn die Zellen weniger empfindlich auf Insulin reagieren, wie es bei einer Insulinresistenz der Fall ist, wodurch der Blutzuckerspiegel ansteigt. Bleibt der Blutzuckerspiegel über einen längeren Zeitraum hinweg hoch, führt dies unter Umständen zu einer chronischen Entzündung niedrigen Grades.

Ich sage gerne, dass eine Insulinresistenz nur die erste Station auf einer ganzen Eisenbahnstrecke metabolischer Störungen ist, weshalb wir sie ernst nehmen müssen. Bleibt die Insulinresistenz unkontrolliert, besteht die Gefahr, einen Prädiabetes und später einen Diabetes Typ 2 zu entwickeln. Eine Insulinresistenz bildet auch quasi das Einfallstor zum metabolischen Syndrom, einer ganzen Anzahl von Erkrankungen, die nicht nur das Risiko für Diabetes Typ 2, sondern auch für koronare Herzkrankheiten und Schlaganfälle deutlich erhöhen. Das metabolische Syndrom umfasst unter anderem einen erhöhten Blutzuckerspiegel, erhöhte Triglyceride, einen niedrigen HDL-Cholesterinspiegel und hohen Blutdruck.

Da der Östrogenspiegel in den Wechseljahren sinkt, steigt die Gefahr, eine Insulinresistenz zu entwickeln. Im Glukosestoffwechsel kommt Östrogen eine wichtige Funktion zu, und sein Fehlen kann zu Stoffwechselstörungen beitragen. Die Wahrscheinlichkeit einer Insulinresistenz aufgrund des Östrogenrückgangs ist altersunabhängig, das heißt, auch jüngere Frauen, die früh in die Wechseljahre kommen, können ein Risiko für die Entwicklung einer Insulinresistenz haben.

Sie werden es nicht glauben, aber meiner Meinung nach stellt die Insulinresistenz eine einzigartige Gelegenheit zur Stoffwechselkorrektur dar. An diesem »Bahnhof« ist es nämlich viel einfacher, die Insulinsensitivität wiederherzustellen, also bevor sich die schwerwiegenderen Erkrankungen wie Prädiabetes und Diabetes Typ 2 entwickeln.

Die Risiken kennen

Die wichtigsten Risikofaktoren für die Entwicklung einer Insulinresistenz sind Bauchfett (Viszeralfett) und körperliche Inaktivität. Ein erhöhtes Risiko besteht außerdem bei einem polyzystischen Ovarialsyndrom (PCOS), Schlafapnoe oder einer Fettlebererkrankung. Auch einige Medikamente, etwa bestimmte Blutdruckmedikamente, Steroide und Mittel zur Behandlung von psychiatrischen Erkrankungen oder HIV, begünstigen die Entstehung einer Insulinresistenz. Erkrankungen wie das Cushing-Syndrom und eine Schilddrüsenunterfunktion können ebenfalls zu einem erhöhten Risiko beitragen.

Die Werte kennen

Eine Insulinresistenz lässt sich aus einem normalen Blutbild nicht ablesen, und die ersten Anzeichen sind unter Umständen nicht sofort erkennbar. Hat Ihre Bauchspeicheldrüse jedoch einen Punkt erreicht, an dem sie als Reaktion auf die Insulinresistenz mehr Insulin ausschütten muss, und der Insulinspiegel bleibt hoch, kommt es möglicherweise zu hohen Triglyceriden und Bluthochdruck. Liegt eines dieser Merkmale und/oder ein niedriger HDL-Cholesterinspiegel vor, dann weisen Sie eines oder mehrere Merkmale des metabolischen Syndroms auf, und ein hoher Insulinspiegel ist wahrscheinlich. In diesem Fall sollten Sie unbedingt Ihre Blutzuckerwerte überprüfen lassen. Bei allen Patientinnen in meiner Praxis untersuche ich den Nüchternblutzucker und den Hämoglobin-A1C-Wert. Wenn bestimmte Risikofaktoren vorliegen, teste ich das Nüchterninsulin und ermittle den HOMA-Index und mache davon ausgehend weiter. Mit dem »Homeostasis Model Assessment«, auch HOMA-Index genannt, wird mittels Gleichungen die Glukose-Insulin-Homöostase berechnet. Sollten Sie den Verdacht haben, bei Ihnen könnte eine Insulinresistenz vorliegen, rate ich Ihnen, aktiv zu werden und Ihre Ärztin oder Ihren Arzt zu bitten, eine solche Untersuchung durchzuführen.

Wie die MHT helfen kann

Auch wenn sich die Forschung auf diesem Gebiet noch im Aufbau befindet, so haben doch aktuelle Studien gezeigt, dass eine Östrogentherapie bei Frauen nach der Menopause schützend gegen Insulinresistenz wirken kann. Zudem wurde festgestellt, dass bei Frauen, die sich einer Hormontherapie unterziehen, das Auftreten von Diabetes Typ 2 um 20 Prozent geringer ist als bei Frauen, die dies nicht tun. Meiner Meinung jedoch bedarf es noch weiterer Forschung, bevor die MHT in großem Umfang zur Verringerung der Insulinresistenz und anderer Stoffwechselstörungen eingesetzt werden kann. Bis es so weit ist, ist es ungemein wichtig, das Risiko einer Insulinresistenz durch Anpassungen der Lebensweise abzuwenden oder zu verringern. Bei meinen Patientinnen setze ich immer bei Ernährung und Bewegung an; auf die Einzelheiten dazu gehe ich in meinem »Werkzeugkasten« ein.

Neuroinflammation

Unter Neuroinflammation versteht man eine Entzündung, die im Gehirn oder Rückenmark auftritt und zu einer Schädigung der für die kognitiven Funktionen wichtigen Nervenzellen führen kann. Wenn eine Neuroinflammation chronisch wird, führen die immer wieder auftretenden Beschädigungen dazu, dass die Kommunikationskanäle des Gehirns gestört werden und sich möglicherweise Ablagerungen bilden, die mit Alzheimer in Verbindung gebracht werden.

Das Risiko, an Alzheimer zu erkranken, ist bei Frauen doppelt so hoch wie bei Männern. Lange Zeit wurde dies darauf zurückgeführt, dass Frauen länger leben als Männer und das Alzheimerrisiko eben mit zunehmendem Alter steigt. Doch im Rahmen jüngster Studien wurde ein weiterer Faktor entdeckt: die tiefgreifenden hormonellen Veränderungen in den Wechseljahren. Diese Veränderungen, insbesondere der Östrogenabfall, können die Neuroinflammation verstärken. Laut der Neurowissenschaftlerin Dr. Lisa Mosconi, Leiterin der Women's Brain Initiative und des Alzheimer-Präventionsprogramms am Weill Cornell Medicine / New York Presbyterian Hospital, beschleunigen sie den Alterungsprozess im weiblichen Gehirn. Dieser Alterungsprozess könnte mit einem erhöhten Alzheimerrisiko einhergehen, wenn Frauen in die Wechseljahre kommen.

Möglicherweise ist der Östrogenrückgang auch der Grund dafür, dass Frauen überproportional häufig von anderen kognitiven Krankheiten und Störungen betroffen sind, wie Multiple Sklerose (eine Autoimmunerkrankung, die das Gehirn und das Rückenmark angreift), Migräne und schwere Depressionen.

Die Risiken kennen

Ein erhöhtes Risiko für eine Neuroinflammation besteht, wenn Sie unter Bluthochdruck, hohem Cholesterinspiegel, Herzerkrankungen und/oder Diabetes Typ 2 leiden. Diese Erkrankungen begünstigen Entzündungen und können sich unmittelbar auf die Gesundheit Ihres Herzens und Ihrer Blutgefäße auswirken, die für den Transport des lebenswichtigen Sauerstoffs zu Ihrem Gehirn verantwortlich sind.

Das Risiko, an Alzheimer zu erkranken, steigt mit zunehmendem Alter und wenn bei einem Elternteil oder Geschwisterteil die Krankheit diagnostiziert wurde.

Die Werte kennen

Ein Anstieg der Entzündungswerte, und zwar auch im Gehirn, tritt bei fast allen Frauen in den Wechseljahren auf. Dies ist eine unvermeidliche Folge des Rückgangs des Östrogens, das, wie bereits erwähnt, eine entscheidende Rolle bei der Regulierung von Entzündungen spielt. Auch für die Steuerung bestimmter neurologischer Funktionen ist Östrogen unerlässlich. Kein Wunder also, dass sich die Wechseljahre auf das klare Denken, Konzentrationsvermögen, Gelassenheit und andere Fähigkeiten und Verhaltensweisen im Zusammenhang mit dem Gehirn auswirken.

Leider gibt es keine zugelassenen oder aussagekräftigen Testverfahren zum Nachweis einer Neuroinflammation. Aber indem wir in den Wechseljahren besonders auf die Schwere der Symptome im Zusammenhang mit dem Gehirn achten, können wir unsere kognitive Reaktion auf den sinkenden Östrogenspiegel quasi unwissenschaftlich messen. Zu diesen Symptomen zählen beispielsweise Benommenheit (Brain Fog) und Vergesslichkeit sowie Angstzustände und Depressionen. Fast alle Frauen leiden unter solchen Symptomen, wenn auch in unterschiedlichem Ausmaß. »Das ist nicht verwunderlich, wenn man bedenkt, dass viele Wechseljahresbeschwerden wie Hitzewallungen, Depressionen, Angstzustände, Schlafstörungen und Benommenheit ihren Ursprung im Gehirn haben, nicht in den Eierstöcken«, erklärt Dr. Mosconi.

Meistens bessern sich die Symptome, wenn sich der Östrogenspiegel stabilisiert, und es stellt sich eine Art postmenopausaler Normalzustand ein (eine Rückkehr zum prämenopausalen Status quo ist äußerst unwahrscheinlich). Bei einigen Frauen kommt es jedoch zu einem fortschreitenden kognitiven Abbau, der schließlich zur Diagnose Demenz führen kann.

Falls bei Ihnen ein erhöhtes Risiko für Alzheimer oder andere kognitive Erkrankungen besteht, empfehle ich Ihnen dringend die Lektüre von *Das weibliche Gehirn* und *Das Gehirn in der Menopause* von Dr. Mosconi. Die Autorin ist eine ausgezeichnete Anlaufstelle für alle Fragen im Zusammenhang mit den Wechseljahren und der kognitiven Gesundheit.

Wie die MHT helfen kann

Eine umfassende Studie, wonach die MHT das Gehirn aller Frauen in oder kurz vor den Wechseljahren schützt, gibt es noch nicht. Einige Forschungsergebnisse deuten jedoch auf die Wirksamkeit für bestimmte Gruppen hin, für andere wiederum ist sie nicht empfehlenswert.

Wie in Kapitel 4 erwähnt, wurde in einer 2023 veröffentlichten Studie festgestellt, dass Trägerinnen des ApoE4-Gens, das mit einem höheren Risiko für die Entwicklung der Alzheimer-Krankheit verbunden ist, unter einer Hormonersatztherapie (im Vergleich zu Nichtanwenderinnen) eine verbesserte Gedächtnisleistung und ein größeres Volumen in den Hirnregionen zeigten.

Bei Frauen, die sich vor dem fünfzigsten Lebensjahr einer bilateralen Ovarektomie (Entfernung beider Eierstöcke) unterzogen haben, hat sich die Hormontherapie ebenfalls als signifikant neuroprotektiv erwiesen. Ein gewisser Schutz wurde auch bei Frauen festgestellt, die in der frühen Phase der Menopause, also meistens zwischen dem fünfzigsten und sechzigsten Lebensjahr, mit der MHT begannen. Dagegen wurde bei Frauen, die erst in der Spätphase der Wechseljahre, genauer gesagt zwischen 65 und 79 Jahren, damit begannen, ein erhöhtes Risiko für einen Abbau der kognitiven Fähigkeiten und Demenz festgestellt. Genau wie bei der Herzgesundheit ist also auch hier der Zeitpunkt der MHT ein wichtiger Faktor bei der Frage, ob sie für das Gehirn sicher und/oder wirksam ist.

Gewichtszunahme am Bauch – Viszeralfett

Bei den meisten Frauen, die sich der Menopause nähern oder sie bereits hinter sich haben, treten Veränderungen in der Körperzusammensetzung (Körperfettanteil zu Muskelmasse und Wasseranteil) auf. Diese Veränderungen werden durch die vorrangige Gewichtszunahme von viszeralem Fett, also Fett im inneren Bauchraum, hervorgerufen und fallen oft dadurch auf, dass die Lieblingskleidung immer enger und unbequemer wird oder der Körper ungewohnt wirkt (aus der Birnenform ist plötzlich ein Apfel geworden). Diese »Formveränderung« kann auch dann eintreten, wenn das Gewicht nicht wesentlich gestiegen ist.

Diese unerwünschte und oft unvorhergesehene Veränderung ist einer der Hauptgründe, warum sich Frauen an mich wenden. Oft kommen sie völlig verzweifelt zu mir und bemängeln, dass sie von medizinischer Seite, wenn überhaupt, nur den lapidaren Rat bekommen haben, mehr Sport zu treiben und weniger zu essen. Ich erkläre ihnen zunächst, dass eine wirksame Herangehensweise sehr viel konkreter ist, und ich weise auch auf die Gefahren hin, die entstehen, wenn man nichts gegen die Folgen vermehrten Viszeralfetts unternimmt. Um es klar zu sagen: Ich will nicht davon abraten, dass Sie die Veränderungen Ihres Körpers akzeptieren – Ihren Körper und alles, was er für Sie getan hat, sollten Sie auf jeden Fall und unbedingt wertschätzen! Aber das bedeutet nicht, dass Sie sich mit Veränderungen abfinden sollten, die ernsthafte gesundheitliche Folgen haben können. Schauen wir uns einmal an, wie sich eine Gewichtszunahme am Bauch auf Ihre Gesundheit auswirken kann.

Im Wesentlichen gibt es zwei Arten von Bauchfett. Da wäre zum einen das subkutane Fett, die Sorte, die eher an der Oberfläche sitzt und die man ertasten kann. Ganz gleich, wie Sie dazu stehen, aus gesundheitlicher Sicht ist diese Art Fett relativ harmlos, solange man nicht zu viel davon hat. Und dann gibt es noch das Viszeralfett. Dabei handelt es sich um eine Art Bauchfett, das sich tief im Bauchraum befindet, wo es sich um Magen, Leber und Darm legen und die Funktionsweise dieser und anderer benachbarter Organe negativ beeinflussen kann. Es gilt als schädliches und »aktives« Fett, weil es entzündungsfördernde Proteine freisetzt, die letztlich eine chronische Entzündung niedrigen Grades hervorrufen können.

Setzen die Fettzellen im Bauchraum schädliche und zerstörerische Proteine in den Körper frei, führt dies unter Umständen zu entzündetem Gewebe, verengten Blutgefäßen, höheren LDL-Cholesterinwerten und Insulinresistenz. Diese Faktoren gehen mit einem erhöhten Risiko für die Entwicklung von Atherosklerose (arterielle Plaque), kognitiven Beeinträchtigungen, Herz-Kreislauf-Erkrankungen und Diabetes Typ 2 einher.

Das Problem ist: Mit zunehmendem Alter und insbesondere mit dem Eintritt in die Wechseljahre neigen wir viel mehr dazu, Viszeralfett anzusetzen. Die Gründe dafür sind noch nicht genau geklärt, aber vermutlich liegt es an einem Zusammenspiel verschiedener Aspekte wie dem normalen Alterungsprozess, einer Umstellung der Ernährung und des Bewegungsverhaltens, einer Verschlechterung der Schlafqualität und, da Östrogen ein wichtiger Regulator für Fett ist, am Abfallen des Östrogenspiegels. Während der Wechseljahre sinkt der Östrogenspiegel, und die Art des Fettgewebes bei einer Gewichtszunahme verändert sich. Laut einer Studie liegt der Anteil des Viszeralfetts bei Frauen vor der Menopause bei 5 bis 8 Prozent, bei Frauen nach der Menopause dagegen bei 15 bis 20 Prozent. Bedenkt man den Zusammenhang zwischen Viszeralfett und Krankheiten, sollte uns dieser Prozentsatz aufhorchen lassen und uns zum Handeln anregen. In meinem »Werkzeugkasten« stelle ich Ihnen die wirksamsten Strategien vor, die ich gegen die Zunahme von Viszeralfett kenne.

Die Risiken kennen

Viszeralfett bildet sich im Laufe des Lebens durch übermäßige Kalorienzufuhr (im Verhältnis zu geringerer körperlicher Aktivität), Bewegungsmangel und anhaltenden Stress, der wiederum die Produktion von Cortisol erhöht, einem Stresshormon, das Fetteinlagerungen im Bauchbereich fördert. Außerdem liegt es auf der Hand, dass in der Lebensmitte der Östrogenabfall eine große Rolle dabei spielen kann.

Die Werte kennen

Viszeralfett lässt sich nicht in Zahlen auf der Waage ablesen, deshalb ist es so schwer zu ermitteln. Aber ganz ehrlich: Um herauszufinden, was bei mir Sache ist, brauche ich auch gar keine Waage. Meinen Patientinnen rate ich ebenfalls davon ab. Meiner Meinung nach haben wir viel zu lange die Zahlen auf der Waage oder den Kampf gegen Gewichtszunahme priorisiert; zumindest weiß ich, dass ich früher nur das im Blick hatte. Es war ein schönes Stück Arbeit, mir die Waage als Maßstab für Erfolge abzugewöhnen (mittlerweile konzentriere ich mich lieber darauf, wie muskulös ich bin – warum, erfahren Sie im nächsten Punkt).

Der einfachste und kostengünstigste Weg, um das Viszeralfett grob zu bestimmen, ist die Berechnung des Verhältnisses von Taille zu Hüfte. Dadurch können Sie den prozentualen Anteil des Viszeralfetts zwar nicht genau berechnen, bekommen aber ein Gefühl dafür, wie sich Ihr Körper als Reaktion auf den veränderten Hormonspiegel verändert. Um Ihren Taillen-Hüfte-Quotienten zu ermitteln, nehmen Sie zunächst ein Maßband zur Hand und dann:

- Messen Sie Ihren Taillenumfang, indem Sie an der schmalsten Stelle Ihrer Taille Maß nehmen. Normalerweise liegt diese knapp über Ihrem Bauchnabel.
- Messen Sie Ihren Hüftumfang, indem Sie den Umfang an der stärksten Stelle der Hüfte messen.
- Berechnen Sie Ihr Taille-Hüfte-Verhältnis, indem Sie den Taillenumfang durch Ihren Hüftumfang dividieren.
- Anhand dieser Tabelle können Sie feststellen, ob Sie einen Wert für bauchbetontes Übergewicht haben, der möglicherweise ein erhöhtes Gesundheitsrisiko darstellt:

GESUNDHEITSRISIKO	TAILLE-HÜFTE-VERHÄLTNIS (FRAUEN)
Gering	0,80 oder niedriger
Mäßig	0,81 - 0,85
Hoch	0,86 oder höher

Gegebenenfalls finden Sie auch eine Praxis oder einen spezialisierten Anbieter, der eine Messung Ihrer Körperzusammensetzung anbietet. Dies kann ein DEXA-Scan sein, der Knochendichte, Viszeralfett und Muskelmasse misst, oder der ähnliche InBody-Scan (mehr dazu im nächsten Abschnitt).

Wie die MHT helfen kann

Aus der Forschung zur Hormontherapie und ihrer Wirkung auf abdominale Adipositas liegen einige erfreuliche Ergebnisse vor. Es hat sich gezeigt, dass sie bei Frauen in der frühen Postmenopause effektiv zur Verringerung des Viszeralfetts und zur Verhinderung altersbedingter Gewichtszunahme beiträgt. Der Haken an der Sache ist, dass die positive Wirkung auf die Gewichtszunahme anscheinend verpufft, sobald die Hormone wieder abgesetzt werden, sodass dann andere Maßnahmen erforderlich werden.

Sarkopenie

Die zweite Veränderung der Körperzusammensetzung, die während der Wechseljahre auftritt und oft mit einer vermehrten Einlagerung von Viszeralfett einhergeht, ist der zunehmende Verlust an fettfreier Masse beziehungsweise Muskelgewebe, ein Prozess, der schließlich zu Sarkopenie führt. Bei Sarkopenie handelt es sich um einen altersbedingten, schleichenden Vorgang, der sich durch den Verlust von Skelettmuskelmasse, Kraft und Funktion auszeichnet. Oft führt er zu einer verminderten körperlichen Leistungsfähigkeit und einem erhöhten Sturz- und Frakturrisiko und beeinträchtigt die Lebensqualität insgesamt.

Während Sie sich der Menopause nähern beziehungsweise diese hinter sich lassen, verliert Ihr Muskelgewebe allmählich an Qualität und Stärke. Angetrieben wird dieser Prozess durch zunehmende Entzündungen (zum Teil aufgrund der Zunahme von Viszeralfett), Alterung, Insulinresistenz und den Verlust von Östrogen. Beim Erhalt des Muskelgewebes spielt Östrogen eine wichtige Rolle, ähnlich wie beim Knochenaufbau: Es hilft dem Muskelgewebe, sich zu regenerieren und wieder aufzubauen. Sinkt nun in den Wechseljahren der Östrogenspiegel, nimmt auch die Masse des Muskelgewebes ab. Der Muskelabbau führt unter Umständen zu einer verminderten Beweglichkeit und Kraft, einer Zunahme der Fettmasse und einer allgemein schlechteren Stoffwechselgesundheit. Außerdem steigt dadurch mit zunehmendem Alter auch die Gefahr von Stürzen und Knochenbrüchen.

Die Risiken kennen

Am häufigsten wird eine klinische Sarkopenie bei Menschen ab 65 Jahren diagnostiziert, der Muskelabbau setzt jedoch schon viel früher ein, etwa im Alter von 30 Jahren. Schätzungen zufolge verlieren wir nach dem dreißigsten Lebensjahr pro Jahrzehnt zwischen 3 bis 5 Prozent unserer Muskelmasse, nach der Menopause sogar bis zu 10 Prozent. Das Risiko, an Sarkopenie zu erkranken, nimmt nach der Menopause zu. Weitere Risikofaktoren sind Diabetes Typ 2, Rauchen, körperliche Inaktivität und Mangelernährung.

Die Werte kennen

Gegenwärtig gibt es keine gute Früherkennungsuntersuchung für Sarkopenie, die leider erst in einem ziemlich fortgeschrittenen Stadium diagnostiziert wird. Vermutet Ihre Ärztin oder Ihr Arzt bei Ihnen ein Sarkopenie-Risiko, überprüft sie oder er gegebenenfalls Ihre Griffkraft und Ihren Wadenumfang und ordnet schließlich eine Computertomografie zur Bestimmung Ihrer Muskelmasse an.

Darüber hinaus besteht vielleicht auch die Möglichkeit, eine Klinik, eine Fachärztin oder einen spezialisierten Arzt aufzusuchen, die eine Untersuchung zur Messung Ihrer Körperstruktur anbieten. Dies könnte beispielsweise ein DEXA-Scan sein, mit dem die Knochendichte, das Viszeralfett und die Muskelmasse untersucht werden können.

In meiner Praxis verwenden wir ein ähnliches Gerät, den InBody-Scan, um die Muskelmasse und das Risiko der Sarkopenie zu ermitteln. Meiner Meinung nach sollte man nicht warten, bis eine Sarkopenie oder auch nur das Risiko einer solchen diagnostiziert wird. Vielmehr sollte man sich darüber im Klaren sein, dass Muskelabbau im Alter unvermeidlich ist – je früher wir Maßnahmen zum Aufbau und Erhalt der Muskulatur ergreifen, desto besser.

Wie die MHT helfen kann

Es ist erwiesen, dass die MHT signifikante positive Auswirkungen auf Muskelmasse und -kraft hat. Insbesondere hat sich gezeigt, dass die Hormontherapie zu einem Anstieg der Östrogenrezeptoren in den Muskeln führt und die Kraft, die Kontraktion und die Beschaffenheit der Muskeln verbessert. Am stärksten ausgeprägt sind diese Vorteile bei Frauen, die kurz vor der Menopause mit der MHT beginnen. Auf weitere Strategien gegen den Verlust von Muskelmasse und -kraft in den Wechseljahren (und davor) gehe ich im »Werkzeugkasten« ein.

Gesundheitsrisiken, die wir nicht ignorieren dürfen

Sämtliche Veränderungen in den Wechseljahren nehmen ihren Anfang mit der nachlassenden Funktion der Eierstöcke und dem damit verbundenen Rückgang der Östrogenproduktion (und anderer wichtiger Hormone, wobei das Östrogen bei Weitem den größten Einfluss hat). Der Östrogenverlust kann zu zahlreichen Beschwerden führen, und deshalb ist es wichtig, herauszufinden, wie man zu einem besseren Wohlbefinden gelangen kann. Doch bei all der Aufmerksamkeit, die den Symptomen zuteilwird, möchte ich darauf hinwirken, dass wir die unbemerkten Veränderungen nicht aus den Augen verlieren, die sich ebenfalls vollziehen und die möglicherweise zu Funktionsstörungen und Krankheiten im Körper führen können. In den Wechseljahren gilt es vor allem, Osteoporose, koronare Herzkrankheiten, Insulinresistenz und Prädiabetes, Neuroinflammation, eine Zunahme des viszeralen Fettgewebes und Sarkopenie (Verlust von Muskelmasse) zu verhindern. Hier geht es buchstäblich ums Überleben!

Kapitel 7

Alles, was Sie über die Hormontherapie wissen wollten

Mit 40 in die Wechseljahre? War das überhaupt möglich? Etwa fünf Monate lang hatte ich alle 21 Tage meine Periode, und dann: nichts! Ich machte einen Schwangerschaftstest, negativ. Dann ging es mit den Hitzewallungen los, die wie ein Flächenbrand wüteten. Nachts wechselte ich meinen Schlafanzug und die Bettwäsche, während mein Mann schlief, ohne zu ahnen, welche Qualen ich durchlitt. Meine Hausärztin riet mir, in einem Jahr wiederzukommen, und sagte, sie würde mal über eine HRT nachdenken. Sie erklärte mir: »Sie sind doch eine Läuferin, daher sind Ihre Knochen hoffentlich stabil.« Ich war fassungslos – mehr gab es dazu nicht zu sagen? Sollte das der Anfang vom Ende sein, mit Osteoporose und Herz-Kreislauf-Geschichten und Problemen mit dem Gehirn und der geistigen Gesundheit? Dass das Ganze eine wahre Achterbahnfahrt werden würde, verriet meine Ärztin mir nicht. Ein Jahr lang litt ich unnötigerweise unter Hitzewallungen, Benommenheit, mangelnder Libido, Angstzuständen und Panikattacken. Was um alles in der Welt war mit mir los? Dann verschrieb sie mir eine Hormonersatztherapie, bis »das reguläre Alter der Menopause erreicht sei, also 50«. Sobald ich aber mit der HRT angefangen hatte, ging es mir so richtig gut! Zum Glück verschrieb mir eine andere Ärztin auch weiterhin Hormone. Inzwischen bin ich 54 und nehme sie immer noch.

– Sue D.

Also los, gehen wir ans Eingemachte: Beschäftigen wir uns mit den Details der Hormontherapie. Das Thema ist sehr umfangreich, daher werde ich mich auf die Aspekte konzentrieren, zu denen ich die meisten Fragen erhalte: die verschiedenen Arten von Hormonersatztherapien, die unterschiedlichen Darreichungsformen, wann man mit der Einnahme beginnen und/oder damit aufhören sollte und wer dafür infrage kommt.

Mit diesem Kapitel möchte ich eine Informationsgrundlage schaffen, die es Ihnen ermöglicht, Ihre Optionen in Sachen Hormonersatztherapie besser zu verstehen und für sich selbst einzutreten, wenn Sie ärztliche Hilfe suchen. Dazu müssen wir jedoch zunächst einen Schritt zurückgehen und einige Grundlagen rund um das Thema Hormone erarbeiten.

Eine Anmerkung für Angehörige der Gesundheitsberufe

Mir ist bewusst, dass bestimmt einige medizinische Fachkräfte dieses Kapitel lesen, weil ihnen nie beigebracht wurde, wie man eine Hormonersatztherapie verschreibt, und sie dies nun lernen möchten. Oder aber Sie möchten sich einfach nur besser über das Thema informieren, weil Ihre Patientinnen Sie um Rat fragen. Natürlich hoffe ich, dass die Informationen in diesem Kapitel hilfreich sind, aber ich möchte betonen, dass diese Inhalte nicht dazu gedacht sind, klinische Leitlinien zu liefern und/oder Sie in Ihrer medizinischen Praxis zu unterstützen. Ich empfehle Ihnen jedoch unbedingt, sich über Fortbildungsveranstaltungen und Zertifizierungsmöglichkeiten der Deutschen Menopause Gesellschaft, der Deutschen Gesellschaft für Endokrinologie (DGE), beim Berufsverband Deutscher Verband für Wechseljahreberatung e. V. oder bei den Ärztekammern der Länder zu informieren.

Falls Sie in Ihrer Praxis die Versorgung von Frauen in den Wechseljahren anbieten, aber nicht vorhaben, sich von einer anerkannten Stelle zertifizieren zu lassen oder ein Screening für die Perimenopause/Menopause durchzuführen und Behandlungsoptionen anzubieten (und diese Optionen sollten sich *nicht* auf die Pellet-Therapie beschränken), sollten Sie in Erwägung ziehen, die Versorgung von Frauen in den Wechseljahren aus Ihrem Praxisangebot zu streichen.

Grundlegendes über Hormone

Hormone sind chemische Botenstoffe, die den Zellen sagen, was sie tun sollen. Die Körperzellen verfügen über interne oder oberflächliche Rezeptoren, die es ihnen ermöglichen, die Mitteilungen der Hormone entgegenzunehmen und die übermittelten Anweisungen zu befolgen. Die Anweisungen können darin bestehen, Nährstoffe zu verstoffwechseln, Gewebe neu aufzubauen oder andere lebenswichtige Aufgaben zu erfüllen, damit diese Maschine, Ihr Körper, in Bestform bleibt. Wenn der Hormonspiegel aufgrund von Krankheit, Alter oder Wechseljahren sinkt, müssen Zellen und Gewebe darauf warten, dass ihnen gesagt wird, was sie zu tun haben. Dann bleiben grundlegende Aufgaben auf der Strecke – und genau damit fangen die Probleme an.

Wo kommen die Hormone her?

Für das Funktionieren des menschlichen Körpers sind mehrere Systeme erforderlich. Eines dieser Systeme ist das endokrine System, das sich aus Hirnanhangdrüse (Hypophyse), Zirbeldrüse, Hypothalamus, Schilddrüse, Nebennieren, Bauchspeicheldrüse (Pankreas) und Hoden beziehungsweise Eierstöcken zusammensetzt. Das ist das Expertenteam, das für die Produktion und

Freisetzung von einer Vielzahl von Hormonen verantwortlich ist, die praktisch jede Zelle und Funktion im Körper beeinflussen. Während der Wechseljahre durchlaufen Eierstöcke sowie Hypothalamus und die Hirnanhangdrüse die größten Veränderungen.

Welche Hormone sind in den Wechseljahren am wichtigsten?

Im Laufe der Wechseljahre reduziert der Körper von Natur aus die Produktion der drei wichtigsten Hormongruppen: Östrogene, Progesteron und Androgene. Um dieses wichtige Trio soll es jetzt ausführlicher gehen. (Keine Sorge – Sie werden am Ende des Kapitels nicht abgefragt! Mir geht es nur darum, dass Sie mit den Begriffen vertraut sind, die Ihnen bei Ihren Recherchen zur Hormontherapie unterkommen.)

Östrogene

Häufig wird von Östrogenen gesprochen, als ob es sich um ein einziges Hormon handelt. Tatsächlich werden im Körper jedoch drei wichtige Östrogene produziert: Östradiol, Östriol und Östron. Jedes dieser Hormone wirkt sich anders auf bestimmte Funktionen im Körper aus.

Östradiol ist das wichtigste Östrogen, das von den Eierstöcken im Laufe der fruchtbaren beziehungsweise prämenopausalen Lebensphase ausgeschüttet wird. Nach der Menopause wird die Produktion nahezu vollständig eingestellt. Östradiol ist das biologisch aktivste und stärkste Östrogen, das heißt, es hat die größte Wirkung im Körper. Wenn von Östrogen die Rede ist, ist in den meisten Fällen Östradiol gemeint.

Östriol wird während der Schwangerschaft von der sich entwickelnden Plazenta produziert und ist bei nicht schwangeren Personen in der Regel nicht nachweisbar. Trotzdem wirkt es sich selbst in geringen Mengen auf die Knochengesundheit und den Fetthaushalt aus.

Östron gilt als das schwächste der Östrogene und wird meist in geringen Mengen von den Eierstöcken produziert. Wenn in den Wechseljahren weniger Östron von den Eierstöcken produziert wird, hat Ihr Körper eine Lösung parat: Von den Nebennieren wird vermehrt eine Substanz freigesetzt, die im Fettgewebe in Östron umgewandelt werden kann. Dank dieser kreativen alternativen Produktionsmethode rückt das Östron nach der Menopause zur wichtigsten Form des natürlichen Östrogens im Körper auf. In der Postmenopause kann Östron dazu beitragen, den Knochenschwund etwas zu verringern und den Erhalt des Gewebes zu unterstützen, ist aber bedauerlicherweise nicht imstande, die Aufgabe von Östradiol vollständig zu übernehmen.

Progesteron

Progesteron wird nach dem Eisprung von den Eierstöcken und während der Schwangerschaft von der Plazenta produziert. Während der fruchtbaren Jahre besteht seine wichtigste Aufgabe darin, die Gebärmutter darauf vorzubereiten, eine Schwangerschaft zu fördern und aufrechtzuerhalten. Darüber hinaus erfüllt es wichtige Funktionen bei unserer Stimmungslage und der Optimierung des Schlafs. Der Progesteronverlust nach der Menopause wird mit vermehrten Depressionen, Angstzuständen und Schlaflosigkeit in Verbindung gebracht.

Im Zusammenhang mit der Hormontherapie fällt immer wieder der Begriff *Gestagene*. Zu dieser Kategorie gehören sowohl bioidentisches Progesteron als auch Progestagene, also die synthetischen Versionen, die die Eigenschaften des natürlich vorkommenden Progesterons nachahmen sollen. Sie kommen dem, was der Körper selbst herstellt, zwar sehr nahe, sind aber nicht identisch damit.

Androgene

Androgene werden überwiegend von den Eierstöcken und der Nebenniere produziert (ein wenig wird auch in Fettzellen und anderen Geweben gebildet). Die wichtigsten sind Testosteron, Androstendion und Dehydroepian-Drosteron (DHEA). Androgene werden zwar in der Regel mit der körperlichen Entwicklung des Mannes und mit männlichen Merkmalen assoziiert, sie spielen jedoch für alle Menschen eine entscheidende Rolle in Bezug auf Energie, Stimmung, Libido sowie Muskeltonus und -masse. Wenn die Eierstöcke in den Wechseljahren herunterfahren, sinkt der Androgenspiegel, was zu depressiven Verstimmungen, vermindertem Sexualtrieb und verstärkter Müdigkeit führen kann. In den Wechseljahren nimmt die Androgenproduktion ab, aber sie erlischt nicht völlig. Auch nach der Menopause kann weiterhin Androgen produziert werden, es sei denn, Sie müssen sich einer bilateralen Ovarektomie (der Entfernung beider Eierstöcke) unterziehen. Diese Operation führt zu einem raschen Rückgang des Testosteronspiegels, der schwerwiegende Symptome zur Folge haben kann, obwohl die Nebenniere weiterhin DHEA und Androstendion bereitstellt. Gerade wegen dieses gravierenden Testosteronverlusts würde ich immer dazu raten, sich sehr gründlich mit dem Thema Hormontherapie zu befassen, falls die Entfernung beider Eierstöcke angezeigt sein sollte.

Zur Definition der Hormonersatztherapie

Die Hormontherapie ist unter vielen Namen bekannt. Manche verwenden den Begriff *Hormontherapie* (HT), und früher wurde sie auch als *Hormonersatztherapie* (HRT) bezeichnet. Ich bevorzuge *menopausale Hormontherapie* (*menopausal hormone therapy oder* MHT) als Oberbegriff für die Hormonersatztherapie in der Perimenopause und Postmenopause.

Das Verhältnis von Nutzen und Risiko

Die wichtigste Überlegung bei der Anwendung einer menopausalen Hormontherapie (MHT) ist das Verhältnis von Nutzen und Risiko für die jeweilige Person; bei der idealen Kandidatin für eine Hormontherapie überwiegt der Nutzen gegenüber den Risiken. Da die Östrogensubstitution speziell für Frauen in den Wechseljahren den größten Nutzen bringt, sollte die Frage des Risikos hier im Mittelpunkt stehen. Im Idealfall betrachtet Ihre Ärztin oder Ihr Arzt Sie ganz individuell und fragt: Welche Risiken birgt die Östrogeneinnahme für meine Patientin? Und wie lassen sich diese Risiken senken? Wenn Sie eine Gebärmutter haben, sollten Sie wegen des Risikos einer Endometriumhyperplasie/eines Endometriumkarzinoms durch nicht opponiertes Östrogen niemals Östrogen allein verabreicht bekommen. Der absolute Standard zur Verringerung dieses Risikos ist die gleichzeitige Einnahme eines Gestagens. Sollte Ihre Ärztin oder Ihr Arzt diese Kombinationstherapie nicht unterstützen, suchen Sie sich umgehend jemand anderes.

Mehr dazu und wie Sie feststellen können, ob Sie für die MHT infrage kommen, erfahren Sie ab Seite 170.

Wann sollte man erwägen, Hormone zu »ersetzen«?

Sofern Sie bereits Symptome haben, können Sie in den Wechseljahren jederzeit mit einer Hormonersatztherapie beginnen, und je früher, desto besser. Ja, das bedeutet, dass Sie mit einer Hormontherapie bereits in der Perimenopause beginnen und die Vorteile der MHT erfahren können, bevor Ihre Periode ganz ausbleibt. In der Perimenopause führen die schwankenden Östrogen- und Progesteronspiegel häufig zu Hitzewallungen, nächtlichen Schweißausbrüchen, Stimmungsschwankungen und unregelmäßigen Menstruationszyklen. Mithilfe einer Hormontherapie lassen sich diese Symptome sehr gut lindern, wodurch sich Ihre Lebensqualität verbessert. Vorausgesetzt, im vorliegenden Einzelfall überwiegen die Vorteile, empfehle ich meinen Patientinnen deshalb eine MHT, sobald Symptome auftreten, und das gilt auch für die Perimenopause.

Aber was, wenn Sie keine Symptome haben und sich gut fühlen? Aufgrund der potenziellen gesundheitlichen Vorteile (Schutz von Gehirn, Herz, Knochen, Vagina und Blase sowie Senkung des Sterberisikos im Allgemeinen) sollten Sie diese Möglichkeit ebenfalls in Betracht ziehen. Wiederum ist der Zeitpunkt entscheidend: Bei einigen Frauen bringt ein später Beginn keine Vorteile für Herz oder Gehirn und führt unter Umständen sogar zu einer Verschlimmerung bestehender Krankheiten in diesen Organen (siehe Ausführungen zur »Timing-/Healthy-Cell-Hypothese« in Kapitel 3).

Für das Absetzen der Hormontherapie oder deren Dauer gibt es zurzeit keine feste Altersempfehlung, aber auch hier sollte die Frage nach den Risiken und dem Nutzen am besten ab der Perimenopause bei jedem Arztbesuch gestellt werden. Ob es uns gefällt oder nicht: Wir alle altern. Dieser dynamische Prozess bringt mitunter Veränderungen im Körper mit sich, die es erforderlich machen, sich erneut mit den optimalen Methoden zur Minimierung der Symptome und Gesundheitsrisiken der Wechseljahre auseinanderzusetzen.

Was ist der Unterschied zwischen der Antibabypille und der MHT?

Weil bei der Verhütung mit der Pille und der MHT die gleichen Hormone zum Einsatz kommen (Östrogene und Gestagene), fragen mich viele Patientinnen, ob sie nicht einfach weiterhin die Pille nehmen können. Der Hauptunterschied zwischen diesen Medikamenten ist die Dosierung: Die MHT wurde zur Regulierung von Wechseljahresbeschwerden entwickelt, die Pille dagegen soll den Eisprung unterdrücken und eine Schwangerschaft verhindern. Um Letzteres zu bewirken, sind viel höhere Dosen erforderlich. Wenn ich in den sozialen Medien sehe, wie manche eine menopausale Hormontherapie als »unnatürlich« verteufeln und dabei gleichzeitig die Ersten sind, die die hormonelle Empfängnisverhütung befürworten, stellt sich mir unweigerlich die Frage, ob sie den Unterschied überhaupt verstanden haben.

Für einige Betroffene in der Perimenopause ist die ovulationshemmende Dosis einer Antibabypille unter Umständen die beste Methode zur Linderung ihrer Symptome. Leidet zum Beispiel eine Patientin unter Menorrhagie (Zyklusstörung) oder starken, unregelmäßigen Zyklen, so würde ich ihren Eisprung in vielen Fällen mithilfe der in hormonellen Verhütungsmitteln enthaltenen Dosis unterdrücken, sofern andere Ursachen der Menorrhagie ausgeschlossen werden konnten. Es gibt auch Verhütungsmittel, die nur Gestagene (kein Östrogen) enthalten und die in besonderen Fällen während der Perimenopause zur Linderung der Symptome eingesetzt werden können.

Wenn Sie also unter perimenopausalen Symptomen leiden, stehen Ihnen mehrere auf Sie zugeschnittene Optionen zur Verfügung, die auf Ihre individuelle Krankengeschichte, Ihre Symptome und Ihre Vorlieben abgestimmt sind. Falls Sie noch keinen Kontakt zu einer fachkompetenten Beratungsstelle haben, suchen Sie weiter – es gibt sie!

Die verschiedenen Formen der Hormontherapie

Synthetisch in Abgrenzung zu bioidentisch

Im Zusammenhang mit der Hormontherapie kursieren eine Menge Begriffe, was sehr verwirrend sein kann. Oft hört man konventionell, traditionell, natürlich, unnatürlich … und so weiter. Am einfachsten lassen sich die MHT-Typen meiner Meinung nach auf die gleiche Weise einordnen, wie es der Körper tut: als entweder synthetisch oder bioidentisch.

Synthetische Hormone bestehen aus chemischen Verbindungen. Da sie nicht die gleiche molekulare Struktur aufweisen wie die ursprünglich in Ihrem Körper vorhandenen Sexualhormone, werden sie vom Organismus in eine verwertbare Form umgewandelt.

Bioidentische Hormone werden aus natürlich gewonnenen Inhaltsstoffen hergestellt und sind in der Regel pflanzlichen Ursprungs. Strukturell sind sie identisch mit den Hormonen, die der Körper selbst produziert.

Sowohl synthetische als auch bioidentische Hormone werden im Labor hergestellt. Ich bevorzuge jedoch bioidentische Formulierungen für meine Patientinnen, da es mir sinnvoll erscheint, ihnen »das Gleiche wie immer« zuzuführen. Die bioidentischen Hormone auf der »Speisekarte« der MHT sind Varianten von Östradiol, Progesteron und Testosteron.

Im Bereich der bioidentischen Hormontherapie (BHT) gibt es zwei Kategorien: die personalisierte und die von der Arzneimittelbehörde zugelassene bioidentische Hormontherapie. Der Unterschied zwischen beiden ist wichtig.

Hormonhaltige Magistralrezepturen im Vergleich zu zugelassenen Fertigarzneimitteln

Bei einer personalisierten bioidentischen Hormontherapie werden die Präparate, sogenannte Magistralrezepturen, in einer Apotheke zubereitet. Diese Art der Hormontherapie gilt als individuell auf die Patientin zugeschnitten, da die Ärztin oder der Arzt die Möglichkeit hat, die Dosis der Hormone und deren Darreichungsform (zum Beispiel Creme, Gel, Kapsel, Tablette) anzupassen.

Der Haken an der Sache ist, dass Apotheken nicht der gleichen strengen behördlichen Aufsicht unterliegen wie Pharmaunternehmen. Je nach Apotheke variiert die Qualitätskontrolle, und es hat schon Fälle von uneinheitlichen Dosierungen oder Verunreinigungen gegeben. Deshalb bestehen Vorbehalte bezüglich der Sicherheit, Reinheit und Konsistenz von auf ärztliche Verordnung hin individuell hergestellten Hormonpräparaten, weshalb die Arzneimittelbehörde diese Verordnungen nicht anerkennt. Infolgedessen werden die Kosten für solche Hormonpräparate in der Regel nicht von der Versicherung übernommen und müssen selbst getragen werden.

Die von der Arzneimittelbehörde zugelassenen Präparate werden von Pharmaunternehmen nach strengen behördlichen Leitlinien kommerziell hergestellt. Es handelt sich um standardisierte Medikamente mit präzisen Dosierungen und Darreichungsformen (das heißt, sie können nicht individuell angepasst werden). Diese Art der Hormontherapie ist verschreibungspflichtig und wird in der Regel von der Versicherung übernommen. Von der Arzneimittelbehörde zugelassene Hormonpräparate werden außerdem strengen Testverfahren unterzogen (oft in Studien mit großen Patientengruppen) und sind nachweislich von gleichbleibender Qualität und Dosierung.

Die Möglichkeit der individuellen Anpassung durch spezialisierte Apotheken finde ich toll, und ich verschreibe meinen Patientinnen auch gerne individuell angepasste Präparate, wenn die von der Arzneimittelbehörde zugelassenen Mittel nicht anschlagen (was beispielsweise bei Allergien der Fall sein kann oder wenn eine individuelle Dosis benötigt wird). Allerdings rate ich zur Vorsicht gegenüber Aussagen, Magistralrezepturen seien besser oder sicherer als Fertigarzneimittel. In der Vergangenheit sah sich die FDA gezwungen, mehrere Apotheken zu verwarnen, weil sie falsche, nicht belegte Behauptungen aufstellten, insbesondere die, individuell formulierte bioidentische Hormontherapien mit Östriol seien sicherer als von der Arzneimittelbehörde zugelassene Therapien mit anderen Östrogenen. Diese Produkte enthalten 20 Prozent Östradiol und 80 Prozent Östriol. Da Östriol ein schwächeres Östrogen ist, wird versichert, dieses Mischungsverhältnis sei für das Brust- und Gebärmuttergewebe sicherer. Selbstverständlich bin auch ich für ein geringeres Risiko, doch leider wurde diese Behauptung nicht durch klinische Studien untermauert. Fakt ist, dass Östriol nach wie vor eine stimulierende Wirkung auf Brust und Gebärmutterschleimhaut hat.

Ein weiteres Problem mit Apotheken ist, dass sie den Anbietern unzuverlässiger Hormontests eine Verkaufsplattform bieten. Es gibt Anbieter, die für Speichel- oder Urintests werben, insbesondere für den DUTCH-Urintest (der ein Vermögen kostet), um maßgeschneiderte Rezepturen für Hormontherapien zu verkaufen, und diese Anbieter verlassen sich ausschließlich auf Apotheken mit eigener Herstellung. Dabei sind die verwendeten Hormontests zur Bestimmung der effektivsten Dosierung für eine Patientin weder genau noch aussagekräftig. Das liegt daran, dass sich der Hormonspiegel von Tag zu Tag ändert und während der Wechseljahre stark schwanken kann. In dieser Zeit Ihres Lebens stellen Ihre Hormone nun einmal so etwas wie ein bewegliches Ziel dar, und es gibt schlichtweg keine Möglichkeit, die richtige Dosis ein für alle Mal festzulegen. Sinnvoller ist es, mit der niedrigstmöglichen Dosis eines von der Arzneimittelbehörde zugelassenen Medikaments zu beginnen und drei bis vier Wochen zu warten, um zu sehen, ob sich die Symptome verbessern. Tun sie das nicht, wird die Dosis oder das Präparat angepasst.

Darreichungsformen der Hormontherapie

Auf die in der Hormontherapie für die Wechseljahre enthaltenen Hormone sowie auf die Möglichkeiten ihrer Herstellung sind wir bereits eingegangen. Ein weiterer wichtiger Faktor ist die Frage, welches Darreichungssystem Sie verwenden sollten. Im Idealfall bespricht Ihre Ärztin oder Ihr Arzt die verschiedenen Möglichkeiten mit Ihnen und berät Sie bei der Wahl der für Sie am besten geeigneten Therapieform. Da mir jedoch zahlreiche Frauen persönlich mitgeteilt haben, dass man ihnen nicht einmal ein Beratungsgespräch über die MHT zugestanden habe, kann ich mir absolut sicher sein, dass Sie gar nicht über alle verfügbaren Optionen aufgeklärt werden. Deshalb möchte ich hier vielleicht etwas ausführlicher werden als nötig, denn es ist mir wichtig, dass Sie wissen, welche Möglichkeiten es gibt und mit welchen Fragen Sie eine bessere Fürsprecherin für sich selbst werden können.

Östrogene

Östrogene können dem Körper auf zwei Arten zugeführt werden: systemisch und lokal (vaginal).

Systemische Medikamente

Systemische Medikamente gelangen über eine Tablette, eine Creme, ein Gel oder ein Pflaster in den Blutkreislauf und beeinflussen das gesamte Körpergewebe. Aufgrund ihrer Gesamtwirkung erzielen sie häufig eine bessere Linderung, bergen aber auch ein höheres Risiko bezüglich möglicher Nebenwirkungen. Systemische Optionen gibt es in vielen verschiedenen Darreichungsformen.

Es gibt eine *orale* Option:

- Tabletten: die bequemste Form, die jedoch aufgrund ihrer Wirkung auf die Leber (siehe Infokasten auf Seite 146) ein leicht erhöhtes Risiko für Blutgerinnsel, Bluthochdruck und abnorme Triglyceride mit sich bringt.

Außerdem gibt es mehrere *nicht orale* Optionen, von denen einige von der Arzneimittelbehörde zugelassen sind, andere nicht. Die zugelassenen Optionen sind:

- Pflaster: wird mit einem Klebstoff auf die Haut aufgetragen
- Gel: wird täglich in die Haut eingerieben
- Ring: wird in die Vagina eingeführt und drei Monate lang kontinuierlich getragen
- Spray: wird täglich auf die Haut aufgetragen
- Injektion: Die beiden Formen der langwirksamen Östrogeninjektion, Östradiolcypionat und Östradiolvalerat, werden als Flüssigkeit in den Muskel injiziert. Normalerweise werden solche Mittel alle drei bis vier Wochen von einer medizinischen Fachkraft eingespritzt. In meiner Praxis verwende ich diese Medikamente nicht, weil sie für die Patientin zu teuer und zu unpraktisch sind.

Die nicht von der Arzneimittelbehörde zugelassenen Methoden sind:

- Creme: nach Rezeptur zubereitet, wird täglich auf die Haut aufgetragen
- Pellets: mit Testosteron vorgeladen, mit oder ohne Östrogene, werden unter die Haut injiziert und alle drei bis vier Monate ausgetauscht. Weitere Informationen zu Pellets finden Sie im Infokasten auf Seite 153.

- Schmelztablette: Sie wird zwischen Wange und Zahnfleisch platziert, wo die Haut sehr dünn ist. Dort löst sie sich allmählich auf und gibt ihre Wirkstoffe direkt in Ihren Blutkreislauf ab.

Risiken der oralen Östrogenzufuhr

Bei der oralen (durch den Mund) Einnahme von Medikamenten durchlaufen diese zunächst das Verdauungssystem, bevor sie in den Blutkreislauf gelangen. Im Falle von oralem Östrogen wird das Medikament in der Leber aufgeschlossen, bevor es den Rest des Körpers erreicht. Diese erste Umwandlung in der Leber wird als »First-Pass-Effekt« bezeichnet. Mit der Einnahme von oralem Östrogen und dem Weg über die Leber gehen nachweislich Risiken einher, darunter

- *Bluthochdruck (Hypertonie):* Orales Östrogen führt zu einem Anstieg bestimmter Proteine im Blut, die die normale Funktion der Blutgefäße stören und zu erhöhtem Blutdruck beitragen können.

- *Höheres Gerinnungsrisiko:* Wenn Östrogen in der Leber verarbeitet wird, werden vermehrt Stoffe produziert, die die Bildung von Blutgerinnseln begünstigen. Bilden sich dann übermäßig viele Blutgerinnsel, steigt das Risiko für Erkrankungen wie tiefe Venenthrombosen (Blutgerinnsel in den Beinen), Lungenembolien (Blutgerinnsel in der Lunge) oder thrombotische Schlaganfälle.

Es ist äußerst wichtig, dass Ihre Ärztin oder Ihr Arzt bei der Wahl der für Sie geeigneten Hormonersatztherapie Ihre persönlichen Risikofaktoren einbezieht. Aufgrund der genannten Risiken rate ich in der Regel von der Einnahme von oralem Östrogen ab und verschreibe es vor allem dann nicht, wenn eine Patientin eine persönliche oder familiäre Vorgeschichte mit Blutgerinnungsstörungen oder Bluthochdruck hat (selbst wenn diese medikamentös gut eingestellt sind). Stattdessen verschreibe ich bevorzugt nicht orale Formen von Östrogen, wie Hautpflaster, Gele oder Vaginalringe, die nachweislich sicherer sind, weil sie die Leber auf dem Weg in den Blutkreislauf umgehen.

Lokal anzuwendende Medikamente

Diese Medikamente werden äußerlich angewendet und in die Vagina eingeführt. Lokale Darreichungsformen der MHT sind niedrig dosiert, bergen in der Regel keine oder nur geringe Risiken und werden zur direkten Behandlung von vaginalen und/oder urinalen Symptomen der Wechseljahre eingesetzt. Es ist durchaus möglich, vaginales Östrogen zusammen mit systemischem Östrogen zu verwenden; das tun sogar viele meiner Patientinnen! Bei Anzeichen einer vaginalen Atrophie empfehle ich allen Patientinnen vaginales Östrogen als Erstbehandlung. Folgende lokale Medikamente stehen Ihnen zur Verfügung:

- Creme: wird mindestens einmal pro Woche in die Vagina gegeben. Die meisten Frauen vertragen sie gut, doch bei manchen kommt es aufgrund der Alkoholbasis zu Irritationen.
- Tablette: wird mindestens einmal pro Woche in die Vagina eingeführt.
- Ring: wird alle drei Monate in die Vagina eingeführt. Diese Methode mag ich sehr, weil sie so bequem und gut verträg-

lich ist, allerdings wird sie nur selten von der Versicherung übernommen.

- Zäpfchen: Von der Arzneimittelbehörde zugelassen, wird mindestens einmal pro Woche in die Vagina eingeführt.

Alle diese Optionen gibt es sowohl als von der Arzneimittelbehörde zugelassene Präparate wie auch als Magistralrezepturen.

SERMs: »Designer«-Östrogene

Falls Sie an Brustkrebs erkrankt sind oder ein erhöhtes Risiko für Östrogenrezeptor-positiven Brustkrebs haben und nach Möglichkeiten suchen, Ihre Wechseljahresbeschwerden zu lindern, empfiehlt Ihnen Ihre Ärztin oder Ihr Arzt möglicherweise ein »SERM« wie Tamoxifen oder Raloxifen. SERM steht für selektive Östrogenrezeptormodulatoren; diese Medikamente wirken, indem sie in bestimmten Geweben die Wirkung von Östrogen blockieren und in anderen auslösen. Beispielsweise kann man mit ihnen die Wirkung von Östrogen auf das Brustgewebe blockieren, wie es bei einigen Brustkrebstherapien gemacht wird, ohne das Risiko für andere Gewebe wie Knochen oder die Gebärmutterschleimhaut zu erhöhen.

SERMs werden auch eingesetzt, wenn Sie

- ein Osteoporoserisiko haben und kein Östrogen einnehmen dürfen, wahrscheinliche Medikation: Raloxifen,
- eine Vorgeschichte mit Blutgerinnseln oder ein erhöhtes Risiko für kardiovaskuläre Ereignisse haben, wahrscheinliche Medikation: Raloxifen,

- unter vaginalen Symptomen wie Trockenheit, Juckreiz oder schmerzhaftem Geschlechtsverkehr leiden und topisches Östrogen nicht infrage kommt, wahrscheinliche Medikation: orales Ospemifen (Osphena), das aber in Deutschland nicht zugelassen ist und

- eine persönliche Vorliebe haben oder eine Gegenanzeige für eine MHT vorliegt (siehe Liste auf Seite 159), wahrscheinliche Medikation: Duavive, ein SERM, bei dem zum Schutz der Gebärmutter Östrogen mit Bazedoxifen kombiniert wird. Für Patientinnen, die keine Gestagene vertragen, stellt dies unter Umständen eine gute Option dar, da es auch die Gebärmutterschleimhaut schützt und somit kein Gestagen erforderlich ist.

Gestagene

Bei der Hormontherapie in der Perimenopause und in den Wechseljahren fällt Progesteron eine entscheidende Rolle zu. Falls Sie noch eine Gebärmutter haben, ist es unerlässlich, eine Östrogenersatztherapie damit zu kombinieren. Östrogen sorgt für eine Verdickung der Gebärmutterschleimhaut, und wenn es weiterhin ungehindert wirken darf, kann diese sich krankhaft verändern. Daher wird Progesteron verabreicht, um die Wirkung von Östrogen auf die Gebärmutterschleimhaut gezielt zu unterbinden und dieses Risiko somit zu mindern. Progesteron kann auch dazu beitragen, Hitzewallungen, Kopfschmerzen, nächtliche Schweißausbrüche, Stimmungsschwankungen und Scheidentrockenheit zu lindern. Wie schon erwähnt, gehören zu den Gestagenen sowohl bioidentisches Progesteron als auch die synthetischen Gestagene.

Für die Verschreibung von Progesteron gibt es mehrere Möglichkeiten. Zum einen gibt es die sogenannte sequenzielle Therapie, bei der ein Gestagen über einen bestimmten Zeitraum (zum Beispiel zehn bis vierzehn Tage im Monat) eingenommen wird, um den natürlichen Progesteronschub nach dem Eisprung zu imitieren. In meiner Praxis setze ich diese Methode nicht ein, weil ich sie für zu verwirrend halte und es zu Dosierungsfehlern kommen kann. Ich empfehle daher eine kontinuierliche Therapie, bei der täglich ein Gestagen eingenommen wird. Auch wenn Gestagene aufgrund einer fehlenden Gebärmutter oder einer gestagenhaltigen Spirale nicht »erforderlich« sind, können sie ungemein zur Schlafqualität beitragen. Die verschiedenen Darreichungsformen (Progesteronspray, Zäpfchen, orale Formen und Schmelztabletten) sind allesamt auch als Magistralrezepturen erhältlich.

Zu den oralen Formen (Tabletten) gehören:

- Orales mikronisiertes Progesteron: bioidentische Formulierung.
- Synthetische Gestagene: werden bei der MHT oder der kombinierten oralen Empfängnisverhütung gewöhnlich mit einem Östrogen kombiniert. Es gibt auch orale Kontrazeptiva, die nur Gestagene enthalten.

Lokale Formen sind zum Beispiel:

- Transdermale Creme: eine Creme, die nur von Apotheken angeboten wird, die Magistralrezepturen herstellen.
- Pflaster: von der Arzneimittelbehörde zugelassen, in der Regel als synthetisches Gestagen mit einem Östrogen für die menopausale Hormontherapie oder als kombiniertes Verhütungspflaster formuliert.
- Injektionen: nicht von der Arzneimittelbehörde zugelassen, Progesteron in Öl.

- Vaginales Gel: von der Arzneimittelbehörde zugelassen, in der Regel für die Kinderwunschbehandlung verwendet.
- Gestagenhaltige Spiralen: gestagenhaltige Intrauterinpessare, die ein Gestagen direkt in die Gebärmutter abgeben, wodurch das Risiko von Veränderungen der Gebärmutterschleimhaut verringert wird. Nicht für die systemische, nur für die lokale Therapie.

Transdermales Progesteron bietet nicht genügend Schutz!

Transdermales bioidentisches Progesteron ist eine progesteronhaltige Magistralrezeptur auf Cremebasis zum Auftragen auf die Haut. Ich verschreibe es jedoch nicht, weil diese Form von Progesteron in Kombination mit einer Östrogenersatztherapie keinen ausreichenden Schutz vor Endometriumhyperplasie und -krebs bietet. Das liegt daran, dass Progesteronmoleküle recht groß sind und nur schlecht durch die Haut aufgenommen werden. Studien zufolge gelangt nicht genug davon in den Organismus, um die Wirkung der Östrogentherapie auf die Gebärmutter auszugleichen, sodass das Risiko für Endometriumhyperplasie und -krebs steigt.

Androgene

Testosteron

In einer idealen Welt gäbe es eine von der amerikanischen Arzneimittelbehörde Food and Drug Administration, kurz FDA, zugelassene Variante für Frauen, mit der Testosteron in frauengerechten Mengen verabreicht werden kann, die verfügbar und leicht zu verschreiben ist und von der Versicherung übernommen wird, aber … tja, eine solche ideale Welt gibt es noch nicht. Angesichts der Tatsache, dass Testosteron nachweislich zur Verbesserung der sexuellen Funktion, des Muskeltonus und der Muskelmasse, zur Verringerung von Müdigkeit und zur Verbesserung der Knochengesundheit bei Frauen in den Wechseljahren beiträgt, können wir hoffen, dass es eines Tages eine zugelassene Version geben wird. In der Zwischenzeit verschreiben viele Ärztinnen und Ärzte, so auch ich, Patientinnen in den Wechseljahren Testosteron als Off-Label-Präparat.

Für viele hat sich eine rezeptierte Testosteroncreme als die beste Wahl erwiesen. Andere empfehlen subkutan verabreichte Pellets (siehe Infokasten unten) oder sublinguale (unter der Zunge) und bukkale (zwischen den Zähnen und dem Zahnfleisch) Formulierungen in Form von Schmelztabletten.

Unabhängig vom verwendeten Verfahren sollten Sie sich unbedingt regelmäßig auf unerwünschte Wirkungen hin untersuchen lassen und darauf achten, dass die Dosierung nicht über dem natürlichen Wert liegt.

Die meisten oralen Darreichungsformen von Testosteron sind in den USA nicht zugelassen und sollten wegen möglicher schwerer Leberschädigungen nicht verwendet werden. Eine ungefährlichere orale Alternative ist Testosteronundecanoat, das bei Frauen in den Wechseljahren zur Behandlung des verminderten sexuellen Verlangens untersucht wurde und das Verbesserungen bewirkt hat.

Lokale Formen sind zum Beispiel:

- Injektionen: von der FDA unter bestimmten medizinischen Umständen für Männer zugelassen, jedoch nicht für Frauen
- Pflaster: von der FDA für Männer zugelassen, keine niedrigere Dosis für Frauen verfügbar

- Gel: von der FDA für Männer zugelassen, kann Frauen in niedrigeren Dosen verabreicht werden
- Cremes: nicht von der FDA zugelassen; nach Rezeptur, normalerweise einmal täglich auf die Oberschenkel aufgetragen
- Pellets: ausschließlich nach Rezeptur (siehe unten)

Was hat es mit Hormonpellets auf sich?

Eine beliebte Form der Testosterontherapie ist die sogenannte Pellet-Therapie. Es handelt sich dabei um Pellets, die über einen kleinen Einschnitt in der Hüftgegend eingeführt werden. Mir ist bekannt, dass viele Menschen diese Methode attraktiv finden, weil sie dadurch nicht regelmäßig eine Creme auftragen müssen, aber es gibt eine Reihe von Risiken und Nebenwirkungen zu beachten.

Das Hauptrisiko von Testosteronpellets besteht in der Abgabe einer sogenannten supraphysiologischen Dosis, die zu einem weit höheren Testosteronspiegel führen kann, als er von Natur aus bei Frauen vorhanden ist. So peilt der amerikanische Hersteller Biote bei Frauen tatsächlich einen Gesamtserumtestosteronspiegel von 150 bis 250 Nanogramm pro Deziliter (ng/dL) an, wohingegen der normale gesunde Spiegel zwischen 15 und 70 ng/dL liegt. Ich habe in meiner Klinik mit Patientinnen zu tun gehabt, deren Testosteronspiegel noch Monate nach dem Einsetzen der Pellets bei über 300 ng/dL lag (und damit auch deutlich über dem für Männer geltenden Normalwert von 260–1000 ng/dL). Für derart hohe Testosteronwerte bei Frauen gibt es bislang einfach keine gut kontrollierten Studien oder wissenschaftlichen Beweise. Und eine höhere Dosierung von Testosteron als normal kann bei Frauen zu folgenden Problemen führen:

- verstärktem Haarwuchs, einer tieferen Stimme und einer Vergrößerung der Klitoris
- Akne und fettiger Haut
- Stimmungsschwankungen, Reizbarkeit und Aggression
- einem Anstieg des LDL-Cholesterins (des »schlechten« Cholesterins) und einem Rückgang des HDL-Cholesterins (des »guten« Cholesterins), eine gefährliche Mischung, durch die das Risiko von Herzerkrankungen steigt
- Leberschäden und/oder Lebertumoren, Fettleber und erhöhten Leberenzymen
- unregelmäßigen Perioden oder Ausbleiben der Menstruation
- erhöhtem Risiko von Blutgerinnseln
- Zunahme des Viszeralfetts

Es ist durchaus möglich, dass Ihnen Ihre Ärztin oder Ihr Arzt eine sichere, physiologische Dosis (also eine Medikamentendosis, die Sie in den Bereich einer normalen, gesunden Frau bringt) Testosteron verschreibt, um den gesunkenen Wert wieder auf ein »normales« Niveau zu bringen, da das damit verbundene Risiko vermutlich geringer ist. Testosteron wird beispielsweise bei hypoaktivem sexuellem Verlangen (HSDD) oder sexueller Dysfunktion verschrieben, aber auch zur Behandlung von Erschöpfungszuständen, Osteoporose oder Sarkopenie. Die große Herausforderung besteht darin, dass die Testosterontherapie bei Frauen noch relativ neu ist und man noch nicht genau weiß, welche Werte bei Frauen in den Wechseljahren »normal« sind und wie die Supplementierung langfristig vertragen wird. Wenn Sie sich nach einem ärztlichen Gespräch für eine ergänzende Testosterongabe entscheiden, sollten Sie unbedingt darauf achten, dass im Rahmen der Nachsorge regelmäßige Blutuntersuchungen zur Überprüfung Ihres Testosteronspiegels durchgeführt werden.

DHEA

DHEA (Dehydroepiandrosteron) ist ein von den Nebennieren und in kleineren Mengen von den Eierstöcken produziertes Steroidhormon. Als Vorstufe von Östradiol wird es zunächst in Androstendion umgewandelt, das durch enzymatische Prozesse im Körper zu Testosteron und Östradiol weiterverarbeitet wird. Das Interesse an der Einnahme von DHEA als Nahrungsergänzungsmittel zur Linderung von Wechseljahresbeschwerden wächst stetig (zu diesem Thema erreichen mich sehr viele Fragen!).

Es liegen Studien vor, wonach eine intravaginale DHEA-Supplementierung bei vaginalen Schmerzen oder Beschwerden in den Wechseljahren sehr hilfreich sein kann. Außerdem werden dadurch nachweislich Hitzewallungen und nächtliche Schweißausbrüche gelindert, die Immunfunktion unterstützt, die Muskelmasse erhöht und möglicherweise der Knochenschwund verringert. Der Nutzen in Bezug auf Herz-Kreislauf-Erkrankungen, Insulinempfindlichkeit, kognitive Funktionen oder Nebenniereninsuffizienz ist jedoch noch nicht erwiesen.

Zudem steht der wissenschaftliche Nachweis noch aus, dass der Testosteronspiegel durch DHEA erhöht werden kann. Deshalb empfehle ich meinen Patientinnen derzeit zur Erhöhung ihres Testosteronspiegels die orale Einnahme von DHEA *nicht*. Kommen wir gemeinsam zu dem Schluss, dass die therapeutische Erhöhung des Testosteronspiegels einer Patientin angezeigt ist, verschreibe ich Testosteron.

Die *orale Form* (Tabletten) von DHEA ist von der US-Arzneimittelbehörde nicht zugelassen und wird rezeptfrei als Nahrungsergänzungsmittel verkauft.

Es gibt DHEA auch in *lokaler* Form als Vaginalzäpfchen zu kaufen. Intrarosa (Prasteron) ist von der Arzneimittelbehörde für mäßige bis starke Schmerzen beim Geschlechtsverkehr, einem Symptom der Vulva- und Vaginalatrophie, zugelassen.

Eine Anmerkung zu DIM

Diindolylmethan (DIM) ist eine Verbindung, die in Kreuzblütlern wie Brokkoli, Blumenkohl und Rosenkohl enthalten ist. Vor allem in der integrativen Medizin wächst das Interesse an der Verabreichung konzentrierter DIM-Dosen in Form von Nahrungsergänzungsmitteln, um den Hormonhaushalt »ins Gleichgewicht zu bringen« und womöglich die Symptome der Wechseljahre zu lindern. Bislang liegen mir noch keine schlüssigen Argumente für diese Anwendung vor, weshalb ich sie meinen Patientinnen nicht empfehle. Auch anderen rate ich zur Vorsicht gegenüber großspurigen Behauptungen über die Eignung von DIM, hormonelle Probleme zu lösen oder Krebs vorzubeugen – hierzu ist einfach noch nicht genug bekannt.

Gewiss ist die Versuchung groß, etwas einzunehmen, das Vorteile haben könnte (auch wenn diese wissenschaftlich nicht bewiesen sind), doch sollte man unbedingt bedenken, dass damit unbekannte Nebenwirkungen und Risiken verbunden sein können. Bei manchen Menschen führt die Einnahme von DIM-Präparaten zu Verdauungsbeschwerden, Kopfschmerzen oder allergischen Reaktionen. Außerdem kann es zu Wechselwirkungen mit bestimmten Medikamenten kommen, insbesondere mit solchen, die über die Leber verstoffwechselt werden. Solange keine umfassenderen wissenschaftlichen Erkenntnisse vorliegen, die die Verwendung von DIM in Form von Nahrungsergänzungsmitteln unterstützen, empfehle ich Ihnen, Ihre tägliche Dosis Diindolylmethan aus Kohlgemüse an sich zu beziehen – das ist sicherer und schmeckt auf jeden Fall besser!

Erste Schritte mit der MHT: Formulierungen und Dosierung

Es ist Sache der behandelnden Ärztin oder des Arztes, die für Sie beste Formulierung zu finden, keine Frage. Trotzdem möchte ich eines klarstellen: Es gibt eine Vielzahl zugelassener Medikationen. Wenn Ihnen nur eine einzige angeboten wird, erkundigen Sie sich unbedingt nach dem Grund und überlegen Sie, ob Ihr Gegenüber in irgendeiner Weise vom Verkauf dieser Option profitiert. Erhalten Sie nur eine indirekte Antwort oder weicht man Ihnen aus, sollten Sie erwägen, die Arztpraxis zu wechseln.

Informationsmaterial zu den im Handel erhältlichen MHT-Formulierungen

Das Angebot an pharmazeutischen MHT-Formulierungen ist groß und wird ständig aktualisiert, daher ist es unmöglich, eine aktuelle Liste in gedruckter Form bereitzustellen. Ich möchte Ihnen stattdessen vorschlagen, sich anhand der folgenden Quellen eine möglichst aktuelle und umfassende Übersicht über die verfügbaren Präparate zu verschaffen:

Von der Menopause Society (TMS), für Patienten (kostenlos): https:// menopause.org/wp-content/uploads/professional/menonote-deciding-about-ht-2022.pdf

Von der TMS, für Patientinnen und Anbieter (kostenpflichtig): https:// www.menopause.org/publications/professional-publications/em-menopause-practice-em-textbook

Von der FDA, für Patientinnen und Anbieter (kostenlos): https:// www.fda.gov/consumers/free-publications-women/menopause-medicines-help-you

In meiner Praxis bespreche ich die möglichen Rezepturen mit jeder einzelnen Patientin (und natürlich stütze ich mich bei der Verschreibung auf die individuelle Anamnese und die entsprechenden Tests), aber es gibt auch ein paar Rezepturen, die ich bevorzugt verwende. Diese wähle ich unter Berücksichtigung der Kosten für die Patientin zur Sicherheit aus. Dazu gehören:

- Östradiol-Pflaster: wird in der Regel von der Versicherung übernommen.
- Orales mikronisiertes Progesteron (bei Patientinnen mit intakter Gebärmutter): wird in der Regel von der Krankenkasse übernommen.
- In der Apotheke angemischte Testosteron-Creme: wird nicht von der Versicherung übernommen.

Bei der MHT kommt es auf die Dosierung an. Zu wenig ist womöglich wirkungslos, und zu viel erhöht das Risiko unerwünschter Nebenwirkungen. Leider gibt es keinen allgemeingültigen Ausgangspunkt für die ideale Dosis, aber auf der Grundlage des Patientinnentyps wurden einige Leitlinien erarbeitet.

Generell gilt, dass symptomatische Patientinnen, die die Menopause zehn oder weniger Jahre hinter sich haben, oft besser mit höheren Dosen zurechtkommen. Patientinnen, bei denen die Menopause mehr als zehn Jahre zurückliegt, profitieren unter Umständen von einer niedrigeren Dosis. Die letztgenannte Gruppe verträgt eine niedrigere Dosis eventuell gut, weil ihre Symptome (hoffentlich) weniger schwerwiegend sind als die der frühen Wechseljahre. Mit niedrigeren Dosen lassen sich auch die potenziellen Risiken minimieren, die zunehmen, je weiter man von der Menopause entfernt ist. Wenn bei meinen Patientinnen signifikante Risikofaktoren für eine mögliche koronare Herzkrankheit vorliegen, zum Beispiel, wenn sie die Menopause bereits zehn Jahre oder länger hinter sich haben oder über 60 Jahre alt sind, empfehle ich, vor Beginn der Therapie einen koronaren Kalzium-Score-Test durchzuführen.

Am besten gehen Sie unvoreingenommen an die Erstellung Ihres MHT-Protokolls heran. Da es keine Einheitslösung gibt, müssen Sie das für Sie Richtige durch Ausprobieren herausfinden, und das erfordert Geduld – was unter Umständen ziemlich schwierig ist, wenn Sie schon seit einiger Zeit Symptome haben und verzweifelt nach Linderung suchen. Es gibt sie wirklich, die für Sie richtige Dosis, es dauert nur vielleicht eine Weile, bis sie gefunden ist. Eine fachkompetente Ärztin oder ein entsprechender Arzt hilft Ihnen dabei, die optimale Dosis zu finden, je nachdem, wie Ihre Symptome reagieren, sprich, wie es Ihnen damit geht. Wenn Sie also mit einer MHT beginnen oder die Dosis angepasst wird, achten Sie bitte ganz genau auf eventuelle Nebenwirkungen oder Verbesserungen.

Für wen eignet sich die MHT nicht?

Seit 2002 gibt es die hartnäckige Ansicht, die MHT gefährde die Gesundheit und erhöhe das Risiko für Brustkrebs und Herzerkrankungen. Diese fehlerhafte Annahme, die sich aufgrund der Berichterstattung über die Studie der Women's Health Initiative (WHI) in den Köpfen festgesetzt hat, hat dazu geführt, dass zahllosen Frauen die mittels einer Hormontherapie mögliche Erleichterung und die verbesserte Lebensqualität verleidet wurden. Dabei hat sich inzwischen herausgestellt, dass die MHT für die meisten Frauen in den Wechseljahren, bei denen die Menopause weniger als zehn Jahre zurückliegt, nicht nur sicher ist, sondern auch die effektivste Methode zur Reduzierung der Symptome und der gesundheitlichen Risiken darstellt, die mit den Hormonveränderungen in den Wechseljahren einhergehen.

Nun heißt »die meisten« Frauen aber eben nicht alle Frauen. Für die Anwendung einer Hormontherapie gibt es klare Gegenanzeigen (Kontraindikationen). Eine Gegenanzeige ist eine bestimmte Erkrankung oder ein Grund, warum ein Medikament oder ein Verfahren nicht angewendet werden sollte, weil es für die betreffende Person schädlich sein könnte. Bei folgenden Sicherheitsbedenken sollten Sie die MHT nicht anwenden:

- **Bekannter oder vermuteter Brustkrebs oder anderer östrogen- oder gestagensensitiver Krebs:** Da die MHT das Wachstum hormonsensibler Tumorarten stimulieren kann, ist die Anwendung bei Personen mit einer entsprechenden Vorgeschichte nicht ratsam.
- **Nicht diagnostizierte abnorme Blutungen im Genitalbereich:** Jede bisher nicht abgeklärte, ungewöhnliche uterine Blutung muss vor der Entscheidung für eine MHT gründlich diagnostiziert werden, da sie ein Zeichen für eine Grunderkrankung sein könnte.
- **Aktive oder kürzlich aufgetretene arterielle thromboembolische Erkrankungen:** Krankheiten wie ein kürzlich erlittener Herzinfarkt oder Schlaganfall stellen in Verbindung mit einer oralen MHT ein Risiko dar, da sie die Wahrscheinlichkeit von Blutgerinnseln weiter erhöhen können.
- **Aktive oder kürzlich aufgetretene venöse thromboembolische Erkrankungen:** Erkrankungen wie tiefe Venenthrombose oder Lungenembolie können durch eine orale Hormontherapie verschlimmert werden, was wiederum zu einem erhöhten Risiko für Blutgerinnsel führt.

- **Bekannte oder vermutete Schwangerschaft:** Wegen möglicher Auswirkungen auf die Entwicklung des Fötus ist eine Hormontherapie während der Schwangerschaft ausgeschlossen.
- **Aktive schwere Lebererkrankung oder -dysfunktion:** Bei Menschen mit schwerwiegenden Leberfunktionsstörungen können die Hormone nicht richtig verstoffwechselt werden, weshalb eine MHT nicht sicher ist.
- **Überempfindlichkeit gegen einen Bestandteil der Hormontherapie:** Wenn Sie bereits in der Vergangenheit allergisch auf Bestandteile der MHT reagiert haben, dürfen Sie diese unter Umständen nicht weiter anwenden.

Wenn eine dieser spezifischen Bedingungen erfüllt ist, sollte die MHT nicht angewendet werden, da die Risiken für die Patientin erwiesenermaßen größer sind als die Vorteile.

Dabei ist es wichtig, zu wissen, dass sich ein solches Verbot nicht auf verwandte Krankheiten erstreckt. Darauf weise ich deshalb so ausdrücklich hin, weil es viele Berichte (darunter Tausende von Kommentaren zu meinen Social-Media-Beiträgen) über wohlmeinende medizinische Fachkräfte gibt, die diese Liste der Gegenanzeigen überstrapaziert und aufgrund eines assoziativen Fehlschlusses Patientinnen von der MHT ausgeschlossen haben. Zu den häufigsten Missverständnissen gehören:

1. **Endometriose in der Vorgeschichte ist automatisch ein Ausschlusskriterium für die MHT.** FALSCH. Die Therapie der Wechseljahre (chirurgisch oder natürlich) bei einer Endometriose ist nach wie vor umstritten. Eine Metastudie aus dem Jahr 2023 lässt den Schluss zu, dass bei Patientinnen,

bei denen im Rahmen der Therapie eine Exenteration vorgenommen wurde, bei einer reinen Östrogen-HRT ein Risiko für ein Wiederauftreten der Endometriose besteht. Eine Patientin mit einer Endometriose in der Anamnese sollte immer zusammen mit der Östrogensubstitution kontinuierlich ein Gestagen erhalten, um das Rückfallrisiko zu verringern.

2. **Eine Adenomyose in der Vorgeschichte ist automatisch ein Ausschlusskriterium für die MHT.** FALSCH. Bei einer Adenomyose in der Anamnese kann es bei intakter Gebärmutter durch die MHT zu Blutungen und Schmerzen kommen. Sie ist zwar nicht kontraindiziert, aber die Ärztin oder der Arzt sollte mit Bedacht vorgehen und immer ein Gestagen verabreichen. Bei Hysterektomien sind keine Probleme dokumentiert.

3. **Das Vorkommen von Herz- und Leberleiden oder Brustkrebs in der Familie stellt automatisch ein Ausschlusskriterium für die MHT dar.** FALSCH. Die Annahme, dass Frauen allein aufgrund ihrer Familienanamnese nicht für die MHT geeignet sind, ist nach neuesten Forschungsergebnissen und Expertenmeinungen nicht haltbar.

4. **Bedenken wegen eines erhöhten Gerinnungsrisikos stellen automatisch ein Ausschlusskriterium für die MHT-Anwendung dar.** FALSCH. Hier muss zwischen venösen Blutgerinnseln (wie sie bei tiefen Venenthrombosen oder Lungenembolien auftreten) und arteriellen Gerinnseln (wie sie bei bestimmten Schlaganfällen auftreten) unterschieden werden. Was die venöse Blutgerinnung betrifft, so ist bekannt, dass die Einnahme von oralem Östrogen das Risiko für eine tiefe Venenthrombose bei hochdosierten oralen

Östrogenpräparaten erhöht. Nicht orale Formulierungen wie transdermale oder transmukosale Formulierungen hingegen erhöhen das Gerinnungsrisiko nicht, da bei diesen Formulierungen der First-Pass-Effekt in der Leber vermieden wird. Die arterielle Gerinnung ist in der Regel auf »klebrige Blutplättchen« zurückzuführen und bei jeder systemischen Darreichungsform von Östrogen leicht erhöht. In diesem Zusammenhang sei darauf hingewiesen, dass in der WHI-Studie bei Frauen, die innerhalb des Zehn-Jahres-Fensters nach der letzten Regelblutung mit einer HRT begannen, kein erhöhtes Risiko für arterielle Gerinnsel festgestellt wurde.

5. **Eine Vorgeschichte von Migränekopfschmerzen stellt automatisch ein Ausschlusskriterium für die MHT dar.** FALSCH. Bei Patientinnen mit Migräne ohne Aura in der Anamnese gibt es bei der Anwendung der MHT in jedweder Darreichungsform kein erhöhtes Risiko für einen Schlaganfall. Wenn eine Patientin eine Vorgeschichte von Migräne mit Aura hat, gestaltet sich das Ganze etwas differenzierter. In den Leitlinien der Centers for Disease Control and Prevention (CDC) und der Weltgesundheitsorganisation (WHO) wird Frauen mit Migräne mit Aura von der Anwendung von hormonellen Kombinationspräparaten zur Verhütung abgeraten, und auch im Falle von Migräne ohne Aura wird bei der Verschreibung zur Vorsicht geraten, da ein sehr geringes, aber vorhandenes erhöhtes Risiko für einen ischämischen Schlaganfall besteht, insbesondere bei Raucherinnen. Eine vergleichbare Gegenanzeige wurde für Migränepatientinnen, die Hormonpräparate zur Behandlung von Wechseljahresbeschwerden und/oder ihrer Kopfschmerzen benötigen, nicht festgestellt, da die Dosen einer MHT erheblich niedriger sind als für die Verhütung.

Die Entscheidung für eine MHT sollte immer auf der Grundlage Ihrer individuellen Krankengeschichte, Risikofaktoren und Symptome getroffen werden. Dabei sollte sich Ihre Ärztin oder Ihr Arzt stets an aktuellen Forschungsergebnissen und klinischen Leitlinien orientieren, um Ihnen optimale medizinische Versorgung bieten zu können. Viel zu lange wurde Frauen aufgrund von falschen Vorstellungen und Fehlinformationen der Zugang zur wirksamsten Behandlung von Wechseljahresbeschwerden verwehrt. Uns steht mehr zu, und wir sollten das auch einfordern!

Hormontherapie nach einer Krebsbehandlung oder wenn Sie Trägerin von BRCA-Mutationen sind

Wenn Sie eine Krebserkrankung hinter sich haben oder bekanntermaßen Trägerin der BRCA-Mutationen sind, geht die Erwägung einer Hormontherapie mit vielen Fragen und Ängsten hinsichtlich des Risikos einer möglichen oder einer erneuten Krebserkrankung einher, das ist mir bewusst. Ich weiß auch, dass es schwierig sein kann, überhaupt ein Gespräch über die MHT mit der Ärztin oder dem Arzt zu beginnen. Häufig wird die Diskussion sofort abgebrochen, weil viele Ärztinnen und Ärzte nicht über das grundlegende Wissen oder die richtige Ausbildung zu diesem Thema verfügen.

Eine von einer Krebserkrankung genesene Frau in den Wechseljahren sollte Folgendes über die MHT gesagt bekommen: »Die Tatsache, dass Sie Krebs hatten, stellt einen besonderen Umstand dar, ist aber keine grundsätzliche oder automatische Gegenanzeige für eine Hormontherapie.« Und dann sollte die Beratung auf den aktuellen wissenschaftlichen Erkenntnissen beruhen, die in Bezug auf die Art und das Stadium der konkreten Krebserkrankung und die derzeitige Medikamenteneinnahme verfügbar sind.

Die Forschungsergebnisse der letzten Jahre zur Sicherheit der MHT nach Krebserkrankungen der letzten Jahre sind vielversprechend. 2020 veröffentlichte die British Menopause Society Ergebnisse, die auf einer Auswertung aktueller wissenschaftlicher Erkenntnisse zur Hormontherapie nach bestimmten Krebsarten basieren. Die Auswertung der Daten ergab, dass die MHT bei Frauen mit Endometriumkrebs im Frühstadium, Plattenepithelkarzinom oder Adenokarzinom des Gebärmutterhalses (Gebärmutterhalskrebs) oder Vaginal- oder Vulvakarzinom das Risiko eines Rückfalls nicht erhöht. Auch bei Patientinnen mit epithelialem Eierstockkrebs hat die Hormontherapie nachweislich keine negativen Auswirkungen auf die Überlebensrate. In Bezug auf Patientinnen mit Brustkrebs in der Vorgeschichte lautete die Schlussfolgerung, dass dies eine Gegenanzeige für die Anwendung einer systemischen MHT darstellen sollte.

In Anbetracht der Tatsache, dass Brustkrebs eine der häufigsten Krebserkrankungen bei Frauen ist, kann ich mir vorstellen, dass viele von Ihnen beim Lesen dieses letzten Satzes geseufzt, geschrien oder sogar geweint haben. Es kommt einem sicher wie eine weitere Belastung vor, wenn einem nach einer überstandenen Krebsbehandlung auch noch die Möglichkeit verwehrt wird, die Symptome der Wechseljahre zu lindern. Und deshalb möchte ich auf eine spätere, 2022 veröffentlichte Analyse hinweisen, die auf einer Auswertung von über 8000 dänischen Brustkrebspatientinnen in den Wechseljahren basiert, die verschiedene Arten der Hormontherapie angewendet haben. Für diese Studie wurden Frauen untersucht, die speziell wegen Östrogenrezeptor-positivem Brustkrebs im Frühstadium behandelt worden waren. Die Forschenden gelangten zu dem Schluss, dass es keinen Zusammenhang zwischen vaginalem Östrogen beziehungsweise der

MHT und einem erhöhten Risiko für ein Wiederauftreten oder eine erhöhte Sterblichkeit gibt. Bei Frauen, die vaginales Östrogen bei gleichzeitiger Einnahme von Aromatasehemmern (die manchmal bei der Behandlung von hormonsensitivem Brustkrebs eingesetzt werden) verwendeten, wurde allerdings ein erhöhtes Risiko für ein Wiederauftreten der Krankheit, nicht aber für die Sterblichkeit festgestellt.

Diese widersprüchlichen Ergebnisse erwähne ich nicht, um Sie zu verwirren, sondern um zu betonen, wie wichtig es ist, sich an eine Spezialistin oder einen Experten für die Wechseljahre zu wenden, die oder der sich an den neuesten wissenschaftlichen Erkenntnissen über die Hormontherapie nach der Genesung von Brustkrebs orientiert und diese praktiziert. Auch hier muss bei der Entscheidung über eine Hormontherapie sorgfältig die Art und das Stadium des behandelten Krebses sowie die derzeitige Medikamenteneinnahme bedacht werden.

Wenn Sie Trägerin der BRCA1- und BRCA2-Mutationen sind, hat man Ihnen wahrscheinlich auch entweder ausdrücklich eine Absage erteilt, oder Sie haben widersprüchliche Informationen zum Thema MHT erhalten. Falls Sie nicht wissen, was es mit BRCA1 und BRCA2 auf sich hat: Das sind genetische Mutationen, die das Risiko für Brust- und Eierstockkrebs erhöhen. Die diesbezüglichen Daten beziehen sich auf BRCA-Trägerinnen in zwei Gruppen: (1) diejenigen, denen prophylaktisch beide Eierstöcke entfernt wurden, was als risikoreduzierende bilaterale Salpingoovarektomie (RRBSO) bezeichnet wird, und (2) diejenigen, die keine RRBSO hatten.

Bei Personen, die sich einer RRBSO unterzogen haben, wurde *kein erhöhtes Brustkrebsrisiko* durch die Anwendung der MHT nachgewiesen. Da RRBSOs mitunter bereits in jungen Jahren empfohlen werden (zwischen 35 und 40 Jahren bei BRCA1 und 40 bis 45 Jahren bei BRCA2), erweist sich die Hormontherapie oft als besonders wichtig, um das Risiko chronischer Erkrankungen infolge eines niedrigen Östrogenspiegels zu verringern, beispielsweise Osteoporose und Herzerkrankungen. Falls bei Ihnen noch keine RRBSO durchgeführt wurde, sollten Sie die verschiedenen Behandlungsmöglichkeiten mit Ihrer Ärztin oder Ihrem Arzt besprechen.

Mögliche Nebenwirkungen der MHT (und ein paar Tipps, was man dagegen tun kann)

Angenommen, Sie haben sich nach einem Gespräch mit Ihrer Ärztin oder Ihrem Arzt und nach sorgfältiger Abwägung Ihrer individuellen gesundheitlichen Situation für eine Hormontherapie entschieden, kann es also losgehen! Aber wie geht es nun weiter? Zunächst einmal muss ich Ihnen leider sagen, dass Ihre Beschwerden nicht sofort verschwinden werden. Das kommt mit der Zeit, in der Regel nach etwa vier Wochen, aber die Resonanz fällt bei jeder Frau anders aus. Und denken Sie daran, dass Sie möglicherweise die Dosierung, die Darreichungsform oder den Zeitpunkt anpassen müssen, um das für Sie am besten geeignete Therapieprogramm zu entwickeln.

Was Sie allerdings womöglich sofort bemerken, sind bestimmte Nebenwirkungen. Meine Patientinnen werden von mir ausführlich über diese Möglichkeit aufgeklärt, aber viele sind dennoch überrascht oder verunsichert. Werfen wir einen Blick auf mögliche Nebenwirkungen und die entsprechenden Gegenmaßnahmen.

Mögliche Nebenwirkungen einer Östrogentherapie oder einer Östrogen-Gestagen-Therapie

Die folgende Liste ist lediglich eine Auswahl. Ausführlichere Listen möglicher Nebenwirkungen finden Sie in den Beipackzetteln der Medikamente. Bei Magistralrezepturen müssen Sie sich in der Apotheke beraten lassen.

Häufigere Nebenwirkungen sind:

- außerplanmäßige uterine Blutungen (neu auftretend oder wiederkehrend)
- Brustspannen (manchmal Vergrößerung)

Weniger häufige Nebenwirkungen sind:

- Übelkeit
- Blähbauch
- Wassereinlagerungen in den Extremitäten
- Veränderungen der Form der Hornhaut am Auge (gelegentlich führt dies zu einer Unverträglichkeit von Kontaktlinsen)
- Kopfschmerzen (manchmal Migräne)
- Schwindel
- Stimmungsschwankungen bei einer Östrogen-Gestagen-Therapie, insbesondere bei einem (synthetischen) Gestagen
- Angioödeme (Schwellungen, am häufigsten an den Augen, Lippen und Schamlippen)
- Gallensteine, Bauchspeicheldrüsenentzündung

Außerplanmäßige Blutungen nimmt zwar niemand freiwillig in Kauf, aber sie sind durchaus üblich: 40 Prozent der Patientinnen haben nach Beginn der MHT außerplanmäßige Blutungen, und das ist auch der häufigste Grund, warum ich von meinen eigenen Patientinnen angerufen werde. Gut, dass ich sie beruhigen kann: Das ist ganz normal und war zu erwarten. Wir »wecken« einfach Gewebe auf, das eine Weile geschlafen hat. Das Gute an dieser verbreiteten Nebenwirkung ist, dass sie in der Regel von selbst wieder verschwindet, obwohl es in manchen Fällen hilfreich ist, einen guten Umgang damit zu finden (siehe Seite 169). Wenn anhaltende außerplanmäßige Blutungen mehr als vier bis sechs Monate nach Beginn der Hormontherapie auftreten, ist eine Ultraschalluntersuchung des Beckens zur Beurteilung der Gebärmutterhöhle und gegebenenfalls eine Endometriumbiopsie und/oder eine Hysteroskopie angezeigt.

Mit den Nebenwirkungen umgehen

Sollten Sie unter Nebenwirkungen leiden, gibt es verschiedene hilfreiche Maßnahmen. Es versteht sich von selbst, dass Änderungen der Medikamente und/oder der Dosierung nur in Absprache mit der behandelnden Ärztin oder dem Arzt erfolgen können.

Bei Wassereinlagerungen einen Versuch wert: weniger Salz zu sich nehmen, für eine ausreichende Wasseraufnahme sorgen, Sport treiben, ein leichtes harntreibendes Mittel einnehmen.

Bei Blähbauch einen Versuch wert: auf niedrig dosiertes, nicht oral eingenommenes kontinuierliches Östrogen umstellen; die Gestagendosis auf ein Maß senken, durch das die Gebärmutter noch geschützt wird; auf ein anderes Gestagen oder auf mikronisiertes Progesteron umstellen.

Bei Brustspannen einen Versuch wert: eine niedrigere Östrogendosis, auf ein anderes Östrogen umstellen, weniger Salz zu sich nehmen, auf ein anderes Gestagen umstellen, weniger Koffein und Schokolade zu sich nehmen.

Bei Kopfschmerzen einen Versuch wert: auf nicht orales, kontinuierliches Östrogen umstellen; die Dosis des Östrogens oder des Gestagens oder von beiden senken; auf eine kontinuierliche kombinierte Gabe umstellen; auf Progesteron oder ein 19-Norpregnan-Derivat umstellen; auf eine ausreichende Wasseraufnahme achten; den Konsum von Salz, Koffein und Alkohol reduzieren.

Bei Stimmungsschwankungen einen Versuch wert: eine bestehende Depression oder Angstzustände medizinisch oder therapeutisch abklären; die Gestagendosis senken; auf ein anderes

Gestagen oder auf mikronisiertes Progesteron umstellen; von systemischem Gestagen auf ein Gestagen-Intrauterin-System umsteigen; auf eine kontinuierliche Östrogen-Gestagen-Kombination umsteigen; für eine ausreichende Wasseraufnahme sorgen; Salz, Koffein und Alkohol einschränken.

Bei Übelkeit einen Versuch wert: bei oraler Östrogeneinnahme die Tabletten zu den Mahlzeiten oder vor dem Schlafengehen einnehmen; auf ein anderes orales Östrogen umsteigen; auf ein nicht orales Östrogen umsteigen; die Östrogen- oder Gestagendosis senken.

Bei Blutungen einen Versuch wert: Östrogendosis senken oder Gestagen erhöhen oder auf ein Kombinationspräparat ohne Gestagen umsteigen. Hinweis: Derzeit ist das einzige verfügbare Kombinationspräparat Duavive. Es handelt sich dabei um ein SERM, das allerdings unter Umständen teuer ist, weil es keine Generika dazu gibt.

Wie es weitergeht, bestimmen Sie

Herzlichen Glückwunsch – Sie haben das Ende des Kapitels über die Hormontherapie erreicht! Ja, das war viel, ich weiß. Ich hoffe sehr, dass Ihnen die zahlreichen Informationen helfen werden, Ihre persönliche Abenteuerreise in die Wechseljahre und darüber hinaus besser zu bestreiten.

Am Ende dieses Kapitels dürften Sie sich in einer von zwei Gruppen einordnen. Je nachdem, in welcher, würde ich Ihnen empfehlen, an folgender Stelle weiterzulesen:

Gruppe 1: Sie sind bereit, sich ärztlich über den Beginn einer MHT beraten zu lassen. Wenn Sie zu dieser Gruppe gehören, empfehle ich Ihnen, das nächste Kapitel zu lesen, denn dort erfahren Sie, was Sie für den Beginn einer MHT von Ihrer Ärztin oder Ihrem

Arzt benötigen. Außerdem sollten Sie einen Blick in den »Werkzeugkasten« werfen, wo Sie weitere nützliche Anregungen finden.

Gruppe 2: Sie haben erkannt, dass die Hormontherapie nichts für Sie ist, sei es, weil bei Ihnen eine Gegenanzeige vorliegt oder weil Ihnen diese Therapie schlichtweg nicht zusagt. Wenn Sie zu dieser Gruppe gehören, reicht es, wenn Sie die MHT-spezifischen Fragen und Ressourcen im nächsten Kapitel nur grob überfliegen. Ein Großteil des Kapitels bleibt jedoch auch für Sie relevant, vor allem der Abschnitt ab Seite 189 mit der Überschrift »So profitieren Sie angesichts der Hormonumstellung am meisten von regelmäßigen Vorsorgeuntersuchungen« – den sollten Sie nicht auslassen! Im »Werkzeugkasten« finden Sie zudem eine Vielzahl verschiedener Methoden ohne Hormone, mit denen Sie die Symptome lindern und die Gesundheitsrisiken senken können, die mit dem verminderten Hormonspiegel in den Wechseljahren einhergehen.

In jedem Fall gilt: Ihnen stehen mehrere Vorgehensweisen zur Verfügung. Je eher Sie hormonelle oder andere Maßnahmen ergreifen, desto eher erfahren Sie eine Linderung der Symptome und desto besser können Sie sich mit Körper und Geist auf die Veränderungen einstellen, die die Wechseljahre mit sich bringen.

Kapitel 8

Wie Sie sich auf Ihren Arzttermin vorbereiten

Ich habe mich auf die Menopause vorbereitet. Echt. Hat aber anscheinend nichts gebracht. Innere Arbeit hin, Biokost, Bewegung oder Stressabbau her, die Perimenopause hätte mich fast aus den Socken gehauen. Ich kenne Leute, bei denen das Ganze geradezu ein Kinderspiel war. Zu denen gehöre ich nicht. Ich bin 51 und habe immer noch meine Tage. Im Laufe der letzten fünf Jahre ist die Person, die ich einmal war, zu einem Schatten verblasst. Ich habe gute 20 Kilo zugenommen und kriege sie einfach nicht wieder runter, egal, was ich tue. Gegen die immer mehr und immer schlimmer werdenden Symptome habe ich alle möglichen Nahrungsergänzungsmittel genommen. Mal sehen – da wären Müdigkeit (und das ist nicht mal annähernd das richtige Wort dafür, wie erschöpft ich bin), Antriebslosigkeit, schlechte Laune und Stimmungsschwankungen, Konzentrationsschwäche und Nebel in der Birne, Gelenk- und Gliederschmerzen, Hitzewallungen und nächtliche Schweißausbrüche, immer wieder Schlafstörungen und, ach ja, die Identitätskrise nicht zu vergessen. Nachdem ich mein Leben meinen Kindern gewidmet und anderen geholfen habe, soll das nun der Dank sein?

-Jody P.

Die neue Menopause habe ich in der Hoffnung geschrieben, dass es zu einer unverzichtbaren Lektüre für alles rund um die Menopause wird. Allerdings muss ich zugeben, dass es bei einem Buch gewisse Grenzen gibt: Als Ersatz für eine ärztliche Ansprechperson, die Ihnen während der Wechseljahre hoffentlich die nötige medizinische Hilfestellung leistet, taugt es nicht. Eine Ärztin oder ein Arzt, die oder der Ihnen zuhört und Sie während der Wechseljahre begleitet, ist das A und O!

Bedauerlicherweise weiß ich, wie schwierig es sein kann, die in dieser Lebensphase benötigte medizinische Unterstützung zu finden, schließlich haben mir unzählige Frauen davon berichtet. Sie wurden abgewimmelt, und man hat ihnen die Beratung und den Zugang zu einer effektiven Behandlung ihrer Symptome verweigert. Mir ist auch klar, dass Sie sich aufgrund dieser Erfahrung vielleicht schon völlig am Boden fühlen. Aber was, wenn ich Ihnen sage, dass Sie sich von jetzt an einen anderen Verlauf vorstellen können? Stellen Sie sich vor, wie Sie mit den wichtigen Informationen aus diesem Kapitel ausgestattet in die Sprechstunde kommen und mit einem konkreten Behandlungsplan wieder nach Hause gehen. Haben Sie es vor Augen? Das ist absolut machbar! Und ich gebe Ihnen alles an die Hand, was Sie brauchen, um diese Vision Wirklichkeit werden zu lassen.

Das Wichtigste zuerst: So finden Sie die optimale Betreuung während der Wechseljahre

Sollten Sie bereits ein Vertrauensverhältnis zu einer guten Ärztin oder einem Arzt haben, benötigen Sie die Informationen in diesem Abschnitt möglicherweise nicht. Dann können Sie gleich zu »Wie Sie sich auf Ihren Termin vorbereiten« auf Seite 177 springen, wo ich darauf eingehe, wie Sie über die verschiedenen Behandlungsmöglichkeiten, unter anderem auch die MHT, sprechen.

Doch ehe Sie lospreschen, möchte ich noch darauf hinweisen, dass auch eine Person, zu der Sie Vertrauen haben und mit der Sie sich wohlfühlen, unter Umständen nicht die besten Voraussetzungen mitbringt, um Sie so zu behandeln, wie Sie es jetzt brauchen. Der zuverlässige Hausarzt, der Ihnen bei Halsschmerzen oder Magen-Darm-Viren zur Seite steht, kennt sich womöglich gar nicht mit Ihren veränderten Bedürfnissen aus. Und die wunderbare Gynäkologin, die die Geburt Ihres Kindes begleitet, Sie operiert und Ihnen 20 Jahre lang treu zur Seite gestanden hat, hat vielleicht wenig oder gar keine Fachkenntnisse in der Behandlung der Wechseljahre erworben und auch keine Zeit gehabt, sich darin fortzubilden. Das kann ich nachvollziehen, denn das war auch bei mir so, und ich gebe unumwunden zu, dass ich jahrelang nicht hinreichend über die Wechseljahre informiert war. Ich habe mich auf mein Studium und meine Ausbildung verlassen, und das hat einfach nicht gereicht. Was ich damit sagen will: Es ist in Ordnung, wenn Sie sich von Ihrer Ärztin oder Ihrem Arzt trennen und sich jemanden suchen, der Sie in dieser Phase Ihres Lebens besser unterstützen kann.

Sollten Sie zurzeit noch nicht mit einer geeigneten Fachkraft in Kontakt stehen, habe ich ein paar Vorschläge, wie Sie diese für die Betreuung während der Wechseljahre finden können. Am besten konzentrieren Sie sich bei Ihrer Suche zunächst einmal auf eine Arztpraxis, die Sie persönlich aufsuchen können. Persönliche Besuche ermöglichen es Ihrem Gegenüber, sich ein Bild von Ihrem Gesundheitszustand zu machen, und ermöglichen eine effizientere Gestaltung der Termine, da bei Bedarf spezielle Behandlungen oder Untersuchungen angeboten werden können. Außerdem fällt es Ihnen bei einem persönlichen Beratungsgespräch leichter, Ihre Fragen und Bedenken mitzuteilen, sofort eine Rückmeldung zu erhalten und eine gute Beziehung aufzubauen. Doch so wichtig mir das auch ist, weiß ich auch, dass es in manchen Regionen nur eine sehr begrenzte Anzahl an spezialisierten Einrichtungen gibt. Unter Umständen ist es daher sinnvoll, sich online mit einer Fachperson in Verbindung zu setzen. Und ehrlich gesagt: Wenn

Sie im Internet jemanden finden, der Ihnen zuhört und Sie als Patientin respektiert, ist das weitaus besser als eine Arztpraxis vor Ort, in der man sie einfach abblitzen lässt!

Folgende Schritte sind bei der Suche nach einer geeigneten Fachkraft zu beachten:

1. **Denken Sie an Ihren Versicherungsschutz.** Die meisten Versicherungsgesellschaften bieten eine Suchfunktion an, in die Sie Ihre Region und das gewünschte Fachgebiet eingeben können. Leider ist die Versorgung in den Wechseljahren nur selten aufgeführt, sodass Sie am besten nach einer gynäkologischen Praxis suchen und dort anrufen sollten, um herauszufinden, ob man dort Erfahrung in der Behandlung von Frauen in den Wechseljahren hat. Falls Sie keine zugelassene Praxis finden, erkundigen Sie sich bei Ihrer Versicherung, welche Leistungen Ihnen außerhalb des regulären Versorgungsnetzes zustehen.

2. **Informieren Sie sich auf meiner Liste empfehlenswerter Arztpraxen.** Diese Liste auf meiner Website speist sich aus Einsendungen und Erfahrungsberichten von Menschen auf der ganzen Welt, die besonders gute Erfahrungen gemacht haben und diese weitergeben möchten. Ich kenne die aufgeführten Mediziner nicht persönlich, aber mein Team prüft jede Empfehlung mit der gebotenen Sorgfalt (wir vergewissern uns, dass sie in der Praxis tätig sind, und überprüfen die Kontaktinformationen). In den USA können Sie auf der Website der Menopause Society (www.menopause.org) in der Datenbank »Find a Menopause Practitioner« nach jemandem in Ihrer Nähe suchen. In Deutschland wird man vielleicht auf der Webseite https://wechseljahre-verstehen.de/hilfe-tipps/praxis-finder/ fündig. Unabhängig davon,

über welche Wege Sie eine mögliche Person ausfindig machen, sollten Sie sich telefonisch vergewissern, dass diese bereit ist, über die Wechseljahre und sämtliche therapeutischen Möglichkeiten zu sprechen.

3. **Lassen Sie sich weiterüberweisen.** Angenommen, Sie würden mit starken Rückenschmerzen oder schrecklichen Kopfschmerzen Ihre hausärztliche oder gynäkologische Praxis aufsuchen, dann würde man Sie wahrscheinlich auch zu einer Spezialistin oder einem Facharzt schicken, einer Orthopädin oder einem Neurologen. Das sollte bei den Wechseljahresbeschwerden nicht anders sein! Im Idealfall räumt die behandelnde Person die Wissenslücke ein und ist bereit, Ihnen bei der Vermittlung an eine spezialisierte Fachkraft für Ihre Bedürfnisse behilflich zu sein.

4. **Bitten Sie Bekannte um eine Empfehlung.** Vielen Menschen ist es lieber, eine Arztpraxis aufzusuchen, die ihnen von einer vertrauten Person empfohlen wurde. Fragen Sie also in Ihrem Freundeskreis, bei Familienmitgliedern, in der Nachbarschaft oder bei Arbeitskolleginnen nach, ob man Ihnen jemanden für die medizinische Versorgung in den Wechseljahren empfehlen kann. Auch in lokalen Facebook-Gruppen erhalten Sie Tipps.

5. **Überlegen Sie, ob Sie sich nicht virtuell betreuen lassen sollten.** Wenn Sie vor Ort niemand Geeignetes finden, hilft Ihnen vielleicht eine telemedizinische Lösung weiter. Glücklicherweise bieten immer mehr Gesundheitseinrichtungen diese Option an, sodass Sie leichter eine hochwertige Betreuung in Anspruch nehmen können. Kontaktinformationen finden Sie im Abschnitt »Ressourcen« auf Seite 366.

Wie Sie sich auf Ihren Termin vorbereiten

Bei einer Untersuchung von mehr als 500.000 Versicherungsfällen von Frauen in verschiedenen Stadien der Wechseljahre stellten Forschende der Universität Yale fest, dass 300.000 der Meldungen sich auf Fälle bezogen, in denen Patientinnen wegen erheblicher Wechseljahresbeschwerden ärztliche Hilfe suchten – und dass 75 Prozent der Patientinnen keine Behandlung erhielten. Diese Beobachtung teile ich aus mehreren Gründen: Erstens, weil ich am liebsten lauthals »Warum?« schreien würde (dann würde mein Mann hereinschauen und »Was ist denn jetzt schon wieder?« fragen); zweitens, weil sie beweist, dass Sie mit Ihrem verzweifelten Bemühen, Ihre Wechseljahresbeschwerden zu lindern, ganz sicher nicht allein sind; und drittens, weil dadurch deutlich wird, wie Sie an Ihren Arzttermin herangehen sollten: Es genügt nämlich nicht, nur Fragen zu stellen und Ihre Probleme zu schildern – Sie brauchen eine Strategie!

Und die beste Strategie für einen erfolgreichen Arztbesuch ist ein planvolles Vorgehen in Sachen Zeitplanung und Information.

Timing

- **Überlegen Sie, ob Sie den Wechseljahresbeschwerden nicht eine Nasenlänge voraus sein wollen.** In der Familienplanung gibt es zuweilen einen gesonderten Arzttermin noch vor der Schwangerschaft, bei dem die medizinische Versorgung abgeklärt, die Behandlungsmöglichkeiten besprochen und über den weiteren Ablauf informiert werden soll. Für die Zeit vor der Menopause gibt es so etwas zwar nicht, aber stellen Sie sich einmal vor, wie grundlegend anders das Leben wäre, wenn ein solcher Termin in der Frauenheilkunde zum Standard gehörte! Bei meinen Patientinnen beobachte ich, dass sie nicht mehr darauf warten wollen, dass sich etwas ändert, sondern gleich einen Plan aufstellen. Sie möchten vor dem Auftreten von Symptomen »das Ruder in die Hand nehmen« und alle möglichen Präventivmaßnahmen ergreifen. Fast schon revolutionär – und ich bin voll dafür!

- **Lassen Sie sich einen frühen Termin geben.** Am besten versuchen Sie, gleich den ersten Termin am Morgen wahrzunehmen, damit Ihr Gegenüber frisch und wach ist. Auch wenn sich das nach einer Nebensächlichkeit anhört, so sind wir Medizinerinnen und Mediziner schließlich auch nur Menschen, deren Energie und Aufmerksamkeit im Laufe des Tages nachlassen können. Gut möglich also, dass Sie Ihre medizinische Fachkraft morgens in Bestform vorfinden.

- **Sagen Sie bei der Terminvereinbarung, was Sache ist.** Wenn Sie sich telefonisch um einen Termin bemühen, teilen Sie dem Personal mit, dass Sie bestimmte Themen besprechen möchten, damit Ihnen genügend Zeit eingeräumt werden kann. Erwarten Sie nicht, dass ein Besuch, um über die Wechseljahre zu sprechen, im Rahmen einer regulären Vorsorgeuntersuchung abgedeckt wird – bei Letzterem geht es um Kontrollen in Hinblick auf Brust- und Gebärmutterhalskrebs und häufige chronische Krankheiten, nicht um die Wechseljahre. Weisen Sie ausdrücklich darauf hin, dass Sie einen »Problemtermin« benötigen, um dafür auch sicher die für eine solche Untersuchung erforderliche Zeit zu erhalten.

- **Gehen Sie nüchtern zum Termin.** Je nach Uhrzeit (hoffentlich früh) sollten Sie nüchtern zu Ihrem Termin erscheinen (also nach Mitternacht nichts mehr essen oder trinken, außer Wasser). Wenn nämlich bestimmte Analysen durchgeführt werden sollen, brauchen Sie nicht zu einem anderen Zeitpunkt wiederzukommen, sondern können diese sofort durchführen lassen.

Informationen

Familiengeschichte

Notieren Sie sich, welche Krankheiten in Ihrer Familie vorkommen, bei welchen Verwandten sie aufgetreten sind und in welchem Alter. Wenn Sie sich das vorab aufschreiben, sparen Sie Zeit und erleichtern es der medizinischen Fachkraft, die erforderlichen Notizen für die Patientenakte anzufertigen. Und, ganz wichtig: Aufgrund dieser Informationen besteht möglicherweise ein Anspruch auf bestimmte Untersuchungen, für die Sie sonst nicht in Betracht kämen. Wenn Sie zum Beispiel unter Erschöpfung leiden und in Ihrer Familie eine Schilddrüsenunterfunktion bekannt ist, erhöht sich durch den entsprechenden Diagnoseschlüssel die Wahrscheinlichkeit, dass die Versicherung die Kosten für die entsprechenden Analysen übernimmt. Ihre Familienanamnese ist außerdem ausschlaggebend dafür, ob bestimmte Hormontherapien in Ihrem konkreten Fall geeignet sind.

Symptom-Tagebuch

Sofern Sie nicht bereits ein Symptom-Tagebuch angelegt haben, sollten Sie damit beginnen, alle auffälligen Veränderungen in Ihrem Gesundheitszustand zu notieren. Vermerken Sie neu aufgetretene Schmerzen, zunehmende Müdigkeit, Verdauungsprobleme, Haar- oder Hautveränderungen, Gewichtszu- oder -abnahme, Probleme mit der seelischen Gesundheit oder dem Gedächtnis und so weiter. Gehen Sie so ausführlich wie möglich vor; Ihre Ärztin oder Ihr Arzt wird wissen wollen, wie lange Sie die Symptome schon haben und ob sie mehr oder weniger stark ausgeprägt sind. Eine Vorlage für ein solches Tagebuch finden Sie in Anhang C, Seite 372. Nutzen Sie den zur Verfügung stehenden Platz für Ihre Aufzeichnungen.

Persönliche Vorlieben berücksichtigen

Denken Sie darüber nach, wie Sie mit Ihren Symptomen und Ihrer Gesundheit langfristig umgehen möchten. Würden Sie eine Hormontherapie in Betracht ziehen, oder bevorzugen Sie einen nicht hormonellen Ansatz? Möchten Sie überhaupt zu den empfohlenen Veränderungen der Lebensweise beraten werden? Überlegen Sie sich, welche Ziele Sie verfolgen und wie Sie diese erreichen möchten, und seien Sie bereit, auch über die Einzelheiten zu sprechen. Sie sollten darauf vorbereitet sein, für sich selbst einzutreten, und gleichzeitig deutlich machen, dass Sie Ihr Gegenüber auf der Grundlage Ihrer Krankengeschichte um eine professionelle medizinische Meinung bitten. Die Art und Weise, wie Ihr Gegenüber auf diese Bereitschaft zur Zusammenarbeit reagiert, sagt viel über Ihre Chancen aus, die von Ihnen gewünschte Behandlung zu erhalten.

Im Folgenden finden Sie einige Fragen, die Ihnen dabei helfen können, die passende Ärztin, den geeigneten Arzt zu finden (die Antworten helfen Ihnen vielleicht auch dabei, Ihre persönlichen Präferenzen für die Behandlung der Wechseljahre weiter einzugrenzen).

Welche Erfahrungen haben Sie bei der Verschreibung der MHT gemacht, und über welche Qualifikation verfügen Sie? Wie gut kennen Sie sich mit den neuesten Forschungsergebnissen und Leitlinien aus?

Haben Sie bereits Patientinnen mit ähnlichen Symptomen wie meine erfolgreich mit einer MHT behandelt? Können Sie konkrete Beispiele nennen?

Wie halten Sie sich über Fortschritte und neue Studien auf dem Gebiet der Wechseljahre und der Hormontherapie auf dem Laufenden?

Können Sie sich außer der MHT auch alternative oder ergänzende Therapien vorstellen, um meinen Behandlungsplan zu optimieren?

Wie gehen Sie mit möglichen Nebenwirkungen der MHT um, und wie minimieren Sie die damit verbundenen Risiken?

Wären Sie bereit, verschiedene Formen der MHT auszuprobieren, je nachdem, was Ihre Patientin bevorzugt, und wie passen Sie die Behandlungspläne an den individuellen Lebensstil an?

Wie unterstützen Sie Patientinnen, die aufgrund ihres Wunsches nach einer MHT eventuell von anderen Ärzten zu Ihnen wechseln möchten?

Wenn wir im Rahmen unserer gemeinsamen Entscheidungsfindung zu dem Schluss kommen, dass ich nicht für die MHT geeignet bin, wie würden Sie mich dann weiterbetreuen?

Die neuesten wissenschaftlichen Erkenntnisse über die menopausale Hormontherapie

Ich möchte keineswegs Ihnen, der Patientin, die Verantwortung für die Bereitstellung wissenschaftlicher Erkenntnisse aufbürden, doch es liegt in Ihrem eigenen Interesse, sich mit einigen wichtigen Informationen zu wappnen. Und zwar aus folgendem Grund: Nur wenige medizinische Fachkräfte haben eine reguläre Ausbildung auf dem Gebiet der Menopause absolviert, und in den meisten Fällen sind die neuesten wissenschaftlichen Erkenntnisse zum Thema wahrscheinlich nicht Bestandteil der Anforderungen für die jährliche Rezertifizierung. Dies gilt insbesondere, wenn es um die neuesten Informationen zur menopausalen Hormontherapie geht. Mit anderen Worten: Unter Umständen müssen

Sie Ihrer Ärztin oder Ihrem Arzt helfen, damit sie oder er Ihnen helfen kann.

Die meisten Gesundheitsfachkräfte heutzutage sind erschöpft und überlastet und stehen außerdem unter großem Druck, Termine auf 15 Minuten oder weniger zu beschränken. Daran sollten Sie denken, wenn Sie den Ihren wahrnehmen. Vielleicht unterstreichen oder markieren Sie ja ein paar der Informationen in diesem Buch und legen sie Ihrer neuen Ärztin oder Ihrem neuen Arzt vor. Oder Sie schauen sich die aktualisierten Stellungnahmen und Statistiken zum Einsatz der menopausalen Hormontherapie sowie den sehr hilfreichen Fragebogen zu den Wechseljahren weiter unten an. Diese wichtigen praktischen Informationen habe ich in Anhang A (Stellungnahmen und Statistiken) und Anhang B (Fragebogen) zusammengefasst, damit Sie sie einfach heraustrennen können, wenn Sie nicht das ganze Buch zu Ihrem Termin mitbringen möchten. So oder so, stellen Sie sich darauf ein zu sagen: »Ich habe hier ein paar Informationen aus zuverlässigen Quellen über den Einsatz der Hormontherapie bei Frauen in den Wechseljahren. Es wäre schön, wenn wir gemeinsam herausfinden könnten, welche Behandlung für meine Symptome am besten geeignet ist.«

Aktualisierte Stellungnahmen und Statistiken zum Einsatz der menopausalen Hormontherapie

Im Jahr 2022 gab die **North American Menopause** Society **(NAMS)**, jetzt Menopause Society, eine aktualisierte Stellungnahme zur Hormontherapie heraus: »The 2022 Hormone Therapy Position Statement of the North American Menopause Society« (*Menopause.* 2022, 29[7]:767–794. DOI: 10.1097/GME.0000000000002028). Der Konsens lautet, dass bei gesunden Menschen, die als Frau geboren wurden und jünger als

60 Jahre sind und bei denen die Menopause nicht länger als zehn Jahre zurückliegt, der Nutzen der Hormontherapie die Risiken überwiegt. Damit wurde die frühere Empfehlung, die besagte, dass eine MHT nur bei schweren Symptomen und in der niedrigsten Dosis für eine möglichst kurze Zeit zu empfehlen sei, deutlich überarbeitet.

2020 veröffentlichte die **American Heart Association** den Artikel »Menopause Transition and Cardiovascular Disease Risk: Implications for Timing of Early Prevention: A Scientific Statement from the American Heart Association« (*Circulation*. 2020, 142[25]:e506-e532. DOI: 10.1161/CIR.0000000000000912). Darin wird bestätigt, dass das kardiovaskuläre Risiko in den Wechseljahren erheblich ansteigt, und es wird betont, wie wichtig frühzeitige Gegenmaßnahmen zur Verringerung dieses Risikos sind. Demnach haben diejenigen, die mit einer Hormontherapie und einem umfassenden Konzept zu Ernährungs- und Lebensweise behandelt werden, ein geringeres kardiovaskuläres Risiko, und die Wahrscheinlichkeit negativer gesundheitlicher Entwicklungen ist ebenfalls geringer.

Die **US Food and Drug Administration** hat die MHT zur Behandlung von vier Leiden im Zusammenhang mit den Wechseljahren zugelassen:

1. **Vasomotorische Symptome:** Dazu gehören Hitzewallungen, nächtliche Schweißausbrüche, Herzklopfen und Schlafstörungen.

2. **Knochenschwund:** Dazu gehören schwächer werdende Knochen und Osteoporose.

3. **Vorzeitiger Hypoöstrogenismus** (Östrogenmangel): infolge der Menopause oder einer vorzeitigen Menopause

nach einem chirurgischen Eingriff wie einer Ovarektomie (mit oder ohne Hysterektomie) oder einer Strahlen- oder Chemotherapie

4. **Symptome des Urogenitaltrakts:** häufiges Wasserlassen, Brennen beim Wasserlassen, wiederkehrende Harnwegsinfektionen, Trockenheit der Scheide, Schmerzen beim Geschlechtsverkehr

Darüber hinaus wurde im Rahmen von Forschungsarbeiten (siehe Quellen) nachgewiesen, dass eine Hormontherapie zur Verbesserung und Linderung von Symptomen beitragen kann, die mit den folgenden Erkrankungen einhergehen:

- Sarkopenie (verminderte Muskelmasse): Mit einer Hormontherapie kann einer Sarkopenie entgegengewirkt werden, deren Ursache der Alterungsprozess, die Abnahme der Östrogenproduktion und die Wechseljahre sind.
- Kognitive Fähigkeiten: Wenn unmittelbar nach einer Hysterektomie mit bilateraler Ovarektomie eine Östrogentherapie begonnen wird, erzielt sie möglicherweise gewisse positive kognitive Wirkungen.
- Haut und Haare: Dazu gehören dünner werdendes Haar und dünnere Haut, vermehrte Blutergüsse und Verlust der Hautelastizität.
- Gelenkschmerzen: Im Rahmen mehrerer Studien berichteten Frauen unter Hormontherapie über weniger Gelenkschmerzen oder Steifheit als unter Placebo.
- Diabetes: Obwohl die MHT nicht von der FDA für die Behandlung von Diabetes Typ 2 zugelassen ist, besteht die

Möglichkeit, dass sie, bei ansonsten gesunden Frauen mit bereits bestehendem Diabetes Typ 2 zur Behandlung von Wechseljahresbeschwerden eingesetzt, auch die Regulierung des Blutzuckerspiegels verbessert.

- Depression: Obwohl nicht von der FDA für die Behandlung von Depressionen zugelassen, können östrogenbasierte Therapien das klinische Ansprechen auf Antidepressiva bei Frauen in der Lebensmitte und darüber hinaus ergänzen, wenn sie zur Behandlung von Wechseljahresbeschwerden verschrieben werden.

Der Symptomfragebogen nach Greene: Eine weitere Möglichkeit, Ihrer Ärztin oder Ihrem Arzt zu helfen, *Ihnen* zu helfen

Darüber hinaus können Sie im Vorfeld eines Termins auch den Fragebogen nach Greene ausfüllen. Dieser Symptom-Check wurde erstmals 1976 entwickelt, seitdem aber immer wieder aktualisiert. Er findet nach wie vor breite Anwendung zur Ermittlung des Behandlungsbedarfs während der Wechseljahre.

Bewerten Sie auf dem nachstehenden Bewertungsbogen jedes Symptom mit 1 für leicht, 2 für mittelschwer, 3 für schwer und 0, wenn es bei Ihnen nicht auftritt.

SYMPTOM	BEWERTUNG
Hitzewallungen	
Schwindelgefühl	
Kopfschmerzen	

Reizbarkeit	
Depressionen	
Gefühl, ungeliebt zu sein	
Ängstlichkeit	
Stimmungsschwankungen	
Schlaflosigkeit	
ungewöhnliche Müdigkeit	
Rückenschmerzen	
Gelenkschmerzen	
Muskelschmerzen	
neu auftretende Haare im Gesicht	
trockene Haut	
Kribbeln unter der Haut	
weniger sexuelle Empfindungen	
Scheidentrockenheit	
schmerzhafter Geschlechtsverkehr	
häufiger Harndrang	
Ergebnis	

Basierend auf: Greene JG. Constructing a standard climacteric scale. Maturitas *1998;29:25–31.*

Ein Wert von 15 oder mehr lässt in der Regel darauf schließen, dass ein Östrogenmangel ursächlich für Ihre Symptome ist, und in meiner Praxis bedeutet dies, dass wir sofort über eine Therapie reden. Bei Frauen mit Symptomen sind Werte von 20 bis 50 üblich. Mit einer adäquaten, auf Sie zugeschnittenen Behandlung sollte Ihr Wert innerhalb von drei bis sechs Monaten auf 10 oder weniger sinken.

Warnsignale: Womöglich ist die Suche nach der richtigen medizinischen Fachkraft noch nicht vorbei

Leider kann ich Ihnen nicht versprechen, dass alles reibungslos abläuft, wenn Sie erst einmal eine qualifizierte Ärztin oder einen kompetenten Arzt ausfindig gemacht und sich auf Ihren Termin vorbereitet haben. Ehrlich gesagt ist der Erfolg eines solchen Gesprächs nicht vorhersehbar. Ich hoffe für Sie, dass der Termin gut verläuft, aber es gibt ein paar Dinge, die ich als Anzeichen dafür betrachten würde, dass dies nicht der Fall ist. Sollten Sie eine der folgenden Aussagen zu hören bekommen, würde ich mir überlegen weiterzusuchen:

- »Bedaure, das ist eben gerade so eine Phase.« Ja, die Wechseljahre sind eine natürliche Lebensphase, aber das bedeutet nicht, dass Sie die Symptome allein durchstehen müssen. Andere ähnlich inakzeptable Floskeln wären: »Das gehört nun einmal dazu« und »Sie müssen damit klarkommen«. Bitte weitersuchen.
- »Eine MHT? Verschreibe ich nicht.« Es ist nicht hinnehmbar, wenn Ihnen eine Ärztin oder ein Arzt sagt, dass sie oder er

keine Hormontherapie verschreibt. Die Entscheidung liegt letztlich bei Ihnen, und Sie verdienen zumindest eine Beratung darüber, ob der Nutzen bei Ihnen und Ihrer persönlichen medizinischen Vorgeschichte die Risiken überwiegt. Dieses Gespräch sollte immer sorgfältig und differenziert geführt werden; ein pauschales »Nein« ist nicht angebracht. Sollte man sich weiterhin weigern, können Sie in unserer Datenbank der empfohlenen Arztpraxen (https:// thepauselife.com/pages/recommended-physicians) oder in der Datenbank der Menopause Society Certified Practitioners (https:// portal.menopause.org/NAMS/NAMS/Directory/Menopause-Practitioner.aspx) nachsehen.

Für den deutschsprachigen Raum gibt es die empfehlenswerten Websites https://wechseljahre-verstehen.de/hilfe=tiipps/praxis-finder/ und https://wexxeljahre.de/arztsuche.

- »Eine Hormontherapie verschreibe ich Ihnen aber nur für einen bestimmten Zeitraum.« Lassen Sie sich keine unnötigen zeitlichen Beschränkungen aufdrängen: beispielsweise, indem Ihnen die Hormontherapie nur einmalig oder für ein oder zwei Jahre verschrieben wird. Zwar gehört es zu einer verantwortungsvollen medizinischen Vorgehensweise, unerwünschte Nebenwirkungen eines verschriebenen Medikaments genau im Blick zu behalten, aber über die Dauer der MHT-Einnahme sollte man immer wieder neu miteinander ins Gespräch kommen. Solange Ihre Symptome auftreten, brauchen Sie nämlich Hilfe, um sie in den Griff zu bekommen.

So profitieren Sie angesichts der Hormonumstellung am meisten von regelmäßigen Vorsorgeuntersuchungen

Ich hoffe, Sie gehen regelmäßig zur Vorsorgeuntersuchung. Solche Check-ups dienen dazu, die häufigsten Krankheiten und Beschwerden rechtzeitig zu erkennen. Sie sind sehr wichtig! Das Beste holen Sie aus dem Termin heraus, indem Sie sich zunächst einen Überblick über Sinn und Zweck der durchgeführten standardmäßigen Blutuntersuchungen verschaffen und außerdem einige zusätzliche Tests in Betracht ziehen, die in den Wechseljahren besonders relevant sind.

Allgemeine Blutuntersuchungen und zusätzliche Tests, nach denen Sie sich erkundigen sollten

Ein Hinweis zu Kosten und Versicherungsschutz: Die Kosten für eine Vorsorgeuntersuchung und die damit verbundenen Blutuntersuchungen sind fast immer Versicherungsleistungen, aber es ist wirklich schwer zu prognostizieren, welche Extras übernommen werden. Einige Krankenkassen erstatten lediglich die Kosten, die sie als Teil der Früherkennung ausgehandelt haben, andere sind da etwas großzügiger. Deshalb empfiehlt es sich, einige der zusätzlichen Laborwerte, die sich speziell auf Wechseljahresbeschwerden beziehen, bei Ihrem »Problemtermin« anzufragen statt bei der jährlichen Untersuchung; die Versicherer übernehmen nämlich eher Laborwerte, die sich auf bestimmte Symptome und die Krankengeschichte beziehen. (Es wäre schön, wenn ich Ihnen in diesem Bereich eine allgemeingültige Empfehlung geben könnte, aber die Versicherungsbedingungen sind mittlerweile sehr unterschiedlich.)

Großes Blutbild, Stoffwechselprofil und Lipidstatus

Bei diesen drei Untersuchungen handelt es sich um Standard-Screening-Untersuchungen, die im Rahmen der Vorsorge auch ohne Symptome von der Versicherung übernommen werden.

Bei einem *großen Blutbild* werden alle Blutzellen erfasst, also auch rote Blutkörperchen, weiße Blutkörperchen, Blutplättchen, Hämoglobin und Hämatokrit. Anhand der Ergebnisse lassen sich zugrunde liegende Infektionen, die zu einer erhöhten oder verringerten Anzahl weißer Blutkörperchen führen können, Leukämie oder Lymphome, Anämie oder bestimmte Vitaminmangelzustände diagnostizieren.

Ein *Stoffwechselprofil* gibt Aufschluss über die Funktion von Stoffwechsel, Leber und Nieren. Dabei werden Elektrolyte wie Natrium, Kalzium und Kalium, Albumin, Harnstoff-Stickstoff im Blut, Kohlendioxid, Chlorid, Kreatinin, Glukose, Gesamtbilirubin und -protein sowie Leberenzyme überprüft.

Ein *Lipidstatus* (nüchtern erhoben) zeigt die Werte für HDL (»gutes«) Cholesterin, LDL (»schlechtes«) Cholesterin und Triglyceride an. Diese Cholesterinwerte geben Aufschluss über die Herzgesundheit im Allgemeinen. Die Testergebnisse erläutert Ihnen Ihre Ärztin oder Ihr Arzt. Falls Sie noch ein wenig mehr wissen möchten, können Sie anhand der Laborergebnisse auch das Verhältnis von HDL zu Triglyceriden berechnen. Laut einer im *Journal of the American Heart Association* veröffentlichten Studie eignet sich dieses Verhältnis gut zur Vorhersage schwerwiegender negativer Herz-Kreislauf-Ereignisse bei Frauen, insbesondere nach der Menopause. Um das Verhältnis von HDL zu Triglyceriden zu berechnen, dividieren Sie einfach den Wert der Triglyceride durch den HDL-Wert in mg/dL (oder mmol/L) und gleichen das Ergebnis mit folgender Skala ab:

IDEAL: 2,0 oder weniger

GUT: 4,0 bis 6,0

SCHLECHT: über 6,0 oder mehr

Liegt das Verhältnis bei Ihnen im idealen oder guten Bereich, behalten Sie es einfach bei jeder Messung Ihres Cholesterinspiegels im Blick. Wenn es schlecht ist, wenden Sie sich bitte so schnell wie möglich an Ihre Ärztin oder Ihren Arzt. Außerdem können Sie die im Werkzeugkasten-Eintrag »Cholesterinspiegel, hoher / erhöhte Triglyceridwerte« (siehe Seite 243) aufgeführten Ernährungsumstellungen und anderen Empfehlungen ausprobieren.

Bitten Sie zusätzlich um die Ermittlung folgender Werte: Lipoprotein (a) und Apolipoprotein B, auch bekannt als Lp(a) und ApoB.

ApoB und Lp(a) sind zwei wichtige Marker, mit denen medizinisches Fachpersonal das Risiko einer Herzerkrankung bewertet. Sie sind besonders wichtig, wenn Ihr Verhältnis von HDL zu Triglyceriden im »schlechten« Bereich liegt.

Ich möchte Ihnen kurz erklären, warum eine Überprüfung dieser Werte so wichtig ist:

ApoB ist ein Protein im Blut, das für den Transport von Cholesterin innerhalb des Körpers, unter anderem zu den Arterien, verantwortlich ist. Hohe ApoB-Werte werden mit einem erhöhten Risiko für Atherosklerose in Verbindung gebracht, einer Erkrankung, bei der sich Fettablagerungen in den Arterien bilden, die unter Umständen Herzerkrankungen und Schlaganfälle zur Folge haben. Durch die Überprüfung des ApoB-Spiegels kann das schädliche Cholesterin in Ihrem Blut genauer bestimmt werden als durch die alleinige Messung des LDL-Cholesterins. Auf diese Weise lässt sich Ihr Risiko für Herzkrankheiten genauer beurteilen.

Lp(a) ist eine bestimmte Form von Cholesterinteilchen. Hohe Lp(a)-Werte werden mit einem erhöhten Risiko für Herzkrankheiten in Verbindung gebracht, insbesondere für die koronare Herzkrankheit. Erhöhte Lp(a)-Werte können zur Bildung von Ablagerungen in Ihren Arterien beitragen, die wiederum schlimmstenfalls zu Herzinfarkten und anderen kardiovaskulären Problemen führen. Die Messung Ihrer Lp(a)-Werte hilft bei der Identifizierung Ihrer genetischen Veranlagung für Herzkrankheiten.

Die Bestimmung Ihrer ApoB- und Lp(a)-Werte ist wichtig, weil dadurch das Risiko für Herz-Kreislauf-Erkrankungen besser eingeschätzt werden kann als allein anhand herkömmlicher Cholesterin-Untersuchungen. Mithilfe dieser Werte kann die Ärztin oder der Arzt den Plan für die Therapie oder die Umstellung der täglichen Gewohnheiten besser abstimmen, um das Risiko einer Herzerkrankung zu verringern.

Hämoglobin A1c (HbA1c)

Mit dem HbA1c-Test wird der Durchschnittswert des Blutzuckers in den letzten zwei bis drei Monaten ermittelt. Je höher der HbA1c-Wert, desto größer ist Ihr Risiko, an Diabetes Typ 2 zu erkranken. Ein hoher HbA1c-Wert erhöht zudem möglicherweise das Risiko, Alzheimer und Krebs zu entwickeln.

Bitten Sie zusätzlich um die Ermittlung folgender Werte: Wenn in Ihrer Familie bereits Adipositas, Acanthosis nigricans oder andere bekannte Risikofaktoren für eine Insulinresistenz aufgetreten sind, empfiehlt es sich, den HOMA-Index (Homeostatic Model Assessment for Insulin Resistance) bestimmen zu lassen. Mithilfe des HOMA-IR-Modells lässt sich beurteilen, wie gut Sie auf Insulin ansprechen, indem der Wert des Nüchterninsulins durch den des Nüchternblutzuckers geteilt wird.

Schilddrüsenspiegel

In der Regel wird bei der jährlichen Blutuntersuchung das schilddrüsenstimulierende Hormon (TSH) bestimmt, ein wichtiger

Marker für die Schilddrüsenfunktion. In manchen Fällen reicht der TSH-Wert allein jedoch nicht aus, um eine zugrunde liegende Schilddrüsenerkrankung festzustellen.

Bitten Sie deshalb zusätzlich um einen ausführlichen Schilddrüsenspiegel, zu dem neben TSH auch freies T4, freies T3, reverses T3 und zwei Arten von Schilddrüsenantikörpern, Anti-TPO und Antithyreoglobulin, gehören. Wenn Sie unter Symptomen wie chronischer Müdigkeit, Kälteunverträglichkeit, Haarausfall, Vergesslichkeit, Verstopfung, unerklärlicher Gewichtszunahme oder -abnahme oder allgemeinen depressiven Verstimmungen leiden, würde ich Ihnen auf jeden Fall empfehlen, diese spezifischen Faktoren messen zu lassen. Schilddrüsenerkrankungen bleiben oft viel zu lange unerkannt. Lassen Sie daher bei Ihrem nächsten Arztbesuch unbedingt diese ausführliche Analyse vornehmen.

Vitamin D

Durchschnittlich haben 42 Prozent der Patientinnen einen niedrigen Vitamin-D-Spiegel, und mit zunehmendem Alter und in den Wechseljahren nimmt diese Zahl noch zu. Dieser Mangel kann auf den Wohnort (das heißt eine eingeschränkte Sonneneinstrahlung), eine dunklere Haut, die die Aufnahme einschränkt, eine genetische Disposition, ein Absorptionsproblem oder eine Nierenerkrankung zurückzuführen sein. Bei einem niedrigen Vitamin-D-Spiegel steigt die Anfälligkeit für Osteoporose, während sich ein gesunder Vitamin-D-Spiegel positiv auf die Gesundheit des Immunsystems und des Herzens auswirkt.

Bitten Sie zusätzlich um die Ermittlung folgender Werte: Zink und Magnesium. Zink wird von Ihrem Körper für die Zellproduktion und die Immunfunktionen benötigt. Bei Zinkmangel ist der Organismus nicht in der Lage, gesunde neue Zellen zu produzieren. Dieser Mangel führt zu Symptomen wie unerklärlichem

Gewichtsverlust, schlecht heilenden Wunden, mangelnder Konzentration und vermindertem Geruchs- und Geschmackssinn.

Auch Ihren Magnesiumwert sollten Sie überprüfen lassen, denn ein Defizit geht häufig mit schlechtem Schlaf, Nervenproblemen, Stimmungsschwankungen, Erschöpfung, Muskelkrämpfen, Kopfschmerzen sowie brüchigen Haaren und Nägeln einher. Darüber hinaus ist Magnesium wichtig für die Herzgesundheit, den Blutdruck und für die Regulierung der Schilddrüsenfunktion.

Blutuntersuchungen außer der Reihe

Die folgenden Blutanalysen werden nicht bei allen Patientinnen als Routineuntersuchung durchgeführt. Meiner Meinung nach sind diese Werte jedoch wichtig und sollten in den Wechseljahren überprüft werden. Außerdem können sie von jeder medizinischen Fachkraft mit ein paar Kreuzchen auf den Laborformularen angefordert werden (allerdings kann auch hier wieder die Kostenübernahme durch die Versicherung eine ganz andere Geschichte sein, daher kommt es auf jeden Fall auf die richtige Dokumentation an). Ich empfehle diese Untersuchungen allen meinen Patientinnen.

Anämiediagnostik (Eisen, Ferritin, Folat und Vitamin B12)

Mit dem Blutbild lässt sich eine Anämie zwar auch nachweisen, aber Frauen in den Wechseljahren empfehle ich zusätzliche Analysen. Da Blutarmut in dieser Lebensphase die Hauptursache für chronische Müdigkeit ist und über 70 Prozent der Frauen nach der Menopause weiter davon betroffen sind, ist es mir wichtig, dies bei allen meinen Patientinnen zu untersuchen. Ein Mangel an Vitamin B12 ist besonders häufig bei Vegetarierinnen und Veganerinnen zu beobachten, kann aber auch bei Menschen auftreten, die alles essen, und zwar aufgrund von Nährstoff-Malabsorptionsproblemen infolge von übermäßiger Antibiotikaeinnahme, Zöliakie oder Morbus Crohn. Ein Eisenmangel äußert sich mitunter als Anämie oder sogar als Hypothyreose. Er kann sogar dann vorliegen, wenn Sie nicht unter Anämie leiden (was durch ein großes Blutbild festgestellt werden kann). Deshalb ist es wichtig, den Eisen- und Ferritinwert getrennt zu ermitteln.

Chronische Entzündungen abklären: hochsensitives C-reaktives Protein (hsCRP) und Erythrozytensedimentationsrate (ESR)

Wenn in der Perimenopause das Östrogen abnimmt, geht auch seine entzündungshemmende Wirkung verloren. Das Ergebnis ist oft eine chronische, unspezifische Entzündung. Die Werte einer solchen Entzündung lassen sich durch die Bestimmung spezifischer Marker wie dem hochsensitiven C-reaktiven Protein (hsCRP), der Erythrozytensedimentationsrate (ESR) und der Plasmaviskosität ermitteln und beobachten. Meinen Patientinnen rate ich, diese Marker vor und etwa vier Monate nach der Umstellung ihrer Lebensweise untersuchen zu lassen. Anhand der Ergebnisse sehen wir dann, inwieweit die Maßnahmen in Sachen Ernährungsumstellung/Diät/Nahrungsergänzungsmittel/Medikamenteneinnahme zur Senkung dieser Marker beigetragen haben.

hsCRP wird in der Leber ganz natürlich als Reaktion auf Entzündungen produziert. Ein hoher CRP-Wert im Blut lässt sich auf verschiedene Entzündungszustände zurückführen. Ein ESR-Test zeigt außerdem an, ob eine Entzündung vorliegt. Beide Messungen werden zunächst durchgeführt, um überhaupt einen Ausgangswert für die Entzündung zu ermitteln. Muss eine Patientin dann bestimmte Maßnahmen zur Bekämpfung der Entzündung ergreifen, lassen sich anhand dieses Ausgangswertes die Fortschritte nachvollziehen. Gelingt es uns nicht, die Werte durch gezielte Maßnahmen zu senken, müssen wir nach alternativen Ursachen für den Anstieg suchen.

Selbstfürsorge ist wichtig – denken Sie daran!

Ich hoffe, die Informationen und Hilfsmittel in diesem Kapitel helfen Ihnen, sich bei der Suche nach einer guten medizinischen Versorgung in den Wechseljahren besser durchzusetzen. Ich möchte Sie ermutigen, bei Ihrer Suche auch die Selbstfürsorge in den Vordergrund zu stellen, indem Sie Wert auf guten Schlaf legen, Stress abbauen, sich entzündungshemmend ernähren und regelmäßig Sport treiben. Auch wenn die Befolgung dieser Tipps zur Lebensführung keine Garantie dafür ist, dass Ihre Symptome komplett verschwinden, so kann die konsequente Umsetzung solcher Maßnahmen doch eine gewisse Linderung bewirken und bestimmt die erhofften Vorteile bringen.

Teil 3

Symptome und Lösungswege

Kapitel 9

Mit alltäglichen Verhaltensweisen die Gesundheit in den Wechseljahren fördern

Sowohl während des Medizinstudiums als auch während meiner gesamten medizinischen Laufbahn hat man mir eingetrichtert, Hitzewallungen, nächtliche Schweißausbrüche und das Urogenitalsyndrom seien die häufigsten Begleiterscheinungen der Wechseljahre. Auch das erhöhte Risiko einer Osteoporose war bekannt. Das war's dann aber auch schon. Jetzt, viele Jahre später, ist klar, dass die Wechseljahre an Dutzenden verschiedener Symptome und Erkrankungen beteiligt sein können (siehe Seite 213).

Die Studierenden der Medizin und die Assistenzärztinnen und -ärzte für Gynäkologie und Geburtshilfe meiner Generation haben nur wenig über die Wechseljahre gelernt: vielleicht eine einstündige Vorlesung im Medizinstudium und dann noch einmal sechs Stunden während der Assistenzzeit. Es gab keine »Klinik der Menopause«, das heißt, es gab keine spezielle Ausbildung für die Behandlung. Und am Ende meiner Assistenzzeit lautete der allgemeine Tenor, eine Hormonersatztherapie sei aufgrund der ersten Ergebnisse der WHI-Studie gefährlich (siehe Kapitel 3).

Seit meiner Assistenzzeit habe ich jedes Jahr die für die Zertifizierung erforderliche Fortbildung absolviert. Von den vielen Tausend Artikeln, die das American Board of Obstetrics and Gynecology (ABOG) mir zur Prüfung vorgelegt hat, befassen sich nur eine Handvoll speziell mit den Wechseljahren. Und tatsächlich gibt es keine Kategorie »Menopause« in unseren Prüfungsunterlagen. Chirurgie, Geburtshilfe, pädiatrische Gynäkologie und Ethik – das alles ist abgedeckt, doch eine spezielle Kategorie für die Menopause fehlt.

Wenn ich ehrlich bin, muss ich heute einsehen, dass ich über Jahre hinweg in Sachen Wechseljahresbeschwerden eine miserable Ärztin war. Ich habe mich völlig auf das verlassen, was mir von der ABOG vorgelegt wurde, und dachte, damit wäre ich gut für die Begleitung von Frauen in den Wechseljahren gerüstet. Zwar bin ich wahnsinnig stolz auf das, was ich in meiner gynäkologischen Ausbildung gelernt habe, aber ich weiß mittlerweile, dass mein Wissen über die optimale Gesundheit der Frau in den Wechseljahren große Lücken aufwies.

Das Bild, das ich von den Wechseljahren hatte, wandelte sich, als sich drei Phänomene praktisch gleichzeitig ereigneten: Ich selbst kam in die Wechseljahre, meine Patientinnen kamen in Scharen in die Wechseljahre (wir waren ungefähr im gleichen Alter), und ich begann, mich auf Social Media zum Thema Menopause zu äußern. Ich beobachtete immer mehr scheinbar unerklärliche Symptome an mir und bemerkte Veränderungen an meinem Gesundheitszustand. So stieg mein Cholesterinspiegel plötzlich an, obwohl ich an meiner Ernährung und meinem Sportpensum nichts geändert hatte. Auch ohne Verletzung traten fast unerträgliche Gelenkschmerzen auf. Außerdem war ich schneller erschöpft als sonst. Mir fiel auf, dass viele meiner Patientinnen über die gleichen Dinge klagten, und als ich begann, auf Social Media über meine Symptome zu berichten, kommentierten Tausende mit den Worten: »Geht mir genauso!«

Damals ahnte ich ja nicht, dass der erhöhte Cholesterinspiegel, die Gelenkschmerzen und die Müdigkeit mit den Wechseljahren zusammenhängen könnten. Meine Followerinnen wollten außerdem wissen, ob auch noch andere Beschwerden mit den Hormonveränderungen in den Wechseljahren in Verbindung gebracht werden könnten. Probleme wie Schultersteife, Schwindel, CMD … »Ob das wohl auch irgendwie mit den Wechseljahren zu tun hat?« Immer wieder tauchte dieselbe Frage auf, und allmählich erkannte ich Muster. In dem Bestreben, zu helfen und meine eigene ärztliche Neugier zu stillen, vertiefte ich mich in die aktuelle wissenschaftliche Literatur und fand eindeutige Beweise dafür, dass in vielen Fällen tatsächlich ein Zusammenhang besteht. Das schockierte mich. Bedenken Sie: Man hatte mir nicht beigebracht, dass es bei den Wechseljahren um mehr geht als um die »typischen Symptome«. Wohl aber hatte man mir vermittelt, dass Frauen dazu neigen, ihre psychischen Symptome zu somatisieren, sprich, sie in körperliche Symptome umzuwandeln. Dabei waren die Zusammenhänge zwischen Symptomen und Krankheiten in verschiedenen Organsystemen doch zweifelsfrei dokumentiert! Und das war weder allgemein bekannt, noch wurden diese Fakten über die üblichen Weiterbildungskanäle für Menschen in meinem Fachgebiet verbreitet.

Einen Zusammenhang nachzuweisen ist eine Sache, aber es ist noch einmal etwas ganz anderes, Forschungsergebnisse zu finden, die die Wirksamkeit einer bestimmten Behandlungsmethode belegen. Für den »Werkzeugkasten für die Wechseljahre« (ab Seite 213) habe ich mich intensiv mit den wissenschaftlichen Erkenntnissen über Lösungswege oder zumindest mögliche Lösungswege beschäftigt. Dabei fand ich heraus, dass die Beweislage für die Wirksamkeit bestimmter Therapieoptionen zur Linderung oder gar Vorbeugung mancher Symptome eindeutig ist. Beispielsweise wurden Migränekopfschmerzen und Veränderungen in der Körperzusammensetzung in Hinblick auf die Wechseljahre eingehend untersucht, daher sind die Empfehlungen im »Werkzeugkasten« ausgesprochen verlässlich. Bei Symptomen wie Tinnitus und Asthma hingegen wurde erst kürzlich ein Zusammenhang mit den Wechseljahren festgestellt, daher sind die Rückschlüsse noch nicht so konkret. Hier habe ich mich auf einschlägigen Websites über Behandlungsaspekte informiert. In vielen dieser Bereiche ist weitere Forschung nötig. Glücklicherweise wird den Wechseljahren derzeit ein noch nie da gewesenes Interesse zuteil; noch nie war die Aufmerksamkeit so groß. Hoffentlich führt dies zu größeren Investitionen in die Erforschung der Wechseljahre und damit zu immer besseren Behandlungsmöglichkeiten für die Symptome, die mitunter so viel Kummer bereiten.

Nach der Durchsicht von Hunderten von Studien war mir eines klar: Es gibt einige allgemeingültige Wahrheiten darüber, wie man die Gesundheit nach der Menopause fördern kann. Die erste lautet: Gute Gesundheit in den Wechseljahren ist kein Zufall. Und die zweite: Sie lässt sich nie und nimmer durch eine einzige Tablette, ein Nahrungsergänzungsmittel oder eine einzige Behandlungsmethode erreichen. Vielmehr ist sie das Ergebnis alltäglicher Verhaltensweisen und Lebensgewohnheiten, die viele in der Vergangenheit vernachlässigt haben. Oder mit denen wir inkonsequent waren, womit wir in jüngeren Jahren noch ganz gut durchgekommen sind. Bei diesen alltäglichen Verhaltensweisen liegt das Augenmerk auf den Hauptbestandteilen des »Werkzeugkastens für die Wechseljahre«: Ernährung, Bewegung, Medikamente und Nahrungsergänzungsmittel. Wer auf diese Bereiche seines Lebens achtet und darin positive, gesundheitsfördernde Verhaltensmuster entwickelt, trägt wesentlich zur Steigerung seiner Lebensqualität in den Wechseljahren und darüber hinaus bei. Außerdem sinkt das Risiko für chronische Krankheiten erheblich. Schauen wir uns die Hauptbestandteile etwas genauer an.

Entzündungshemmende Ernährung

Ein wesentlicher Bestandteil des »Werkzeugkastens« ist die entzündungshemmende Ernährung. Wenn der Östrogenspiegel in den Wechseljahren sinkt, verlieren Sie einen unglaublich wertvollen Verbündeten im Kampf gegen Entzündungen. Dieser Verlust lässt sich etwas ausgleichen, indem Sie Ihre Ernährung sehr strategisch gestalten. Zu einer entzündungshemmenden Ernährung gehört der Verzehr gesunder Fette, magerer Fleischsorten sowie von Obst und Gemüse, die reich an Antioxidantien sind, außerdem eine erhöhte Zufuhr von Ballaststoffen. Darüber hinaus gilt es, den Konsum von Alkohol, verarbeitetem Fleisch und verarbeiteten Lebensmitteln generell einzuschränken. Wer sich überwiegend so ernährt, kann viele Wechseljahresbeschwerden und Begleiterscheinungen wie Gewichtszunahme, Knochenschwund und chronische Krankheiten wie Herzerkrankungen und Diabetes Typ 2 verringern.

Kraft- und ausdauerfördernde Aktivitäten

Da Bewegung die Gesundheit des Herz-Kreislauf-Systems, des Stoffwechsels und der Seele auf unvergleichliche Weise fördert, ist sie in jeder Lebensphase von entscheidender Bedeutung für das Wohlbefinden. In den Wechseljahren kommt es aufgrund des sinkenden Hormonspiegels zu Muskel- und Knochenschwund, weshalb es Ihnen beim Training darum gehen sollte, diesem Effekt gezielt entgegenzuwirken. Sie müssen trainieren, um Muskeln und Kraft aufzubauen und zu erhalten (und nicht, um irgendeine Idealvorstellung von sich selbst als »schlank« zu erreichen). Deshalb ist für Sie ein Krafttraining optimal, bei dem Sie Gewichte stemmen und einfache funktionelle Bewegungen mit dem eigenen Körpergewicht ausführen. Zusätzlich sollten Sie sich ausgiebig bewegen, zum Beispiel spazieren gehen oder joggen, um die Leistungsfähigkeit der Atemwege und des Herz-Kreislauf-Systems im Alter zu fördern.

Ausdauer- und Krafttraining: Eine unschlagbare Kombination

Aerobes Training, auch Ausdauer- oder Cardiotraining genannt, bezeichnet kontinuierliche, rhythmische Bewegungsabläufe, durch die Herzfrequenz und Atmung erhöht werden. Dafür gibt es eine ganze Palette an Möglichkeiten, zum Beispiel Laufen, Radfahren, Schwimmen, Tanzen, Rudern, Boxen und vieles mehr. (Wenn Sie also noch nicht die richtige Sportart für sich gefunden haben, probieren Sie doch einfach eine andere aus!) Gerade beim Abbau von Fettpölsterchen, für die wir in den Wechseljahren besonders anfällig sind, hat sich aerobes Training als besonders wirksam erwiesen.

Noch mehr profitieren Sie, wenn Sie sowohl Ausdauer- als auch Krafttraining betreiben. Auf diese Weise kombinieren Sie die Vorteile des Ausdauertrainings für die Fettverbrennung mit denen des Krafttrainings für den Muskelaufbau, also die besten Voraussetzungen für eine gesunde Körperzusammensetzung. Wer Hanteln stemmt oder Übungen wie Liegestütze macht, baut Muskeln auf, was wiederum dem natürlichen altersbedingten Verlust an Muskelmasse und dem langsamer werdenden Stoffwechsel entgegenwirken kann. Zu diesem Thema gibt es ein ausgezeichnetes Buch: *Forever Strong* von Dr. Gabrielle Lyon.

Evidenzbasierte Arzneimitteltherapie

Mit Arzneimitteltherapie meine ich Behandlungsmöglichkeiten, die von Ihrer Ärztin oder Ihrem Arzt verschrieben oder empfohlen werden können, um Symptome wie Hitzewallungen, nächtliche Schweißausbrüche, Knochenschwund, vorzeitigen Östrogenmangel und urologische Probleme wie Scheidentrockenheit und häufiges Wasserlassen zu lindern. Für manche, aber nicht alle Wechseljahresbeschwerden ist die wichtigste Form die menopausale Hormontherapie. Ist die Wirksamkeit der MHT bei der Linderung oder Beseitigung eines bestimmten Symptoms wissenschaftlich erwiesen, mache ich dies deutlich. Ebenso weise ich Sie darauf hin, wenn es keine ausreichenden Erkenntnisse für eine Empfehlung der MHT zur Behandlung eines bestimmten Symptoms gibt. Sollten Sie nicht für eine Hormontherapie infrage kommen (siehe Kapitel 7), gibt es andere Medikamente und Nahrungsergänzungsmittel, die bei der Behandlung Ihrer Symptome überaus wirkungsvoll sein können. Es ist extrem wichtig, dass Sie Ihre Symptome, Ihre Ziele und Ihre Familiengeschichte in Ihrer Arztpraxis besprechen, damit dort die für Sie beste und sicherste Methode ermittelt wird.

Die Ernährung klug ergänzen

Im gesamten »Werkzeugkasten« finden Sie bestimmte Nahrungsergänzungsmittel als mögliche Stellschraube bei Beschwerden. Insbesondere, wenn ein Mangel an spezifischen Nährstoffen besteht oder konkrete Zielsetzungen verfolgt werden sollen, spielen Nahrungsergänzungsmittel oft eine wichtige Rolle, und falls bei Ihnen ein Defizit bekannt ist, sollte Ihnen Ihre Ärztin oder Ihr Arzt die richtige Dosierung dafür verschreiben. Allerdings sollten Nahrungsergänzungsmittel niemals als Ersatz für eine ausgewogene Ernährung mit viel Obst, Gemüse, magerem Eiweiß, Vollkornprodukten und gesunden Fetten verwendet werden. Keine Pille und kein Pülverchen können das gesamte Spektrum an Nährstoffen, Ballaststoffen und gesundheitlichen Vorteilen liefern, die Sie mit der Nahrung zu sich nehmen können.

Ich möchte unbedingt betonen, dass die Einnahme einer hohen Dosis eines Nahrungsergänzungsmittels keinerlei Superkräfte gegen eine durch einen Mangel entstandene Krankheit verleiht. Ein Beispiel: Ein Vitamin-C-Mangel schadet zwar dem Immunsystem, es verschafft Ihnen jedoch keine verbesserte Widerstandskraft gegen Krankheiten, wenn Sie extra viel davon einnehmen. Zwar behaupten einige Heilpraktiker und Nahrungsergänzungsmittelfirmen immer wieder, die Einnahme großer Dosen sei eine Art Wunderkur, doch das stimmt einfach nicht (wobei es denen natürlich durchaus recht ist, wenn Sie mehr Nahrungsergänzungsmittel kaufen und einnehmen als nötig).

Der Stellenwert von Sicherheit und Reinheit bei Nahrungsergänzungsmitteln

Nahrungsergänzungsmittel erfreuen sich großer Beliebtheit, was zur Folge hat, dass Verbrauchern eine große Produktvielfalt zur Verfügung steht, was wiederum zu einer gewissen Unübersichtlichkeit führt. Was ist denn nun die beste Option? Als Ärztin und Anbieterin von Nahrungsergänzungsmitteln aus eigenem Hause empfehle ich Ihnen, Produkte zu wählen, die hochwertig, sicher und rein sind. Im Folgenden erläutere ich Ihnen, was Sie beachten sollten, um die Qualität, Sicherheit und Reinheit der von Ihnen gewählten Nahrungsergänzungsmittel sicherzustellen:

1. *Kontrollen durch Dritte*. Seriöse Hersteller investieren in Drittparteien-Audits. Unabhängige Labors bewerten die Reinheit und Wirksamkeit von Nahrungsergänzungsmitteln, um zu gewährleisten, dass die Angaben auf dem Etikett stimmen.

2. *Transparenz.* Vertrauenswürdige Hersteller legen ihre Beschaffungsquellen, Herstellungsverfahren und Qualitätskontrollmaßnahmen offen. Sie sollten sich problemlos darüber informieren können, woher die Inhaltsstoffe stammen, wie sie verarbeitet und welche Schritte unternommen werden, um Verunreinigungen zu vermeiden.

3. *Vermeiden Sie Spezialmischungen.* Hinter manchen Nahrungsergänzungsmitteln verbergen sich patentrechtlich geschützte Mischungen, in denen Inhaltsstoffe ohne Angabe der einzelnen Dosierungen zusammengestellt werden. Aufgrund der fehlenden Transparenz weiß man nie so genau, was man wirklich zu sich nimmt. Greifen Sie zu Produkten, bei denen die Mengen der Inhaltsstoffe klar angegeben sind.

4. *Achten Sie auf Allergene.* Sollten Sie unter Allergien oder Überempfindlichkeiten leiden, überprüfen Sie bitte sorgfältig die Inhaltsstoffe, um sich zu vergewissern, dass das Produkt keine gängigen Allergene wie Gluten, Soja, Milchprodukte oder Nüsse enthält.

Beratschlagen Sie sich mit Ihrer Ärztin oder Ihrem Arzt, bevor Sie mit der Einnahme von Nahrungsergänzungsmitteln beginnen, insbesondere, wenn Sie unter einer Grunderkrankung leiden oder Medikamente einnehmen. Sie oder er hilft Ihnen, herauszufinden, welche Nahrungsergänzungsmittel sicher und für Ihre Bedürfnisse geeignet sind. Selbstverständlich sollten Sie sich vorher vergewissern, dass Ihre Ansprechperson dafür qualifiziert ist, Sie bei der Einnahme von Nahrungsergänzungsmitteln (oder bei jedem anderen gesundheitsbezogenen Thema) zu beraten. Die Qualifikation erkennen Sie anhand der Referenzen und indem Sie sich vergewissern, dass diese Ansprechperson über eine Ausbildung im Bereich Gesundheit oder Ernährung verfügt und sich an ethische Standards hält.

Neben den Hauptbestandteilen für die Gesundheit in den Wechseljahren, die Sie im »Werkzeugkasten« finden, gibt es meiner Erfahrung nach noch einige andere Lebensbereiche, in denen sich gute Gewohnheiten lohnen. Hierzu gehören beispielsweise Stressabbau, optimaler Schlaf und der Kontakt zu einer Gemeinschaft aus Weggefährtinnen.

Stressabbau

Chronischer Stress beeinträchtigt nicht nur die Lebensqualität, sondern kann auch zu einem hohen Glukokortikoidspiegel führen. Glukokortikoide sind Stresshormone, zum Beispiel Cortisol. Erhöhte Werte dieser Hormone sind ursächlich für die Stoffwechselstörungen infolge der Hormonumstellung in den Wechseljahren und können diese verschlimmern. Stresshormone schwächen die Immunabwehr, begünstigen einen hohen Cholesterinspiegel und vermindern die Verwertung von Glukose im Muskelgewebe, wodurch das Risiko für einen erhöhten Blutzuckerspiegel, Insulinresistenz und Diabetes Typ 2 steigt.

Wer Maßnahmen zur Stressreduzierung ergreift, vermeidet möglicherweise auch so manche Stoffwechselstörung. Stressabbau stärkt zudem die geistige Gesundheit, verbessert das allgemeine Wohlbefinden und hilft gegen einige Wechseljahresbeschwerden. Sicherlich kennen Sie bereits einige Aktivitäten, mit denen Sie Ihr Stressniveau senken können. Das Wichtigste ist, dass Sie diese konsequent praktizieren. Achtsamkeit, Meditation und Atemübungen, Tagebuchschreiben und Yoga können mit der Zeit helfen, die akute Stressbelastung zu reduzieren. Eine psychologische Beratung, beispielsweise in Form einer kognitiven Verhaltenstherapie, ist ebenso hilfreich, da Sie dadurch ermutigt werden, Glaubenssätze zu erkennen und zu hinterfragen, und lernen, realistische Erwartungen zu formulieren und zweckmäßigere Gedanken zu entwickeln.

Besser schlafen

Die Wechseljahre sorgen häufig für Schlafstörungen. Die Folge: nächtliche Schweißausbrüche, Unruhe, Schlafapnoe oder andere Beschwerden, die einen erholsamen Schlaf verhindern. Wie chronischer Stress trägt auch schlechter Schlaf zu einem hohen Cortisolspiegel bei. Damit steigt auch das Risiko, dass sich chronische Erkrankungen im Zusammenhang mit Schlaf entwickeln, etwa Schlafapnoe und Schlaflosigkeit, die wiederum ein erhöhtes Risiko für Depressionen, Bluthochdruck, Diabetes Typ 2, Herzinfarkt und Schlaganfall nach sich ziehen können. Ein guter Schlaf während der Wechseljahre und darüber hinaus ist kein Zufall. Einige wirkungsvolle Methoden für einen guten Schlaf sind:

- *Die richtige Temperatur.* Bei einer Raumtemperatur zwischen 15 und 20 Grad schläft es sich am besten. Wenn dieser Temperaturbereich nicht machbar ist, empfiehlt es sich, einen Ventilator aufzustellen, der für eine gute Luftzirkulation im Zimmer sorgt.
- *Regelmäßige Bewegung.* Wissenschaftliche Untersuchungen haben gezeigt, dass regelmäßiger Sport zu einem schnelleren Einschlafen verhilft und die Schlafdauer und -qualität erhöht. Dabei spielt der Zeitpunkt des Trainings eine Rolle;

manchen Menschen fällt es schwerer, einzuschlafen, wenn sie kurz vor dem Schlafengehen sportlich aktiv waren. Achten Sie darauf, wie Ihr Körper auf körperliche Aktivität im Zusammenhang mit Ruhe reagiert, und passen Sie den Zeitpunkt bei Bedarf an.

- *Schlafhygiene*. Gerade in den Wechseljahren ist dies besonders wichtig. Die besten Voraussetzungen für einen erholsamen Schlaf schaffen Sie, indem Sie Nickerchen nach 15 Uhr vermeiden, entspannende Rituale vor dem Schlafengehen einführen und einen festen Schlafrhythmus einhalten. Außerdem schlafen Sie besser, wenn Sie kurz vor dem Schlafengehen keine schweren Mahlzeiten mehr zu sich nehmen und sich möglichst wenig Licht aussetzen, vor allem nicht dem von LED-Fernsehern und Smartphones. Als Faustregel gilt: Elektronische Geräte gehören nicht ins Schlafzimmer.

Eine Community finden

Selbst wenn man das Glück hat, eine Gruppe enger Freundinnen in ähnlichem Alter zu haben, fühlt man sich in den Wechseljahren zuweilen einsam. Das liegt daran, dass das genaue Alter, in dem die Perimenopause beginnt, und der Schweregrad der auftretenden Beschwerden ganz unterschiedlich sind und dass die Freundinnen es vielleicht erst dann »checken«, wenn sie ebenfalls davon betroffen sind. Glücklicherweise gibt es auf Social Media und in anderen Online-Communitys jede Menge Betroffene, die sich gegenseitig helfen, sich auf dem Weg durch die Wechseljahre weniger allein zu fühlen und mit den oft merkwürdigen Symptomen besser zurechtzukommen. Die »Pause Life Community« ist kostenlos zugänglich, und darüber hinaus gibt es noch viele andere großartige Online-Foren, wie Hey Perry, Stripes, The Swell und PeloPause. Der Kontakt mit anderen, die verstehen, was Sie durchmachen, und die bereit sind, sich offen und ehrlich auszutauschen, bietet unschätzbare Bestärkung, Informationen, Tipps und Tricks, Freundschaft und vieles mehr.

»Best Practices« für die Wechseljahre

Die folgenden Hinweise sind eine kleine allgemeine »Grundausrüstung«, die allen Frauen in den Wechseljahren nützt:

Ernährung

- Überlegen Sie, ob Intervallfasten wegen der entzündungshemmenden Wirkung nicht sinnvoll wäre (mehr dazu auf Seite 341).
- Verwenden Sie ein Hilfsmittel, um Ihre Ernährung zu dokumentieren: Mein Favorit ist Cronometer[1].
- Angemessene Proteinzufuhr: mindestens 1,3 bis 1,6 Gramm Protein pro Kilogramm des idealen Körpergewichts pro Tag
- Weniger als 25 Gramm zugesetzter Zucker pro Tag
- Mehr als 25 Gramm Ballaststoffe pro Tag

Bewegung

- Täglich Dehnübungen
- Täglich Gleichgewichtstraining
- Krafttraining: drei Tage pro Woche mit allmählich steigender Belastung (ein Tag Drücken, ein Tag Ziehen und ein Tag Beine)
- Herz-Kreislauf-Training (siehe Infokasten Seite 203)

1 Klarstellung: Ich arbeite mit Cronometer zusammen, und wer sich bei meinem Online-Programm für *Die Galveston-Diät* anmeldet, erhält ein Upgrade auf die kostenpflichtige Version. Aber es gibt auch eine kostenlose Version von Cronometer.

Medikamentöse Möglichkeiten

- Sofern der Nutzen für Sie die Risiken überwiegt, ziehen Sie eine MHT in Erwägung
- Andere medikamentöse Behandlung je nach Indikation

Nahrungsergänzung (falls nicht über die Nahrung zugeführt)

- Ballaststoffzufuhr von insgesamt mehr als 25 Gramm pro Tag
- Omega-3-Fettsäuren, 2 g/Tag
- Vitamin D, 4.000 IU/Tag mit Vitamin K
- Kreatin, 5 g/Tag
- Spezielle Kollagenpeptide mit Fortibone für die Knochenstärke, außerdem Verisol-Kollagen für die Haut
- Optional: Kurkuma, Berberin, Vitamin E je nach Risikofaktor/Erkrankung

Stressabbau

- *Sonnenlicht*: Beim Anblick von Sonnenlicht wird die Serotoninproduktion im Gehirn erhöht, der Neurotransmitter, der für Stimmung und Wohlbefinden verantwortlich ist.

- *Sich erden* (buchstäblich!): Es ist wissenschaftlich erwiesen, dass Stresshormone und Marker für chronische Entzündungen durch Erden, sprich das Berühren natürlicher Oberflächen wie Gras oder Erde mit bloßen Händen oder Füßen, gesenkt werden können.

- *Weitere Methoden*: Das ist so individuell wie wir selbst – finden Sie heraus, was Ihnen guttut. Yoga, Meditation, Tagebuch schreiben, die beste Freundin anrufen, Sport treiben, Grenzen setzen, am Strand spazieren oder wandern gehen: Es gibt unglaublich viele wunderbare Möglichkeiten, Stress abzubauen.

- *Den Alkoholkonsum einschränken*: Das klingt vielleicht widersinnig, weil wir ja gerade zur Entspannung oft zu einem Drink greifen. Allerdings lässt unsere Alkoholverträglichkeit anscheinend mit der Entwicklung unserer Hormone nach (hier besteht noch erheblicher Forschungsbedarf). Alkoholkonsum kann Angstzustände und schlechte Laune in den Wechseljahren verstärken und unseren Schlaf erheblich stören.

Besser schlafen

- Erwägen Sie die Anschaffung eines Geräts, mit dem man den Schlaf überwachen kann. Ich selbst verwende eines und konnte dadurch besser herausfinden, welche Gewohnheiten meinen Schlaf beeinträchtigen.
- Gewöhnen Sie sich eine gute Schlafhygiene an.

Kapitel 10

Der Werkzeugkasten für die Wechseljahre: nach Symptomen sortierte Ressourcen

Bei der Ausarbeitung dieses Werkzeugkastens ging es mir in erster Linie darum, Ihnen Hilfsmittel an die Hand zu geben, mit denen Sie Wechseljahresbeschwerden und die damit verbundenen erhöhten Gesundheitsrisiken besser bewältigen. Ich wünsche mir aber auch, dass dieser Ratgeber dazu beiträgt, das Verständnis für die vielen Erscheinungsformen der Wechseljahre zu wecken, und zwar sowohl in der Öffentlichkeit als auch in der medizinischen Fachwelt.

Anhand dieser langen Liste potenzieller Symptome wird hoffentlich deutlich, dass diese tatsächlich auch außerhalb Ihres persönlichen Erfahrungshorizonts auftreten und durchaus eine Folge der hormonellen Veränderungen in den Wechseljahren sein können. Viel zu lange wurden untypische Wechseljahresbeschwerden in der medizinischen Fachwelt als reine Alterserscheinungen abgetan, und diese Ablehnung hat dazu geführt, dass Frauen nicht ernst genommen, untersucht und behandelt wurden und somit unnötig unter Wechseljahresbeschwerden litten.

Falls man Ihnen in der Vergangenheit eine angemessene medizinische Versorgung und Unterstützung verweigert hat: Ich sehe Sie, ich höre Sie und ich bin für Sie da. Ich hoffe, dass Ihnen dieser Leitfaden dabei hilft, Ihre Gesundheit und Ihr Wohlbefinden während dieses bedeutsamen Lebensabschnitts selbst in die Hand zu nehmen.

Wie der Werkzeugkasten für die Wechseljahre zu verwenden ist

Der Werkzeugkasten dürfte weitgehend selbsterklärend sein, aber ein paar Hinweise möchte ich Ihnen dennoch mit auf den Weg geben. Zunächst einmal finden Sie die Einträge in alphabetischer Reihenfolge aufgelistet. Da einige Symptome dieselbe Ursache haben und folglich auch einen ähnlichen Behandlungsansatz erfordern, habe ich sie zu Gruppen zusammengefasst. So sind beispielsweise Haarausfall, Akne, Körpergeruch und unerwünschter Haarwuchs in den Wechseljahren alle mit einem relativen Androgenanstieg verbunden. Daher finden Sie die Behandlungsvorschläge unter »androgenbedingte Erkrankungen« (und wenn Sie eines dieser Probleme, beispielsweise Körpergeruch, gesondert nachschlagen, finden Sie einen Querverweis zu der entsprechenden Rubrik).

Wie Sie sehen werden, variieren Anzahl und Art der Maßnahmen für die einzelnen Symptome. Das liegt wie bereits erwähnt daran, dass die Forschungslage nicht bei allen Symptomen gleich gut ist. Bei manchen gibt es mehrere Lösungsansätze, insbesondere Ernährung, Arzneimitteltherapie, Nahrungsergänzungsmittel und Bewegung, bei anderen wiederum lediglich den der Arzneimitteltherapie. In den Fällen, für die es mehrere Möglichkeiten gibt, rate ich Ihnen, immer zuerst bei der Ernährung anzusetzen und danach erst bei der Bewegung, der Arzneimitteltherapie und den Nahrungsergänzungsmitteln. Egal, für welche Vorgehensweise Sie sich entscheiden: Das Wichtigste ist, dass Sie konsequent dabeibleiben und geduldig auf eine spürbare Verbesserung warten.

Akne, siehe androgenbedingte Erkrankungen

androgenbedingte Erkrankungen (Akne/Haarausfall/Körpergeruch/unerwünschter Haarwuchs)

Da diese Symptome alle die gleiche Ursache haben, habe ich sie in einem Eintrag zusammengefasst.

In der Perimenopause kommt es manchmal zu einem *relativen* Anstieg der Produktion von Androgenen, also Sexualhormonen wie Testosteron, die üblicherweise mit männlichen Merkmalen wie Muskelentwicklung und Haarwuchs im Gesicht in Verbindung gebracht werden. Mit *relativ* meine ich, dass der Anstieg der Androgene kein isoliertes Ereignis ist, sondern als Reaktion auf andere hormonelle und chemische Veränderungen auftritt, unter anderem aufgrund von:

- weniger Sexualhormonbindendem Globulin (SHBG). Durch den Rückgang der Östrogen- und Progesteronproduktion produziert die Leber weniger Sexualhormonbindendes Globulin (SHBG). SHBG ist ein Protein, das Sexualhormone auf ihrem Weg durch den Blutkreislauf bindet und sie inaktiv macht. Sinkt also der SHBG-Spiegel, sind mehr freie und aktive Androgene im Blutkreislauf unterwegs.
- verminderter Umwandlung von Androgenen in Östrogen. Während der Perimenopause sinkt die Zahl der Follikel in den Eierstöcken, und je weniger Follikel vorhanden sind, desto weniger Androgene werden in Östrogene umgewandelt.
- anhaltender Androgenproduktion durch die Nebennieren. Manche Androgene werden von den Nebennieren produziert. Mit abnehmender Östrogenproduktion in den Eierstöcken wird dieser Einfluss im Verhältnis bedeutsamer. Als Ausgleich dafür führt der relative Anstieg der Androgene bei manchen Frauen zu einer Steigerung des sexuellen Verlangens.

Wichtig: Nicht alle Frauen erleben in der Perimenopause einen signifikanten Androgenanstieg, der sich symptomatisch bemerkbar macht. So sind die Auswirkungen von Frau zu Frau sehr unterschiedlich. Das hormonelle Gleichgewicht in dieser Übergangsphase ist äußerst komplex und wird von genetischen Faktoren und dem Gesundheitszustand insgesamt beeinflusst. Bei manchen Frauen führt der relative Anstieg der Androgene zu einem der folgenden vier Probleme:

Akne

Jahrelang kämpfte ich gegen die Veränderungen in meinem Körper an, ohne zu wissen, dass das die Perimenopause war. Ich wusste nicht einmal, dass es so etwas gibt! Ich nahm auf unerklärliche Weise zu, litt unter Akne mit Papeln und Pusteln, Depressionen und sehr unregelmäßigen Blutungen und versuchte mein Glück mit verschiedenen Ärzten, Nahrungsergänzungsmitteln, Kuren ... Keiner kam je auf die Idee, dass es sich um die Perimenopause handeln könnte. Sogar meine Frauenärztin, die so alt ist wie ich, hatte zwar Mitleid mit mir, aber keine Antworten, nicht einmal für sich selbst! Erst als ich einen der Facebook-Beiträge von Dr. Haver sah, fiel der Groschen. Wegen der unregelmäßigen Blutungen wurde bei mir schließlich eine Hysterektomie durchgeführt, daher weiß ich nicht genau, an welchem Punkt in meinen Wechseljahren ich mich gerade befinde, es sei denn, ich lasse das durch einen Bluttest feststellen. In der Zwischenzeit habe ich meine Symptome mit der *Galveston-Diät* im Griff. Damit gelang es mir, die Häufigkeit und den Schweregrad meiner Beschwerden zu verringern und auf eine Weise meine Gesundheit in den Griff zu bekommen, an die bislang kein Arzt gedacht hatte.

– Margaret W.

Bei Akne handelt es sich um eine chronische Entzündungserkrankung, die Haarfollikel, Haarschaft und Talgdrüsen auf der Haut betrifft. Wer als Jugendliche oder junge Erwachsene unter Akne litt, kennt die vielfältigen Erscheinungsformen, die sich als verstopfte Poren, Mitesser und schmerzhafte zystische Pickel, die zu Narbenbildung führen können, äußern.

Es überrascht viele, dass Akne in der Lebensmitte zum ersten Mal oder erneut auftreten kann, doch es ergibt Sinn, wenn man bedenkt, dass die Wahrscheinlichkeit einer Akne in Zeiten des hormonellen Umbruchs am größten ist, und zwar eben in der Pubertät oder der Perimenopause. Das liegt daran, dass die Talgdrüsen in der Haut zu einem großen Teil durch Androgene wie Testosteron und DHEA reguliert werden. Kommt es während der Wechseljahre zu einem relativen Anstieg der Androgene, besteht ein höheres Risiko, als Erwachsene an Akne zu erkranken oder, falls die Akne bereits in der Jugend aufgetreten ist, einen Rückfall zu erleiden.

Zudem werden wir um die Menopause herum anfälliger für Akne, weil die Haut durch den Verlust von Feuchtigkeit, Kollagen und Elastin insgesamt empfindlicher wird. Bei empfindlicherer, alternder Haut sind zudem Sonneneinstrahlung, Kosmetika, Rauchen, Medikamente, Stress und Schlafmangel mögliche Auslöser für Akne.

Maßnahmen gegen Akne in den Wechseljahren

Für die Behandlung von Akne bei Erwachsenen stehen viele Möglichkeiten zur Verfügung. Welche davon für Sie am besten geeignet ist, hängt vom Schweregrad der Hauterkrankung ab. Da eine Aknebehandlung die Narbenbildung minimieren kann, ist es wichtig, nicht zu zögern.

Akne in den Wechseljahren lässt sich durch die konsequente Beibehaltung bestimmter Lebensgewohnheiten verbessern, die nebenbei bemerkt auch noch gut für die Gesundheit im Allgemeinen sind. Das sind zum Beispiel Maßnahmen zum Stressabbau, eine zuckerarme Ernährung mit vielen Ballaststoffen und Antioxidantien sowie regelmäßiger Sport. Und falls Sie sich noch keine regelmäßige Pflege für die Haut in der Lebensmitte angewöhnt haben, gönnen Sie sich dieses Geschenk. Eine tägliche Pflege vor dem Schlafengehen, die der Haut während des Schlafs Nährstoffe zuführt, ist ein Muss – und hilft, das Auftreten von Akne einzudämmen.

Sollten Sie in den Wechseljahren Akne entwickeln, wenden Sie sich an eine Hautärztin oder einen Hautarzt, die oder der mit Ihnen einen auf die Besonderheiten Ihres Hautbildes abgestimmten Behandlungsplan erstellt. Hierzu gehören unter Umständen auch ambulante Verfahren, mit denen Aknenarben behandelt und die Hautalterung gemildert werden können.

Medikamentöse Möglichkeiten: Leichte Akne kann in der Regel erfolgreich mit einer längerfristigen topischen Therapie behandelt werden:

- Zu den *topischen Retinoiden* gehören verschreibungspflichtige Mittel wie Adapalen (0,3 Prozent), Tretinoin, Retinol oder Retinaldehyd. Davon ist Tretinoin zwar am wirksamsten, führt aber bei empfindlicher Haut unter Umständen zu Reizungen.
- *Benzoylperoxid*, das sowohl freiverkäuflich als auch auf Rezept erhältlich ist, sollte mit Vorsicht verwendet werden, da es zu Hautreizungen und Trockenheit führen kann.
- *Azelainsäure* ist ein rezeptpflichtiges Mittel mit entzündungshemmenden und antimikrobiellen Eigenschaften. Es hilft außerdem bei Hyperpigmentierung nach einer Hautentzündung.
- *Dapson-Gel* ist ein verschreibungspflichtiges antimikrobielles und entzündungshemmendes Mittel, das gut verträglich ist

und als Erhaltungstherapie über einen längeren Zeitraum eingesetzt werden kann.

- *Verschreibungspflichtige Kombinationspräparate* mit Benzoylperoxid und Adapalen oder Tretinoin und Clindamycin sind zwar ebenfalls wirksam, bergen jedoch ein erhöhtes Reizungspotenzial.
- *Nicht-komedogene Feuchtigkeitscremes* sind geeignet, um das erneute Auftreten der Akne zu reduzieren.

Außerdem besteht die Möglichkeit, hormonelle Verhütungsmittel einzunehmen, die sich in der Perimenopause mitunter als nützlich erweisen, da durch sie die Produktion von Androgenen in den Eierstöcken verringert wird. Bedauerlicherweise wurde die MHT noch nicht als Behandlungsmöglichkeit für Akne in den Wechseljahren erforscht.

Bei mittelschwerer bis schwerer Akne oder bei Resistenz gegen eine topische Behandlung wird möglicherweise eine systemische Therapie wie ein Antiandrogen oder Isotretinoin empfohlen. Spironolacton, ein harntreibendes Mittel zur Behandlung von Bluthochdruck, wird wegen seiner antiandrogenen Wirkung häufig off-label eingesetzt. Es ist als verschreibungspflichtige Tablette erhältlich und hat sich bei der Linderung hormonell bedingter Akne sowie bei Akne mit Papeln und Pusteln als hilfreich erwiesen.

Haarausfall (am Kopf)

Mit Ende 40 traten bei mir diverse Symptome auf: Schleimbeutelentzündung in der Hüfte, Knieschmerzen, Haarausfall, Schlafprobleme, Harnabgang, Brustspannen, Harnwegsinfekte, Schultersteife, Hautausschläge und einiges mehr. Ein paar Jahre zuvor war bei mir eine Schilddrüsenerkrankung diagnostiziert worden. Irgendwann war ich bei einem Endokrinologen in Behandlung, der mir Schilddrüsenmedikamente verschrieb, bei einem Orthopäden wegen der Gelenkbeschwerden, bei meiner Gynäkologin wegen der sexuellen Funktionsstörung und des Spannungsgefühls in der Brust, bei einem Urologen wegen der Inkontinenz und bei einem Dermatologen wegen des Haarausfalls und der Hautprobleme. Außerdem waren sich der Endokrinologe und die Gynäkologin nicht einig, ob nun meine Schilddrüse oder doch die Geschlechtshormone hinter den anhaltenden Symptomen steckten. Schließlich fand ich eine Endokrinologin in Kalifornien, die mir bei sämtlichen Symptomen weiterhalf. Sie setzte mich auf eine Hormonersatztherapie, durch die viele Beschwerden beseitigt wurden. Sie betrachtete das Hormonsystem als eine komplette Einheit.

– Denise S.

Haarausfall in den Wechseljahren ist weit verbreitet und verursacht oft großen Leidensdruck. Die Ursachen sind vielfältig: Stress, Medikamente, Krankheiten und genetische Veranlagung. In erster Linie wird er jedoch durch den relativen Anstieg der Androgene während der Wechseljahre ausgelöst. Es gibt verschiedene Arten von Haarausfall, die in den Wechseljahren häufig auftreten:

- Beim *weiblichen Haarausfall* (Female Pattern Hair Loss, FPHL, auch androgenetischer Haarausfall) lichtet sich das Haar allmählich auf dem Scheitel, beginnend mit einer Ausdünnung entlang der mittleren Haarpartie. Der vordere Haaransatz bleibt in der Regel intakt.
- *Telogenes Effluvium* (TE) oder plötzlicher Haarausfall kann nach großen Lebensbelastungen, chronischen Krankheiten, COVID oder bestimmten Medikamenten auftreten. Diese beiden Erkrankungen können gleichzeitig auftreten, und FPHL kann sich nach einer akuten TE-Episode verschlimmern.

- Der *Haarausfall vom männlichen Typ* (Male Pattern Hair Loss, MPHL) kommt zwar weniger häufig vor, kann aber auch bei Frauen auftreten. Er führt zu einer Ausdünnung oder Glatzenbildung auf dem Oberkopf und zu einem Rückgang der Haare an den Schläfen.
- Die *frontale fibrosierende Alopezie* (FFA), die vor allem bei Frauen nach der Menopause auftritt, ist eine Entzündungserkrankung, die zu Haarausfall an den Schläfen und allgemeinem Haarausfall, auch an Augenbrauen und Wimpern, führen kann.

Auch andere Erkrankungen, die nichts mit der Menopause zu tun haben, zum Beispiel Schilddrüsenerkrankungen, vernarbende Alopezie, Trichotillomanie und Alopecia areata, sind mögliche Ursachen für Haarausfall. Um die Ursache Ihrer Symptome herauszufinden, sollten Sie unbedingt eine dermatologische Praxis aufsuchen.

Maßnahmen, um Haarausfall vorzubeugen

Bei Haarausfall in den Wechseljahren besteht das Ziel der Behandlung in der Regel darin, weiteren Haarausfall zu verhindern, und nicht, das Nachwachsen der Haare zu fördern. Deshalb ist es wichtig, dass Sie so bald wie möglich zu Ihrer Hautärztin oder Ihrem Hautarzt gehen, wenn Sie Haarausfall mit einem bestimmten Muster bei sich feststellen und an der Erhaltung Ihres Haares interessiert sind. Sie werden dann möglicherweise auch auf Ernährungsdefizite untersucht, die Haarausfall verursachen oder verschlimmern können und durch Nahrungsergänzungsmittel ausgeglichen werden müssen.

Medikamentöse Möglichkeiten: Es gibt eine Handvoll Behandlungsmöglichkeiten für Haarausfall, aber nur eine, die von der FDA für die Behandlung von FPHL zugelassen wurde:

- **Topisches Minoxidil** fördert das Nachwachsen der Haare, indem es die anagene Phase verlängert und die Größe der Follikel verbessert. Es wird in der Regel zusammen mit oralen Antiandrogenen (wie Spironolacton) eingesetzt. Minoxidil verwende ich auch selbst. Ich besorge mir die fünfprozentige Extrastärke für Männer, fülle sie in eine Sprühflasche und trage sie dreimal pro Woche abends in fünf Zentimetern Abstand auf die Kopfhaut auf. Mögliche unerwünschte Wirkungen sind unter anderem neuer und unerwünschter Haarwuchs im Gesicht, Kontaktdermatitis und Reizungen. Anfangs kann Minoxidil zu verstärktem Haarausfall führen, auch bekannt als »Dread Shed«, aber danach stabilisiert sich der Haarwuchs oder verbessert sich innerhalb von vier bis sechs Monaten.

Zu den weiteren Behandlungen zählen:

- Low-Level-Lasertherapie
- Therapie mit blutplättchenreichem Plasma
- Haartransplantation
- Hormonbehandlungen, Antiandrogene und Östrogentherapie gelten ebenfalls als hilfreich, obwohl es noch keine schlüssigen Beweise dafür gibt, dass eine MHT allein das Haarwachstum bei postmenopausalen Frauen fördert.
- Spironolacton ist ein verschreibungspflichtiges Medikament, das Androgene wirksam blockiert. Dieses Medikament ist von der FDA für die Behandlung anderer Erkrankungen zu-

gelassen, aber nicht für Haarausfall. Dennoch wird es in der ärztlichen Praxis häufig zur Behandlung von Haarausfall eingesetzt.

- Finasterid, ebenfalls ein verschreibungspflichtiges Medikament, ist bei männlichem Haarausfall wirksam, aber nicht für Frauen zugelassen.
- Östrogentherapie und ergänzende Therapien wie Bimatoprost, Ketoconazol-Shampoo und Low-Level-Lasergeräte sind weitere Behandlungsmöglichkeiten.
- Mit Camouflage-Sprays, Puder und Haarteilen lässt sich das Erscheinungsbild der Haardichte verbessern.

Körpergeruch

Im Alter von 43 Jahren wurde mir die Progesteronspirale herausgenommen. Dass ich noch schwanger werden könnte, erwähnte meine Ärztin zwar, von einem eventuellen Hormonschock war aber nicht die Rede. Mir fielen die Haare aus (eine Menge), der Scheitel wurde lichter, beim Schwitzen roch ich fürchterlich nach Zwiebeln, und auch »untenrum« war etwas nicht in Ordnung. Ich entwickelte Kopfhautakne, eine fettige Kopfhaut und am ganzen Körper eine sehr trockene Haut. Dafür hatte ich einen stärkeren Sexualtrieb. Meine Ärztin sagte mir, ein Hormontest würde mir eh nicht weiterhelfen, und meinte, es sei alles in Ordnung. Schließlich ging ich zu einem Naturheilkundler, von dem ich Kräuter zur Regulierung meines Progesteronspiegels erhielt und der feststellte, dass ich reichlich 5-DHT produzierte. Daraufhin nahm ich Sägepalme ein und erlebte eine unmittelbare Verbesserung. Heute, zwei Jahre später, fühle ich mich endlich wieder wie ich selbst. Mein Haar wächst nach, ich rieche nicht mehr, mein Intimbereich ist nicht mehr so unangenehm, und meine fettige Kopfhaut und meine trockene Haut sind viel besser.

– Nadine H.

Der relative Anstieg des Testosteronspiegels in den Wechseljahren führt nicht selten zu höheren Konzentrationen von Bakterien im Schweiß, die den Körpergeruch verändern, und zwar nicht zum Positiven. Übermäßiges Schwitzen während Hitzewallungen und nächtlichen Schweißausbrüchen begünstigt zudem das Wachstum von Bakterien in den Achselhöhlen, wodurch der Geruch noch intensiver wird. Auch erhöhter Stress und Angstzustände, die in den Wechseljahren häufig auftreten, beeinflussen den Geruch Ihres Schweißes. (Ja, Stress stinkt. Buchstäblich.)

Maßnahmen gegen Körpergeruch

Körpergeruch lässt sich reduzieren, indem Sie Hitzewallungen und das damit verbundene übermäßige Schwitzen durch eine menopausale Hormontherapie in den Griff bekommen. Dadurch verschwindet der Körpergeruch zwar nicht völlig, aber weniger Schweiß bedeutet auch weniger Geruchsbildung.

Darüber hinaus gibt es noch andere Möglichkeiten, gegen Körpergeruch vorzugehen:

- *Sägepalme* ist ein pflanzliches Mittel zur oralen Einnahme, das aus der Frucht einer strauchartigen Palme gewonnen wird. Sägepalmenextrakte hemmen erwiesenermaßen die Androgenaktivität. Sie blockieren die Umwandlung von Testosteron in Dihydrotestosteron (DHT), dem Androgen, das am stärksten mit stechendem Körpergeruch in Verbindung gebracht wird.
- *Spironolacton* ist ein verschreibungspflichtiges Medikament. Es kann ebenfalls zur Verringerung des Körpergeruchs beitragen, indem es die Wirkung von Androgenen auf die Haut blockiert. Wenden Sie sich diesbezüglich an Ihre Ärztin oder Ihren Arzt.

- Auf die Haut aufgetragene *Mandelsäure* verhindert, dass Bakterien Körperflüssigkeiten verstoffwechseln. Sie ist bakteriostatisch und reizt nicht. In der Regel wird Mandelsäure als Deodorant auf die Haut aufgetragen und stellt eine Alternative zu den herkömmlichen Deodorants dar, die Aluminium enthalten. Meine Lieblingsmarke ist Lume Whole Body Deodorant.

Unerwünschter Haarwuchs

Bei Hirsutismus kommt es bei Frauen zu übermäßigem, grobem und/oder dunklem Haarwuchs in androgensensiblen Bereichen wie der Brust, dem Rücken oder dem Gesicht. Besonders androgenempfindlich sind Gesicht, Kinn, Oberlippe und Wangen. Daher ist die Wahrscheinlichkeit eines verstärkten Haarwuchses dort am größten.

Die zugrunde liegende Ursache für Hirsutismus ist stets auf Androgene zurückzuführen. Während der reproduktiven Jahre kommt es zu unerwünschtem Haarwuchs, wenn die Eierstöcke übermäßig viele Androgene produzieren, was beim polyzystischen Ovarialsyndrom (PCOS) der Fall ist, oder wenn eine Überempfindlichkeit gegenüber normalen Androgenkonzentrationen vorliegt (sogenannter idiopathischer Hirsutismus). In den Wechseljahren oder in der Zeit nach der fruchtbaren Phase tritt unerwünschter Haarwuchs dann auf, wenn der Androgenspiegel im Verhältnis zum Östrogenspiegel ansteigt. (Bittere Ironie des Schicksals: Wer Minoxidil zur Behandlung von Haarausfall bei Frauen verwendet, bekommt dadurch unter Umständen mehr Haare im Gesicht.)

Wie lässt sich unerwünschter Haarwuchs eindämmen?

Je nachdem, als wie ärgerlich oder belastend Sie den unerwünschten Haarwuchs empfinden, gibt es unterschiedliche Vorgehensweisen. Manchen reicht eine wirklich gute Pinzette und eine optimale Beleuchtung, anderen dagegen geht das lange nicht weit genug. Wenn Sie zu der zweiten Gruppe gehören, kann Ihnen eine Hautärztin oder ein Hautarzt dabei helfen, den unerwünschten Haarwuchs in den Griff zu bekommen. Dazu zählt auch, den Androgenspiegel zu überprüfen und andere Anomalien auszuschließen, um dann eine Behandlung einzuleiten.

Medikamentöse Möglichkeiten: Einige Behandlungsmöglichkeiten umfassen:

- Antiandrogene/Androgen-Blocker wie Spironolacton
- 5α-Reduktasehemmer, wie Finasterid und Dutasterid
- Arzneimitteltherapie mit anschließender mechanischer Haarentfernung, wie Zupfen, Wachsen oder Rasieren
- Bleichen und/oder chemische Enthaarungsmittel
- Elektrolyse oder Laserbehandlungen (mögliche unerwünschte Wirkungen sind Follikulitis, Dyspigmentierung und unter der Haut liegende Haare)
- Mit einer Östrogentherapie kann das Fortschreiten des Hirsutismus verzögert werden, sie bewirkt aber nicht, dass grobe Haare weicher werden.

Angstzustände, siehe psychische Störungen und Stimmungsschwankungen

Arthralgie, siehe muskuloskelettaler Schmerz

Arthritis, siehe muskuloskelettaler Schmerz

Asthma

Asthma ist eine Erkrankung, bei der sich die Atemwege entzünden, was zu Symptomen wie Keuchen, Husten oder Kurzatmigkeit führt. Obwohl die Entzündung, die die Symptome hervorruft, lokal in der Lunge auftritt, kann eine systemische oder chronische Entzündung bei der Entwicklung oder Verschlimmerung einer Asthmaerkrankung ebenfalls von Bedeutung sein.

Bei Frauen tritt Asthma häufiger und schwerer auf als bei Männern. Dieser Umstand legt die Vermutung nahe, dass Hormone und insbesondere Östrogen ein wichtiger Faktor sein könnten. Wir wissen, dass in den Wechseljahren mit dem Rückgang des Östrogens auch der Schutz vor Entzündungen im gesamten Körper schwindet, was sämtliche Körpersysteme anfälliger für entzündliche Erkrankungen macht. Auch die Lungen werden dadurch anfälliger für Infektionen oder Funktionsstörungen. Laut einigen Studien wird spät auftretendes Asthma, also Asthma, das nach dem vierzigsten Lebensjahr diagnostiziert wird, durch die systemischen Entzündungen ausgelöst, wie eben solche, die mitunter aufgrund schwankender und sinkender Östrogenspiegel auftreten. Spät auftretendes Asthma ist leider oft nicht so gut zu behandeln wie Asthma, das sich in jüngeren Jahren entwickelt, und spricht womöglich auch weniger gut auf entzündungshemmende Medikamente an.

Maßnahmen zur Behandlung von Asthma

Untersuchungen zufolge ist der Östrogenspiegel bei Frauen mit Asthma nach der Menopause stärker abgesunken als bei Frauen ohne Asthma. Daraus lässt sich schließen, dass Östrogen tatsächlich eine wichtige Rolle beim Schutz der Gesundheit der Atemwege spielt. Darum sollte bei Asthma in den Wechseljahren unbedingt das Ersetzen des Östrogens geprüft werden, aber bisher sind die Forschungsergebnisse dazu widersprüchlich. Schauen wir uns das einmal an.

Eine in der medizinischen Fachzeitschrift *Asthma and Lower Airway Disease* veröffentlichte Studie belegt, dass eine Hormonersatztherapie bei Frauen in den Wechseljahren mit einem geringeren Risiko für das Auftreten von Spätasthma in Verbindung gebracht wird. In weiteren Untersuchungen wurde festgestellt, dass eine MHT bei Asthmatikerinnen dazu beiträgt, den Östrogenspiegel wieder zu normalisieren, und dass dadurch außerdem die Symptome im Zusammenhang mit den Wechseljahren und Asthma zurückgehen. Allerdings kam eine andere, 2021 veröffentlichte Studie zu widersprüchlichen Ergebnissen: So wurde festgestellt, dass die Anwendung einer Hormontherapie mit dem Auftreten *neuer* Asthmaerkrankungen verbunden war. Andererseits erwies sich bei denjenigen, die in diesem Zuge erst ein Asthma entwickelten, das Absetzen der MHT als wirksam, um dieses zu bekämpfen.

Mit all diesen Informationen möchte ich Sie nicht verwirren, sondern Ihnen lediglich ein möglichst umfassendes Bild vermitteln. Meiner Meinung nach verhält es sich mit der Gesundheit der Atemwege und einer MHT ähnlich wie mit der Gesundheit des Herzens oder der Neurologie: Wenn in einem Bereich bereits eine Entzündung vorliegt, verstärkt die Hormontherapie diesen Entzündungszustand unter Umständen eher, als dass sie ihn verbessert oder zusätzliche Zellschäden abwehrt. Mithilfe der Timing-Hypothese (siehe Seite 55) ist es gelungen, Frauen zu schützen, die anfällig für fortschreitende Erkrankungen von Herz und Gehirn sind, aber im Zusammenhang mit der Lunge ist dies bisher nicht untersucht worden. Solange keine schlüssigen wissenschaftlichen Erkenntnisse vorliegen, empfehle ich Ihnen, nach Beginn der menopausalen Hormontherapie verstärkt auf mögliche Asthmasymptome zu achten und gegebenenfalls mit Ihrer Ärztin oder Ihrem Arzt darüber zu sprechen. Sollten neue Symptome auftreten, wäre es möglicherweise sinnvoll, die MHT niedriger zu dosieren oder abzusetzen.

Autoimmunerkrankung (neu oder verschlimmert)

Im Laufe der Jahre wurde bei mir eine Autoimmunerkrankung nach der anderen diagnostiziert: Lichen sclerosus, Schultersteife, rheumatoide Arthritis und IBD. Die Diagnosen wurden alle entweder von meinem Hausarzt oder von verschiedenen Spezialisten gestellt, daher hatte niemand das große Ganze im Blick. Erst nach der Lektüre mehrerer Bücher über die Wechseljahre, in denen recht früh von Autoimmunerkrankungen die Rede war, zog ich die richtigen Schlüsse und wandte mich an meinen Arzt. Über fünf Jahre hatte ich eine starke, klumpige Monatsblutung, die irgendwann ausblieb. Also haben wir über die Sinnhaftigkeit einer Hormonersatztherapie gesprochen, und jetzt verwende ich seit einem Monat ein Östrogenpflaster und Progesterontabletten (ich bin 50). Beschäftigen Sie sich bitte mit dem Zusammenhang zwischen Autoimmunkrankheiten und Wechseljahren!

– Caroline L.

Bei einer Autoimmunerkrankung wendet sich das Immunsystem des Körpers gegen die eigenen gesunden Zellen und Gewebe. Bei einer gesunden Immunreaktion ist eine Entzündung durchaus sinnvoll (sie schützt vor Krankheiten und unterstützt die Regeneration nach Verletzungen), aber eine allzu ausgeprägte Entzündungsreaktion schafft unter Umständen die Voraussetzungen für das Auftreten einer Autoimmunität. Es gibt über achtzig Autoimmunerkrankungen, unter anderem rheumatoide Arthritis, Multiple Sklerose, Morbus Basedow und Morbus Hashimoto (beides Schilddrüsenerkrankungen) und Psoriasis. Die Wahrscheinlichkeit, an einer Autoimmunerkrankung zu erkranken, ist bei Frauen doppelt so hoch, und am häufigsten werden sie während Phasen starken Stresses oder erheblicher hormoneller Veränderungen diagnostiziert. Beides trifft offensichtlich auf die Wechseljahre zu!

Es ist wissenschaftlich erwiesen, dass die hormonellen Veränderungen in den Wechseljahren Entzündungsprozesse beeinflussen und Störungen in der Funktion unseres Immunsystems verursachen, wo Autoimmunkrankheiten ihren Ursprung haben. Auch der natürliche Rückgang der Östrogenproduktion hat Einfluss darauf. Wie in früheren Kapiteln bereits erwähnt, wirkt Östrogen stark entzündungshemmend. Wenn es in den Wechseljahren abnimmt, führt dies unter Umständen zu einem chronisch leicht entzündlichen Zustand.

Ein abnehmender Östrogenspiegel stört offenbar auch das Verhältnis zwischen Neutrophilen und Lymphozyten, zwei wichtigen Formen weißer Blutkörperchen, die beim Schutz vor Viren, Bakterien und Krankheiten eine wichtige Rolle spielen. Dieses Verhältnis kann sich in den Wechseljahren verschieben, wodurch ein Ungleichgewicht entsteht, das wiederum das Risiko einer Autoimmunerkrankung erhöht.

Maßnahmen bei Autoimmunkrankheiten

Die folgenden Maßnahmen sind hilfreich beim Schutz vor oder bei der Linderung von Autoimmunkrankheiten:

- Bei Patientinnen mit rheumatoider Arthritis hat sich die *menopausale Hormontherapie (MHT)* als schützend erwiesen. Wahrscheinlich ist dies auf die Fähigkeit des Östrogens zurückzuführen, Entzündungen in den Gelenken zu verringern.
- *Vitamin D* unterstützt die Regulierung des Immunsystems und trägt zur Verringerung von Entzündungen bei. Es überrascht daher nicht, dass ein niedriger Vitamin-D-Spiegel als ein wichtiger Auslöser für die Entwicklung von Autoimmunerkrankungen identifiziert wurde. Auch wenn es keine allgemeingültige Dosis oder eine bestimmte Menge an Sonnenlicht für die nachweisliche Verhinderung oder Linderung von

Autoimmunerkrankungen gibt, hat sich eine Supplementierung als nützlich erwiesen. Deshalb würde ich Ihnen empfehlen, Ihren Vitamin-D-Wert jährlich überprüfen zu lassen und Nahrungsergänzungsmittel einzunehmen, falls er unter den empfohlenen Bereich fällt.

- Aus der Forschung ist bekannt, dass die sogenannten *Flavonoide*, also pflanzliche Verbindungen, vor Autoimmunkrankheiten schützen können, indem sie das Immunsystem daran hindern, sich selbst zu schädigen. Flavonoide sind in Lebensmitteln wie Äpfeln, Blaubeeren, Zwiebeln, Zitrusfrüchten und Spinat sowie in bestimmten Teesorten, insbesondere in grünem Tee, enthalten.
- *Probiotika*, die Lactobacillus und Bifidobacterium enthalten, können dazu beitragen, das Gleichgewicht zwischen den Immunzellen zu fördern. Dies ist der Schlüssel zur Vorbeugung von Autoimmunkrankheiten. Sie haben sich zudem als hilfreich bei der Linderung von Verdauungsbeschwerden und der Verringerung von Entzündungen bei rheumatoider Arthritis, Colitis ulcerosa und Multipler Sklerose erwiesen.
- *Curcumin* ist eine pflanzliche Verbindung, die in dem goldgelben Gewürz Kurkuma vorkommt und in Nahrungsergänzungsmitteln Verwendung findet und die erwiesenermaßen über erstaunliche heilende Eigenschaften verfügt. Im Immunsystem hat Curcumin die Fähigkeit, den Wirkungen von Zytokinen entgegenzuwirken, entzündlichen Proteinen, die für die Art von Zellschäden verantwortlich sind, wie sie bei Autoimmunkrankheiten auftreten.

Benommenheit/Brain Fog

In der Hochphase der Perimenopause fühlte ich mich ständig benommen. Ich konnte mich nicht konzentrieren und litt unter meiner Arbeit. Mein Chef dachte, ich sei faul, konnte sich aber nicht ansatzweise vorstellen, was ich durchmachte. Obwohl ich regelmäßig Sport trieb und mich vernünftig ernährte, trat keine Besserung ein. Im Gegenteil, ich nahm vor allem in der Körpermitte zu und sah aus, als wäre ich schwanger. Mittlerweile bekomme ich seit zehn Wochen eine Hormonersatztherapie und fühle mich viel besser. Ich befinde mich noch in der Einstellphase, aber ich habe überhaupt keine Hitzewallungen mehr und fühle mich insgesamt viel ruhiger. Ich bin gelassen und mache mir keine unnötigen Gedanken mehr. Mal sehen, was die nächsten Monate bringen!

– Crystal B.

Im Zuge der Wechseljahre kommt es häufig zu einer spürbaren Veränderung der Gehirnfunktion. Diese Veränderung wird oft als Benommenheit, seit Corona auch häufig als »Brain Fog« beschrieben, auch wenn die Fachleute eher von einem kognitiven Verfall oder kognitiven Schwierigkeiten sprechen. Am häufigsten tritt Brain Fog in Verbindung mit Veränderungen des Lern- und Sprachgedächtnisses auf und äußert sich beispielsweise darin, dass man sich Namen, Wörter oder Geschichten nur schwer merken, einen Gedankengang nicht mehr weiterführen oder sich nicht mehr daran erinnern kann, warum man einen Raum betreten hat.

Diese Benommenheit tritt am ehesten in der Perimenopause auf, wenn der Östrogenspiegel zu schwanken beginnt. Im Hippocampus und im präfrontalen Cortex, die für das Gedächtnis und andere kognitive Funktionen verantwortlich sind, befinden sich Östrogenrezeptoren. Wenn der Östrogenspiegel sinkt, fehlt diesen Rezeptoren unter Umständen der Impuls, die für das Erinnerungsvermögen, die Konzentration und die Fokussierung erforderlichen Aktivitäten auszuführen. Dadurch fühlt man sich dann strohdumm.

Wer häufig unter Hitzewallungen leidet, hat Studien zufolge auch ein höheres Risiko für Gedächtnisprobleme, die durch Stimmungsschwankungen und Schlafstörungen noch verschlimmert werden können (wobei Letztere wiederum eine Folge von Hitzewallungen sein können … ein wahrer Teufelskreis!). Wechseljahresbeschwerden deuten möglicherweise auch darauf hin, dass sich aufgrund von Hormonschwankungen die Gehirnstruktur verändert hat. Diese Veränderungen scheinen sich zum Glück mit der Zeit aber größtenteils wieder zurückzubilden.

Oftmals bereitet der durch die Wechseljahre verursachte »Nebel im Kopf« Sorgen, weil befürchtet wird, es könnte sich um ein Anzeichen von Demenz handeln. Demenz tritt jedoch selten vor dem vierundsechzigsten Lebensjahr auf, daher sind kognitive Herausforderungen im Alter von 40 oder 50 Jahren eher auf einen sinkenden Hormonspiegel zurückzuführen. Bei vielen, wenn nicht sogar den meisten Frauen bessern sich die Gedächtnisprobleme nach der Menopause wieder. (Das bedeutet nicht, dass man nach den Wechseljahren plötzlich wieder ein gutes Gedächtnis hat, sondern es handelt sich eher um eine allmähliche Rückkehr zu einer vertrauten Gehirnfunktion.) Manche Frauen mit kognitiven Vorbelastungen, die durch Faktoren wie Genetik, Umwelt oder die Lebensweise entstehen können, sind allerdings anfälliger für ein kontinuierliches Nachlassen der Gehirnfunktion.

Maßnahmen zur Minimierung von Brain Fog

Der Östrogenverlust in den Wechseljahren ist für das Gehirn von weitreichender Bedeutung. Östrogen wirkt neuroprotektiv, schützt also die Gehirnzellen vor den Auswirkungen von oxidativem Stress und der schädlichen Wirkung von Amyloid-Beta, das in hohen Konzentrationen mit Zellschäden in Verbindung gebracht wird, wie sie auch bei Alzheimer auftreten. Zudem hemmt Östrogen offenbar die Wirkung von Stresshormonen auf das Gehirn und fördert so dessen Widerstandsfähigkeit und Schutz. Mit sinkendem Östrogenspiegel zeigt sich eine Verschlechterung der Gehirnfunktion sowohl in der Denkleistung als auch in der psychischen Gesundheit, vermutlich, weil die verschiedenen Schutzmechanismen nicht mehr greifen. Kurz gesagt: Die wichtigste Maßnahme zum Schutz des Gehirns dürfte darin bestehen, dem Körper wieder Östrogen zuzuführen, aber auch mit anderen Mitteln lässt sich die Gehirnfunktion in den Wechseljahren fördern.

Ganz grundsätzlich ist es möglich, das Gehirn langfristig gesund zu halten und eventuell auch das Gefühl geistiger Trägheit und das Risiko einer Demenz einzudämmen, indem man Maßnahmen ergreift, mit denen man auch den allgemeinen Gesundheitszustand verbessern und erhalten kann. Dies umfasst:

- Überwachung des Blutdrucks, des Cholesterinspiegels und des Blutzuckers sowie eine entsprechende Behandlung bei zu hohen Werten
- Verzicht auf Rauchen und übermäßigen Alkoholkonsum
- mindestens 150 Minuten moderate aerobe Aktivität pro Woche
- Gewichtszunahme in den Griff bekommen
- soziale Kontakte pflegen
- regelmäßiges »Gehirnjogging« – lesen, sich neues Wissen aneignen oder sich anderweitig regelmäßig geistig fordern

Medikamentöse Möglichkeiten

Aus einigen Studien geht hervor, dass eine Östrogentherapie zur Wiederherstellung des Schutzes vor entzündlichen Prozessen im Nervensystem und den Auswirkungen von Stresshormonen auf das Gehirn beitragen kann. Allerdings sind weitere Untersuchungen erforderlich, um mit Sicherheit sagen zu können, ob eine Hormontherapie das Gedächtnis und die Konzentrationsfähigkeit aller Frauen während der Wechseljahre verbessert. Zum jetzigen Zeitpunkt lässt sich aus wissenschaftlicher Sicht Folgendes sagen:

- Bei Frauen, bei denen die Wechseljahre zwischen dem 40. und 45. Lebensjahr (frühe Wechseljahre) eintraten, ist eine Östrogentherapie zur Aufrechterhaltung der Gehirnfunktion und zur Senkung des Demenzrisikos unter Umständen förderlich.
- Bei anderen Frauen in den Wechseljahren scheint die Anwendung einer Hormontherapie für die Erhaltung der Gehirnfunktion unbedenklich zu sein. Wenn allerdings die Menopause bei Ihnen schon mehr als zehn Jahre zurückliegt, sollten Sie besonders auf die von Ihnen verwendete Formulierung achten. Aus der Forschung geht hervor, dass bei dieser Gruppe die Anwendung von konjugierten Pferdeöstrogenen (Premarin) und Medroxyprogesteronacetat (MPA) erhöhte Risiken birgt, oral eingenommenes Östradiol in Kombination mit Progesteron hingegen neutral wirkt.

Mit viel Engagement werden weitere evidenzbasierte Behandlungsansätze zur Erhaltung der Gehirnfunktion während der hormonellen Umstellung in den Wechseljahren erforscht. Dr. Lisa Mosconi, deren Arbeit ich bereits in Kapitel 4 erwähnt habe, geht in ihrem Buch *Das Gehirn in der Menopause* ausführlich auf die neuesten Forschungsergebnisse ein. Es ist ein Muss für alle, die sich eingehender mit den neurowissenschaftlichen Aspekten der Wechseljahre befassen möchten.

Ernährung

Als zusätzlichen Schutz für das Nervensystem beim Älterwerden wird empfohlen, auf eine ausreichende Zufuhr von antioxidativen Mikronährstoffen wie Vitamin C und Vitamin E sowie entzündungshemmenden Makronährstoffen wie mehrfach ungesättigten Omega-3-Fettsäuren zu achten.

- Zu den besten Nahrungsquellen für Vitamin C und Vitamin E gehören Sonnenblumenkerne, Mandeln, Blattgemüse (Rote Bete, Blattkohl, Spinat und Grünkohl), Zitrusfrüchte und Kreuzblütler.
- Als Omega-3-Quelle eignen sich fettreiche Kaltwasserfische wie Lachs, Makrele und Sardine sowie Nüsse und Samen wie Leinsamen, Chiasamen und Walnüsse.

Blähbauch, siehe Verdauungsbeschwerden

Brennendes Gefühl im Mund/auf der Zunge

Bei mir ging es nach der Geburt meines dritten Kindes los. Ich war 33 Jahre alt, und meine Monatsblutungen wurden immer seltener. Zunächst kamen sie alle drei Monate, dann alle sechs, bis sie schließlich mit 40 Jahren ganz ausblieben. Meine Ärztin führte sämtliche Untersuchungen durch. Sie verabreichte mir Hormone, um meine Periode wieder in Gang zu bringen. Das klappte nicht. Weil meine Gebärmutterschleimhaut verdickt war, führte sie eine Ausschabung durch. Letztendlich kam sie zu dem Schluss, dass ich vorzeitig in den Wechseljahren war. Später spürte ich ein Kribbeln und Brennen in den Füßen und ein Brennen auf der Zunge. Meine Ärztin schickte mich zu einem Neurologen, der alle erdenklichen Bluttests durchführte. Zur Überprüfung meiner Nerven wurden Biopsien an meinen Beinen und in meinen Armen durchgeführt. Die Blutuntersuchungen ergaben alle einen normalen Befund. Der Neurologe hielt meine Symptome für idiopathisch und sagte im Grunde: »Melden Sie sich, wenn es schlimmer wird.« Keiner hat je die Vermutung geäußert, dass es möglicherweise an den Wechseljahren liegen könnte.

– Patty V.

Der Begriff »Burning-Mouth-Syndrom« (BMS) bezeichnet ein Brennen, Kribbeln oder Taubheitsgefühl im Mundraum, auch eine besondere Empfindlichkeit oder ein Gefühl, etwas sei brennend heiß – und das ohne sichtbare Anzeichen einer Verletzung. Das BMS tritt am häufigsten an der Zungenspitze auf, kann aber auch an den Lippen, an den Seiten der Zunge oder am Gaumen wahrgenommen werden. Vom BMS sind weitaus mehr Frauen als Männer betroffen (Verhältnis 7:1), und die meisten Patienten mit diesem frustrierenden, äußerst schmerzhaften Syndrom sind Frauen mittleren Alters in der Postmenopause.

Warum Frauen in den Wechseljahren häufiger vom BMS betroffen sind, ist noch nicht vollständig geklärt. Eine Theorie besagt jedoch, dass der erhebliche Östrogenabfall während der Wechseljahre die Produktion chemischer Verbindungen verändert, die wiederum die Nervenfunktion beeinträchtigen. Diese Störung könnte die Ursache für die Schmerzen und das Kribbeln in den Nervenbahnen der Mundhöhle sein. Außerdem wird vermutet, dass sich der Speichel so verändert, dass die Zellen im Mund die Empfindungen anders wahrnehmen.

Abhilfe für das Brennen im Mund

Die verschiedenen Behandlungsmöglichkeiten für das BMS sollen in erster Linie die Beschwerden lindern, vor allem die Schmerzen, die sehr störend und belastend sein können.

- So hat sich die Kombination aus einem niedrig dosierten Benzodiazepin, einem trizyklischen Antidepressivum, und Gabapentin als wirksam zur Schmerzlinderung erwiesen.

- Topisches oder orales Clonazepam führt zu einer signifikanten Verbesserung der Schmerzen (»topisch« bedeutet in diesem Fall, dass man eine Clonazepam-Pille lutscht, ähnlich einer Lutschpastille, um die stärkste Wirkung des Medikaments lokal, also im Mund, zu erzielen).

- So seltsam es vielleicht klingen mag, aber auch eine verdünnte scharfe Chilisoße vermindert die mit BMS verbundenen Schmerzen im Mund (und ja, das wurde tatsächlich wissenschaftlich untersucht). In scharfer Chilisoße ist Capsaicin enthalten, das durch die Desensibilisierung des Mundgewebes Linderung verschaffen kann. Versuchen Sie, drei- bis viermal täglich ein Verhältnis von 1:2 scharfer Soße zu Wasser auf die am stärksten betroffenen Bereiche Ihres Mundes aufzutragen.

- Ob eine menopausale Hormontherapie effektiv zur Linderung von Symptomen des BMS beiträgt, wurde bereits in früheren Studien untersucht, wobei die Ergebnisse unterschiedlich ausfielen. Unter Umständen ist sie aber einen Versuch wert, vor allem, wenn Sie bereits aus anderen Gründen eine Hormontherapie in Erwägung ziehen.

- Im Rahmen von Forschungsprojekten stellte sich heraus, dass das Antioxidans Alpha-Liponsäure bei einigen BMS-Betroffenen zu einer deutlichen Verbesserung der Symptome führte, bei anderen hingegen unwirksam war. Auch wenn die Ergebnisse nicht eindeutig sind, bietet sich Alpha-Liponsäure als Nahrungsergänzungsmittel an, falls Sie auf der Suche nach einer nicht verschreibungspflichtigen Alternative sind.

- Möglicherweise haben Sie gehört, dass Johanniskraut bei Symptomen des Burning-Mouth-Syndroms helfen kann, allerdings wurde in wissenschaftlichen Untersuchungen keine nennenswerte Schmerzlinderung festgestellt.

Brüchige Nägel

An manchen Tagen bin ich ohne ersichtlichen Grund völlig durch den Wind. Von jetzt auf gleich vergesse ich, was mir gesagt wurde oder was ich gedacht habe. Es kommt mir vor wie eine Vorstufe zur Demenz! Ich schlafe schlecht und zu kurz, und das macht mir echt zu schaffen. Einschlafen geht schnell, aber durchschlafen fällt mir schwer. Ständig bin ich extrem müde. Mittagsschläfchen sind an der Tagesordnung. Ich bin eine echte Einsiedlerin geworden. Meine Haut juckt, meine Nägel sind brüchig, die Gelenke schmerzen, und meine Fettpolster haben sich verlagert! Ich treibe zwar regelmäßig Sport, aber ich habe Heißhunger auf Zucker und giere danach, als wäre es der Heilige Gral! Ich bin launenhafter (dabei hatte ich mir geschworen, keine grantige alte Frau zu werden!). Beim Sport tröpfelt die Blase jetzt schlimmer. Ich bekomme aus heiterem Himmel Herzklopfen, und manche Lebensmittel schmecken besser oder schlechter als sonst. Und die Regel ist auch nicht mehr regelmäßig! Das soll endlich vorbei sein!

– Lorrie G.

Brüchige Nägel sind dadurch charakterisiert, dass sie dünn und trocken geworden sind und/oder leichter brechen oder splittern. Nach der Menopause sind Frauen aufgrund biochemischer Veränderungen in den Nägeln besonders anfällig dafür. Die Nagelplatten sind auf ein Molekül namens Cholesterinsulfat angewiesen, um ihre Festigkeit zu erhalten. Dieses Molekül nimmt aufgrund der Hormonveränderungen in der Menopause ab.

Auch wer unter Anämie oder einer Schilddrüsenerkrankung leidet, sich häufig die Hände wäscht oder regelmäßig aggressiven Chemikalien ausgesetzt ist, neigt eher zu brüchigen Nägeln.

Strategien zur Stärkung brüchiger Nägel

Um Ihre Nägel gut zu pflegen, sollten Sie auf scharfe Chemikalien verzichten und sie sauber und trocken halten. Falls Sie brüchige Nägel entwickelt haben, können Sie mit zusätzlichen Maßnahmen die Nagelstärke und -beschaffenheit verbessern.

Folgende Strategien zur *Ernährung und Nahrungsergänzung* sind zu nennen:

- Nehmen Sie mehr *Biotin* (auch Vitamin B7 genannt) zu sich. Biotin ist ein wasserlösliches Vitamin, das zur Erhaltung gesunder Haut, Haare und Nägel beiträgt. Es ist in Lebensmitteln wie Eiern, Nüssen und Vollkornprodukten enthalten und kann auch in Form von Nahrungsergänzungsmitteln eingenommen werden.
- *Erhöhen Sie die Zufuhr von Spurenelementen.* Spurenelemente sind Mineralien, die in winzigen Mengen für verschiedene physiologische Funktionen benötigt werden. Einige Spurenelemente in Form von Nahrungsergänzungsmitteln, die sich bei brüchigen Nägeln als hilfreich erwiesen haben, sind Eisen, Zink und Kupfer.
- Gönnen Sie sich *Aminosäuren*. Ihre Nägel bestehen größtenteils aus dem Protein Keratin, und Keratin wird durch Aminosäuren, insbesondere Cystein, aufgebaut. Durch den Verzehr von cysteinreichen Lebensmitteln wie Geflügel, Eiern, Rindfleisch und Vollkornprodukten fördern Sie die Gesunderhaltung Ihrer Nägel.

Als medikamentöse Möglichkeit bietet sich auch eine Östrogentherapie an. Da diese sich positiv auf das Kollagen auswirkt, verbessert sie möglicherweise die Beschaffenheit Ihrer Nägel. Dazu sind aber noch weitere Studien erforderlich.

Brustspannen/Schmerzen

Bei mir setzten die Wechseljahre mit 36 Jahren ein. Damals hatte ich besonders unter schmerzhaften Spannungsgefühlen in den Brüsten zu leiden. Meine rechte Brust tat so weh, dass ich dachte, ich hätte Brustkrebs. Zum Glück ging das wieder weg, aber mit Mitte 40 bekam ich stattdessen Schlafstörungen, chronisch trockene Augen, und nachts war mir heiß. Mit der Zeit wurden daraus heftige Hitzewallungen, vor allem nachts. Das hielt zwei Jahre lang an. Als ich 49 wurde, sagte mir mein Arzt, meine Eierstöcke wären am Ende und ich müsste mir keine Gedanken mehr über Verhütung machen. Die Hitzewallungen verschwanden – juhu! Ich dachte, jetzt wäre ich damit durch, aber Fehlanzeige: Zwei Jahre später meldeten sich die Hitzewallungen zurück, und ich kämpfe bis heute damit. Erst im März dieses Jahres verschwanden sie, da habe ich schon gehofft, nun endlich Ruhe zu haben. Dem war nicht so, denn vier Wochen später bekam ich Schmierblutungen, meine Brustwarzen wurden hart, ich hatte Blähungen und war aufgedunsen, und die Hitzewallungen setzten wieder ein. Nimmt das denn nie ein Ende? So langsam bezweifle ich das.

– Jennifer P.

Schmerzen oder Spannungsgefühle in der Brust, auch Mastodynie beziehungsweise Mastalgie genannt, treten bei Frauen vor der Menopause häufig während des Menstruationszyklus oder der Schwangerschaft auf. Gar nicht so abwegig, zu erwarten, dass diese Beschwerden abklingen, wenn die Menstruation dann ausbleibt! Bei manchen Frauen halten sich die Brustschmerzen jedoch hartnäckig und schüren die Befürchtung, es könnte sich um ein Symptom von Brustkrebs handeln, was sie unabhängig vom Alter jedoch nur selten sind.

Brustschmerzen können entweder zyklusabhängig oder zyklusunabhängig auftreten.

Der *zyklusabhängige Brustschmerz* ist am häufigsten und geht mit dem Menstruationszyklus einher. Er wird durch die monatlichen Schwankungen der Hormone Östrogen und Progesteron verursacht, die beide eine stimulierende Wirkung auf das Brustgewebe haben. Sie bewirken, dass das Gewebe Wasser einlagert und die Größe und Anzahl der Brustdrüsen und Milchgänge zunimmt.

Wenn Sie noch menstruieren, treten zyklusabhängige Brustschmerzen mitunter einige Tage vor der Monatsblutung auf. Die Brüste werden oft empfindlich, schmerzen oder sind knubbelig, und die Schmerzen können sich auf die oberen und äußeren Teile der Brust, die Achselhöhle und den Arm ausdehnen. Nach dem Ende der Menstruation klingen die Beschwerden normalerweise ab. Wenn in der Perimenopause die Hormone unregelmäßig ansteigen und abfallen, können sich die zyklusbedingten Schmerzen verschlimmern und bis in die Menopause hinein anhalten, insbesondere bei Frauen, die orale Verhütungsmittel oder eine Hormontherapie anwenden.

Zyklusunabhängiger Brustschmerz tritt unabhängig von der Monatsblutung auf und folgt keinem vorhersehbaren Muster. Er tritt sowohl anhaltend als auch schubweise auf, erstreckt sich über eine oder beide Brüste und betrifft die gesamte Brust oder nur einen kleinen Teil davon. Zyklusunabhängige Schmerzen sind in der Regel ein Symptom für ein bestimmtes Problem, zum Beispiel eine Zyste, ein Trauma oder einen gutartigen Tumor. Auch bei verschiedenen Erkrankungen der Brustwand, der Speiseröhre, des Hals-/Nackenbereichs und des oberen Rückens und sogar des Herzens können Symptome auftreten, die als Schmerzen im Brustraum empfunden werden.

Wer an fibrozystischem Brustgewebe leidet, hat dadurch möglicherweise zyklusabhängige oder -unabhängige Schmerzen in einer Brust oder in beiden. Diese sehr häufige Erkrankung verursacht verdicktes Gewebe oder eine erhöhte Anzahl von Zysten in ansonsten normalen Brüsten und führt zu einem verstärkten Auftreten von Schmerzen, Empfindlichkeit oder Knotenbildung.

Auch bei einem Ungleichgewicht der Fettsäuren in den Zellen, durch das das Brustgewebe anfälliger für hormonelle Veränderungen wird, besteht eine erhöhte Anfälligkeit für Brustschmerzen.

Wie Sie mit Brustschmerzen umgehen können

Brustschmerzen können durch das Tragen eines stützenden BH, den Verzicht auf Koffein und Nikotin und die Verwendung von Eisbeuteln oder warmen Wickeln gelindert werden. Auch Nachtkerzenöl oder Fischölpräparate tragen zur Schmerzlinderung bei.

Welche Maßnahmen für Sie am besten geeignet sind, hängt weitgehend von den zugrunde liegenden Problemen ab. Gegebenenfalls wird man Ihnen zu folgenden Maßnahmen raten:

- nichtsteroidale Antirheumatika (NSAIDs)
- bei Brustmuskelzerrungen oder Arthritis entsprechende Übungen
- bei einer Mastitis (Entzündung) Antibiotika
- bei einem Abszess oder einer Zyste eine Drainage

Cholesterinspiegel, hoher/erhöhte Triglyceridwerte

So ganz offiziell bin ich im Oktober 2022 im Alter von 56 Jahren in die Wechseljahre gekommen. Seit einem Jahr plagen mich schreckliche Gelenkschmerzen, obwohl ich normalgewichtig und insgesamt gesund bin, mich gesund und entzündungshemmend ernähre und mehrmals pro Woche Sport treibe. In meiner Hausarztpraxis wurden alle möglichen Laboruntersuchungen durchgeführt, auch auf

Entzündungen und rheumatoide Arthritis hin (alles ohne Befund). Da mein Cholesterinspiegel zum ersten Mal in meinem Leben hoch war, riet mir die Ärztin, meine ohnehin schon gesunde Ernährung noch etwas zu verbessern. Beim Orthopäden, den ich wegen meiner Gelenkschmerzen aufsuchte, hieß es einfach »Pech gehabt«. Beide kamen überhaupt nicht auf die Idee, meine Gelenkschmerzen oder mein hoher Cholesterinspiegel könnten etwas mit den Wechseljahren/dem Östrogenmangel zu tun haben. Inzwischen habe ich mit einer Hormonersatztherapie begonnen (Östradiolpflaster und zusätzlich Progesteron) und hoffe sehr, dass sich meine Gelenkschmerzen und mein Cholesterinspiegel verbessern.

– Beverly W.

Cholesterin ist eine wachsartige, fettige Substanz im Blut, die der Körper für die Bildung von Hormonen, den Aufbau von Zellmembranen und die Verstoffwechselung bestimmter Vitamine verwendet. Für diese wichtigen Aufgaben ist es zwar erforderlich, ein zu hoher Cholesterinspiegel führt jedoch dazu, dass sich überschüssiges Cholesterin in den Arterien ansammelt und möglicherweise Verstopfungen hervorruft. Arterienverstopfungen sind ein schwerwiegendes Gesundheitsrisiko, da es dadurch zu Herzinfarkten und Schlaganfällen kommen kann.

Bei einer ärztlichen Untersuchung des Cholesterinspiegels wird in der Regel eine Blutanalyse angeordnet, bei der das Gesamtcholesterin, das Low-Density-Lipoprotein-(LDL-)Cholesterin, das High-Density-Lipoprotein-(HDL-)Cholesterin und die Triglyceride bestimmt werden. LDL wird seit jeher als »schlechtes« Cholesterin bezeichnet, weil es zur Verstopfung der Arterien beiträgt, während HDL gemeinhin als »gutes« Cholesterin bezeichnet wird, weil es den Abtransport von Cholesterin aus dem Blut unterstützt. In meiner Praxis untersuche ich zusätzlich das Apolipoprotein B (ApoB) und das Lipoprotein(a), abgekürzt auch Lp(a), da diese für die Beurteilung des Risikos einer koronaren Herzkrankheit aussagekräftiger sind als das allgemeine Lipidprofil. Nach diesen Werten würde ich mich ausdrücklich erkundigen (eine Liste der Blutuntersuchungen, über die Sie mit Ihrer Ärztin oder Ihrem Arzt sprechen sollten, finden Sie in Kapitel 8).

In den Wechseljahren steigen die Cholesterinwerte oft stark an. Die Mehrzahl meiner Patientinnen in den Wechseljahren erschrecken erst einmal, wenn ein Anstieg ihrer Lipidwerte festgestellt wird. Bei einigen steigen die LDL- und Triglyceridwerte sprunghaft um 10 bis 15 Prozent an, ohne dass sich die Ernährung oder die körperliche Aktivität wesentlich verändert haben. Diese Zunahmen werden oft allein dem Alterungsprozess zugeschrieben, dabei ist bekannt, dass der Östrogenabfall in den Wechseljahren bei der Veränderung der Lipidwerte eine eigenständige Rolle spielt; mit dem Rückgang des Östrogens sinkt der HDL-Wert, und die LDL- und Triglyceridwerte steigen.

Völlig unerwartet ist das nicht, da es Belege für einen Zusammenhang zwischen Östrogen und dem Cholesterinspiegel gibt. Während der Menstruation steigt und fällt der Cholesterinspiegel leicht, da der Östrogenspiegel während des monatlichen Zyklus schwankt. Und weil das Östrogen als Antioxidans wirkt, können LDL-Partikel leichter oxidieren, wenn der Östrogenspiegel in den Wechseljahren sinkt. Dadurch werden diese Partikel noch schädlicher und gefährlicher für Ihre Arterien.

Irgendwann werden wir mehr über den Einfluss von Östrogen auf den Cholesterinspiegel wissen, und es ist anzunehmen, dass der Schlüssel dazu irgendwo in der Leber zu finden sein wird. Die Leber ist nämlich das Kommandozentrum des Körpers in Sachen Cholesterinproduktion und -stoffwechsel, und die Leberzellen enthalten Östrogenrezeptoren, die das Lipidprofil maßgeblich prägen.

Ob Ihre Cholesterinwerte gesundheitsschädlich sind, lässt sich nur anhand einer Blutuntersuchung feststellen. Auch wenn anormale Blutfettwerte aufgrund von Plaqueablagerungen zu einer Verengung der Arterien beitragen, gibt es nämlich in der Regel keine erkennbaren Symptome. Wenn die Werte unauffällig sind, sollten Sie Ihre Blutfettwerte etwa alle fünf Jahre untersuchen lassen, bei abnormalen Werten häufiger.

Maßnahmen gegen einen hohen Cholesterinspiegel

Ernährung

Ernährungsbezogene Empfehlungen:

- *Antioxidantienreiche Ernährung*: Den Verlust der natürlichen antioxidativen Wirkung von Östrogen kann man mit einer Ernährung mit möglichst vielen Antioxidantien auffangen. Reich an Antioxidantien sind unter anderem grünes Blattgemüse wie Mangold, Spinat und Rote Bete, Kreuzblütengewächse wie Brokkoli und Blumenkohl, Hülsenfrüchte wie Linsen und Kichererbsen sowie Kürbisse, Beeren, Zitrusfrüchte und dunkle Schokolade.
- *Oxidativen Stress* über die Ernährung regulieren: Außerdem besteht die Möglichkeit, Lebensmittel zu meiden, die den oxidativen Stress erhöhen, der wesentlich zu abnormalen Blutfettwerten beiträgt. Das heißt auch, weniger verarbeitetes Fleisch, frittierte Lebensmittel und Gemüse mit zugesetztem Zucker zu essen.
- *Fettreicher Fisch*: Es wurde nachgewiesen, dass der Verzehr von Omega-3-Fettsäuren aus nicht frittiertem fettreichen Fisch das Risiko einer koronaren Herzerkrankung senkt. Das dürfte darauf zurückzuführen sein, dass diese Fettsäuren einen Beitrag zur Senkung der Triglyceridwerte leisten. Fettrei-

che Fischsorten sind beispielsweise Sardinen, Lachs, Makrele, schwarzer Kabeljau und Roter Thunfisch. Eine langfristig höhere Aufnahme von Omega-3-Fettsäuren wurde ebenfalls mit einem geringeren Risiko für koronare Herzkrankheiten in Verbindung gebracht.

- *Probiotika aus Lebensmitteln*: Aus Untersuchungen geht hervor, dass Probiotika einen erheblichen Einfluss auf den Cholesterinspiegel haben und zur Senkung sowohl der Triglycerid- als auch der LDL-Werte beitragen können. Besonders empfehlenswert sind Naturjoghurt, griechischer Joghurt, Buttermilch, Hüttenkäse, Knoblauch, Apfelessig sowie fermentierte oder eingelegte Lebensmittel wie Sauerkraut und eingelegtes Gemüse aller Art.

Nahrungsergänzungsmittel

Vitamin D: Bei Frauen nach der Menopause wurde beobachtet, dass ein höherer Vitamin-D-Spiegel mit niedrigeren Triglyceriden, einem geringeren Körperfettanteil und einer verminderten Anfälligkeit für das metabolische Syndrom einhergeht. Außerdem zeigen Untersuchungen, dass Teilnehmerinnen, die Vitamin D zusammen mit Kalzium einnahmen, einen Anstieg des Vitamin-D-Wertes erzielten, was mit einer Senkung der LDL- und Triglyceridwerte und einem Anstieg des HDL-Wertes korrelierte.

Ganz offensichtlich wirkt Vitamin D also lipidregulierend, und wir sollten darauf achten, dass unser Vitamin-D-Spiegel in den Wechseljahren in einem gesunden Bereich bleibt. Einige Leitlinien empfehlen nur 600 bis 800 internationale Einheiten (IE)/Tag. In meiner Praxis weisen jedoch etwa 80 Prozent meiner Patientinnen einen gravierenden Vitamin-D-Mangel auf. Dementsprechend empfehle ich derzeit eine tägliche Erhaltungsdosis von 4000 IE/Tag (so hoch wie möglich, ohne Gefahr zu laufen, dass es zu Überdosierungen kommt), und wenn ein klinischer Mangel vorliegt, gegebenenfalls eine höhere Dosis auf Rezept. Nach meinem Dafürhalten sollten Sie Ihren Vitamin-D-Wert jedes Mal überprüfen lassen, wenn ein Blutbild gemacht wird. Eine ausführliche Erläuterung der Laboruntersuchungen, über die Sie mit Ihrer Ärztin oder Ihrem Arzt sprechen sollten, finden Sie in Kapitel 8. Für meine Patientinnen habe ich ein Kombinationspräparat aus Vitamin D, Omega-3 und Vitamin K entwickelt (weitere Informationen finden Sie unter www.thepauselife.com).

Omega-3-Fettsäuren: Wer nicht regelmäßig fettreichen Fisch verzehrt, dem sei ein Nahrungsergänzungsmittel mit Omega-3-Fettsäuren empfohlen, das Eicosapentaensäure (EPA) und Docosahexaensäure (DHA) enthält. Es hat sich gezeigt, dass die Einnahme von Fischöl zu einer moderaten Senkung des Cholesterinspiegels beiträgt, wobei die regelmäßige Einnahme mit einer allgemeinen Senkung der Triglyceridwerte in Verbindung gebracht wurde.

Bei normalem, hohem oder grenzwertig hohem Cholesterinspiegel haben Omega-3-Fettsäuren die gleiche lipidsenkende Wirkung.

Berberin: Berberin ist eine natürlich vorkommende Verbindung, die in Pflanzen wie der Goldwurzel und der Berberitze vorkommt. In der indigenen amerikanischen und in der Traditionellen Chinesischen Medizin wird Berberin seit Langem bei einer Vielzahl von Erkrankungen eingesetzt. Neue Forschungen haben nun bestätigt, dass es das Lipidprofil effektiv verbessert. Insbesondere wurde nachgewiesen, dass es sich positiv auf den LDL- und Triglyceridspiegel auswirkt und den HDL-Spiegel erhöht. Das Präparat ist als Nahrungsergänzungsmittel rezeptfrei erhältlich. Die meisten Studien, in denen ein Nutzen nachgewiesen wurde, bezogen sich auf die Einnahme von 500 Milligramm ein- oder zweimal pro Tag. Ich empfehle es meinen Patientinnen mit auffälligen Blutfettwerten.

Ballaststoffe: Ein natürliches Nahrungsergänzungsmittel, das sich als vielversprechend bei der Senkung des LDL-Cholesterinspiegels und des Gesamtcholesterinspiegels erwiesen hat, sind Flohsamenschalen (Psyllium). In gut kontrollierten klinischen Studien mit mehr als 1500 Probanden wurden bei Einnahme von 6 bis 15 g Flohsamenschalen pro Tag (in den meisten Studien wurde eine Tagesdosis von 10 g verwendet) erhebliche Senkungen des Cholesterinspiegels festgestellt. Am deutlichsten war der Rückgang bei Personen mit einem hohen Ausgangscholesterinspiegel. Außerdem eignen sich Flohsamenschalen sehr gut als ergänzende Maßnahme in Kombination mit Statinen und Gallensäuresequestrierern. (Falls Sie auf der Suche nach einem Ballaststoffpräparat sind: Für meine Patientinnen habe ich ein Produkt entwickelt, das neben Flohsamenschalen auch andere förderliche Saaten und Körner enthält.)

Medikamentöse Möglichkeiten

Bei der Verbesserung Ihres Lipidprofils insgesamt und bei der Verringerung des Risikos von Herzerkrankungen kann sich eine *menopausale Hormontherapie (MHT)* als hilfreich erweisen. Allerdings müssen bei der Anwendung einer MHT zur Senkung des Cholesterinspiegels einige Besonderheiten beachtet werden:

- Bei bereits bestehender Hypertriglyceridämie (hohe Triglyceridwerte) ist es wichtig, zu wissen, dass eine höhere Dosierung von oralem Östrogen die Triglyceridwerte in die Höhe treiben kann. Daher ist eine transdermale MHT, eine niedrigere orale Dosis oder ein SERM (Selektiver Östrogenrezeptormodulator) wie Tibolon unter Umständen besser.
- Auch die Kombination von Östrogen und einem Gestagen wirkt möglicherweise weniger effektiv bei der Verbesse-

rung des Lipidprofils als Östrogen allein, da ein Gestagen die positiven Auswirkungen des Östrogens auf den Cholesterinspiegel zum Teil aufhebt. Gleichwohl sollten Frauen mit einer intakten Gebärmutter immer ein Gestagen zusammen mit Östrogen einnehmen, um die Gebärmutterschleimhaut zu schützen.

- Gemäß der Timing-Hypothese (ausführlicher in Kapitel 3 auf Seite 55) ist die Anwendung einer MHT wahrscheinlich am sichersten, wenn sie begonnen wird, bevor mehr als zehn Jahre seit der Menopause verstrichen sind. Liegt der Beginn der Menopause bereits zehn oder mehr Jahre zurück und bestehen erhebliche Risikofaktoren für eine Erkrankung der Herzkranzgefäße, empfiehlt es sich, zunächst einen koronaren Kalzium-Score-Test durchführen zu lassen. Mit dieser Untersuchung wird die aktuelle Atherosklerose-Verkalkung ermittelt, sodass Ihre Ärztin oder Ihr Arzt beurteilen kann, ob eine MHT für Sie sicher ist.

Lipidsenkende Medikamente: Auch wenn eine Veränderung der Lebensgewohnheiten und manche Nahrungsergänzungsmittel bei der Behandlung krankhafter Blutfettwerte in den Wechseljahren sehr hilfreich sein können, benötigen manche Frauen möglicherweise Medikamente zur Senkung der Blutfettwerte.

Um das Risiko von Herz-Kreislauf-Erkrankungen zu reduzieren, werden häufig Lipidsenker verschrieben, insbesondere Statine. Allerdings sollte man sich darüber im Klaren sein, dass Statine Herz-Kreislauf-Erkrankungen oder dem Tod durch Herz-Kreislauf-Erkrankungen bei Frauen nicht so wirksam vorbeugen wie bei Männern (siehe Infokasten).

Der Nutzen von Statinen in der Behandlung von Frauen

Bei der Senkung des Cholesterinspiegels und der Verringerung des Risikos von Herz-Kreislauf-Erkrankungen gelten Statine seit Langem als ein wirksames Mittel. Diese häufig verschriebenen Medikamente hemmen ein Enzym, das an der Produktion von Cholesterin in der Leber beteiligt ist, wodurch der Cholesterinspiegel im Blut gesenkt wird. Bei hohen Cholesterinwerten werden sie zwar regelmäßig verordnet, doch in jüngster Zeit wird in der medizinischen Fachwelt eine wichtige Frage diskutiert: Sind die Wirksamkeit und der Nutzen von Statinen bei Frauen genauso groß wie bei Männern? Ein endgültiges Ergebnis steht noch aus, doch scheint die Antwort eher Nein zu lauten.

- *Überlebensvorteile:* Besonders umstritten ist, inwiefern sich Statine auf das Gesamtüberleben auswirken. Den vorliegenden Daten zufolge hat die Anwendung von Statinen bei Frauen mit bestehenden Herz-Kreislauf-Erkrankungen oder einem Herzinfarkt oder Schlaganfall in der Vorgeschichte (sogenannte Sekundärprävention) nicht zu einer Verringerung der Gesamtsterblichkeit geführt. Die Schlussfolgerung lautet: Statingaben steigern die Überlebenschancen von Frauen in dieser Gruppe offenbar nicht.

- *Primärprävention*: Auch bei Frauen ohne bestehende Herz-Kreislauf-Erkrankungen, die im Rahmen der sogenannten Primärprävention mit Statinen versorgt werden, wurde weder ein positiver Einfluss auf die Gesamtsterblichkeit noch eine Verringerung kardiovaskulärer Ereignisse wie Herzinfarkte und Schlaganfälle nachgewiesen. Die Schlussfolgerung lautet: Bei gesunden Frauen *ohne* Herzerkrankungen in der Vorgeschichte bringen Statine offenbar keine nennenswerten Vorteile.

Außerdem sollte bei der Einnahme von Statinen die mitunter mit erheblichen Beeinträchtigungen einhergehende Nebenwirkung von Schmerzen im Bewegungsapparat berücksichtigt werden. Eine der am häufigsten auftretenden Beschwerden von Statin-Patienten sind Muskelschmerzen, die sich in Form von Muskelkater, Ermüdung oder Muskelschwäche äußern können. Dabei kann es sich um ein leichtes Unbehagen handeln, aber auch um so starke Schmerzen, dass es kaum möglich ist, seinen Alltag zu bewältigen. Da bis zu 70 Prozent der Frauen ohnehin bereits angeben, allein aufgrund der Wechseljahre unter Schmerzen des Bewegungsapparats zu leiden, ist es möglich, dass die Einnahme eines Statins diese Beschwerden noch verstärkt.

Natürlich ist damit die Frage nach der Einnahme von Statinen noch längst nicht geklärt, und wenn Sie bereits Statine einnehmen, fragen Sie sich jetzt vielleicht, ob Sie sie absetzen sollten. Ich halte es für wichtig, die Einnahme von Statinen immer individuell zu bewerten. Klar ist, dass Statine nicht generell allen Frauen mit hohem Cholesterinspiegel verschrieben werden sollten, aber bei manchen ist der Nutzen möglicherweise größer als die Risiken. Auch auf die Gefahr hin, dass ich mich wie eine kaputte Schallplatte anhöre: Es braucht einfach noch mehr Forschungsarbeit, bevor wir mit Sicherheit sagen können, ob Statingaben bei Frauen mit hohem Cholesterinspiegel die beste pharmakologische Methode zur Vorbeugung von Herz-Kreislauf-Erkrankungen sind. Besprechen Sie dies unbedingt ausführlich mit Ihrer Ärztin oder Ihrem Arzt.

Chronisches Müdigkeitssyndrom, siehe Fatigue/Erschöpfung

Craniomandibuläre Dysfunktion (CMD)

In der Perimenopause entwickelte ich starke Kiefergelenkschmerzen. Außerdem bemerkte ich ein Klingeln in meinen Ohren, und beides hörte nicht mehr auf. Nachts trage ich eine kleine Beißschiene, um die Kiefergelenksbeschwerden zu lindern, falls ich meinen Kiefer zu fest zusammenpresse, aber das hilft anscheinend nicht. Ich habe das Problem nun schon seit etwa acht Jahren. Das Klingeln in meinen Ohren ist rund um die Uhr präsent. Es geht nie ganz weg, ist aber mal leiser, mal besonders laut.

– Maureen D.

Der Unterkiefer ist mit dem Schädel mittels zweier Gelenke verbunden, die die Mundbewegungen beim Essen, Sprechen und vielem mehr ermöglichen. Bei einer Kiefergelenkserkrankung (Craniomandibuläre Dysfunktion, CMD) kommt es zu einer Reizung der an diesen Bewegungen beteiligten Gelenke, Muskeln, Knochen und Nerven, was zu erheblichen Schmerzen, Kopfschmerzen, Zahnschmerzen und Schwierigkeiten beim Sprechen führen kann. CMD kann auch durch einen ausgekugelten Kiefer oder Knochenschwund verursacht werden. Die Wahrscheinlichkeit, an einer chronischen CMD zu erkranken (es treten mindestens sechs Monate lang Kieferschmerzen auf), ist *bei Frauen dreimal so hoch* wie bei Männern.

Die Tatsache, dass so viel mehr Frauen als Männer an CMD leiden, hat die Forschung veranlasst, nach einem hormonellen Zusammenhang zu suchen. In Studien zeigte sich, dass die Häufigkeit von Kiefergelenksbeschwerden zwischen dem fünfundvierzigsten und vierundsechzigsten Lebensjahr am höchsten ist, was mit dem sinkenden Hormonspiegel in den Wechseljahren zusammenfällt. Es ist bekannt, dass der Verlust von Östrogen zu einem Anstieg von Entzündungsproteinen wie Zytokinen führen kann, die Erkrankungen der Kiefergelenke auslösen und zu deren Fortschreiten beitragen. Weitere Untersuchungen, in denen die Prävalenz und der Schweregrad von CMD bei Frauen in und vor den Wechseljahren verglichen wurden, ergaben, dass CMD bei Frauen in den Wechseljahren deutlich häufiger auftrat.

Behandlungsmöglichkeiten bei CMD

Wenn Sie unter CMD-Symptomen wie häufigen Kopfschmerzen, Zahnschmerzen, Schwierigkeiten beim Sprechen oder schmerzhaftem Knacken oder Pochen im Kiefer leiden, sollten Sie eine Zahnarztpraxis aufsuchen. Es gibt diverse Behandlungsmöglichkeiten, darunter entzündungshemmende Medikamente wie Ibuprofen, Botox-Injektionen, Muskelrelaxantien, topische Salben und Akupunktur.

Medikamentöse Möglichkeiten

Es hat sich gezeigt, dass eine Hormontherapie in der Menopause (MHT) das Fortschreiten der Erkrankung mäßig beeinflusst. Mit anderen Worten: Sie kann dazu beitragen, die Entwicklung der Erkrankung etwas zu verlangsamen. Vor dem Hintergrund der Erkenntnisse darüber, welchen Beitrag die Hormonsubstitution zur Wiederherstellung der Knochendichte leisten kann, könnte die MHT bei der Behandlung von durch Knochenschwund im Kiefer verursachten CMD besonders hilfreich sein.

Außerdem werden die verschiedenen Östrogen-Signalwege erforscht, die bei der Steuerung von Schmerzen bei Kiefergelenkerkrankungen eine Rolle spielen können. Möglicherweise stellen Selektive Östrogenrezeptormodulatoren (SERM), also Medikamente, die an Östrogenrezeptoren andocken, um sie ein- oder auszuschalten, eine wirksame medikamentöse Behandlung dar.

Depressionen, siehe psychische Störungen und Stimmungsschwankungen
dünner werdende Haut, siehe Hautveränderungen
Ekzem, siehe Hautveränderungen
Falten, siehe Hautveränderungen

Fatigue/Erschöpfung

Zuerst dachte ich, ich hätte Long COVID oder sonst was Ernsthaftes. Ich litt unter Herzklopfen, Angstzuständen, Tinnitus, Müdigkeit, Schlaflosigkeit, Depressionen und Stimmungsschwankungen. Aus Angst, ich hätte Herzprobleme, habe ich mit dem Sport aufgehört, wodurch sich meine Symptome nur verschlimmerten. Nach einer kardiologischen Untersuchung bekam ich einen niedrig dosierten Betablocker (mein Blutdruck war hoch), aber das war's dann auch. Danach ging ich zu meinem Hausarzt, der einige Tests durchführte. Mein Cholesterinspiegel war erhöht. Er wollte mir für jedes Symptom ein anderes Mittel verschreiben: ein Statin, ein Antidepressivum, ein Schlafmittel und so weiter. Dann fand ich den Social-Media-Account von Dr. Haver und vereinbarte einen Termin bei meinem Gynäkologen. Dem legte ich eine Liste meiner Probleme vor, wir sprachen über eine Hormonersatztherapie, und ich fing an, Östradiol und Progesteron zu nehmen. Zack! Ich habe mein Leben zurück! Ich gehe wieder ins Fitnessstudio und arbeite jetzt an meiner Ernährung.

– Cindy S.

In unserem hektischen Leben, in dem mit zunehmendem Alter und wachsender Verantwortung unsere Energie immer stärker beansprucht wird, gehört Müdigkeit allzu oft zur Normalität. Aber die Art von Abgeschlagenheit, die in den Wechseljahren auftreten kann, geht über das bloße Gefühl hinaus, nach einem langen Tag müde zu sein: Sie ist häufig körperlich und geistig belastend und führt zu einem fast unerträglichen Schweregefühl oder dem dringenden Bedürfnis, sich hinzulegen. Dies ist nach meiner Erfahrung einer der wesentlichen Faktoren, durch den die Belastbarkeit meiner Patientinnen allmählich aufgezehrt wird.

Auch aus Studien geht hervor, dass Erschöpfung ein weit verbreitetes Symptom während und nach der Menopause ist. In einer Querschnittsstudie mit 300 Frauen wurde eine zunehmende Müdigkeit im Zusammenhang mit dem Fortschreiten der Wechseljahre festgestellt. Demnach:

- berichteten 19,7 Prozent der prämenopausalen Frauen Symptome körperlicher und mentaler Erschöpfung
- war in der Perimenopause ein sprunghafter Anstieg auf 46,5 Prozent zu verzeichnen
- war in der Postmenopause der Anteil der Frauen, die unter Erschöpfung litten, mit 85,3 Prozent alarmierend hoch.

Nun stellt sich die Frage: Warum? Die Antwort findet sich in den hormonellen Veränderungen während der Wechseljahre. In dem Maße, in dem sich der Körper auf den Rückgang der Östrogen- und Progesteronproduktion einstellt, verhalten sich möglicherweise auch andere Hormone anders, etwa die der Nebenniere und der Schilddrüse. Solche Hormone regulieren den Energiehaushalt des Körpers. Ein Ungleichgewicht kann Müdigkeit hervorrufen.

Erschwerend kommt hinzu, dass Wechseljahresbeschwerden wie Hitzewallungen und nächtliche Schweißausbrüche nicht selten zu häufigem Erwachen in der Nacht und zu Einschlafproblemen führen, was den Schlafrhythmus durcheinanderbringt und die Tagesmüdigkeit noch verstärkt.

Auch andere Faktoren in dieser Lebensphase tragen oft zu vermehrter Erschöpfung bei. Zu diesen Faktoren gehören:

- *Schlafapnoe*: Schlafstörungen wie Schlafapnoe treten mit zunehmendem Alter häufiger auf und ziehen eine schlechte

Schlafqualität und Tagesmüdigkeit nach sich. Lassen Sie solche Erkrankungen unbedingt ärztlich abklären.

- *Medikamente*: Bei einigen verschreibungspflichtigen Medikamenten gehört Müdigkeit zu den möglichen Nebenwirkungen, insbesondere bei solchen, die zur Behandlung von Angstzuständen oder Depressionen eingesetzt werden.

Maßnahmen gegen die Müdigkeit

Schlafen

Es klingt furchtbar banal, muss aber trotzdem gesagt werden: Wer infolge der Wechseljahre unter Erschöpfung leidet, muss umso mehr auf seinen Schlaf achten. Eine sehr effektive Maßnahme für mehr Schlaf ist es, für eine optimale Schlafumgebung zu sorgen. Dazu gehört, die richtige Raumtemperatur (zwischen 15 und 20 Grad) im Schlafzimmer einzustellen und eine angenehme Schlafumgebung zu schaffen: Verbannen Sie helles Licht oder störende Geräusche, tragen Sie leichte Kleidung und verwenden Sie der Raumtemperatur entsprechendes Bettzeug. Darüber hinaus sollten Sie zwei oder mehr Stunden vor dem Schlafengehen keine Geräte mehr benutzen, die blaues Licht ausstrahlen (Handy, Tablet, LED-Fernsehbildschirme).

Sport treiben

Wenn Sie sich müde fühlen, schreckt Sie womöglich der bloße Gedanke an körperliche Betätigung ab, und Sie fühlen sich allein dadurch noch ausgelaugter. Es ist jedoch bekannt, dass körperliche Betätigung die Schlafqualität verbessern (was wiederum der Erschöpfung entgegenwirkt) und das Energieniveau anheben kann. Auch wenn es nicht viele Studien gibt, die sich mit bestimmten Arten von Bewegung und Müdigkeit bei Frauen nach der Menopause befassen, wurde in einer 2023 durchgeführten

Erhebung festgestellt, dass Studienteilnehmerinnen, die zwei Monate lang jede Woche drei halbstündige Pilates-Trainings absolvierten, über eine verminderte allgemeine körperliche und geistige Erschöpfung berichteten. Die Schlussfolgerung ist ganz simpel: Jede regelmäßige Bewegung reduziert den Erschöpfungsgrad.

Medikamentöse Möglichkeiten

Eine menopausale Hormontherapie kann zur Verringerung der Erschöpfungszustände beitragen, da dadurch Hormonschwankungen ausgeglichen werden, die diesem häufigen und belastenden Symptom zugrunde liegen.

Chronisches Erschöpfungssyndrom

Das chronische Erschöpfungssyndrom (Chronic Fatigue Syndrome, CFS), auch bekannt als myalgische Enzephalomyelitis (ME), ist eine komplexe Erkrankung, die oft zu einer starken Beeinträchtigung der Lebensqualität führt. Charakteristisch sind anhaltende und unerklärliche Erschöpfung sowie zahlreiche weitere Symptome wie Schmerzen, kognitive Beeinträchtigungen und Schlafstörungen. Derzeit wird untersucht, ob ein Zusammenhang zwischen CFS und den Wechseljahren besteht. Eine definitive Kausalität konnte noch nicht nachgewiesen werden, jedoch wurden bereits zahlreiche wichtige Beobachtungen gemacht, unter anderem:

- *Es sind überwiegend Frauen vom chronischen Erschöpfungssyndrom betroffen.* Bemerkenswert ist, dass die meisten Fälle in den gebärfähigen Jahren sowie vor der Menopause oder darum herum diagnostiziert werden. Da in diesen Lebensabschnitten bei Frauen der Hormonhaushalt besonders ausschlaggebend ist und da bei CFS geschlechtsspezifische Unterschiede erkennbar sind, drängen sich Fragen zu hormonellen Einflüssen auf.

- *Hormonelle Schwankungen tragen möglicherweise dazu bei, dass Symptome des chronischen Erschöpfungssyndroms auftreten oder sich verschlimmern.* Eine leichte Entzündung gilt als bedeutender Faktor für dieses Krankheitsbild. Aufgrund der Erkenntnisse über die Rolle von Östrogen bei der Immunregulation und als Entzündungshemmer wird angenommen, dass der Östrogenverlust in den Wechseljahren zur Entwicklung oder Verschlimmerung dieser Symptome führt.

- *Ein Zusammenhang zwischen gynäkologischen Operationen und CFS ist möglich.* Frauen, die sich einer Hysterektomie (Entfernung der Gebärmutter) und Ovarektomie (Entfernung eines oder beider Eierstöcke) unterzogen haben, sind möglicherweise einem erhöhten CFS-Risiko ausgesetzt, insbesondere, wenn es dadurch zu einer vorzeitigen Menopause gekommen ist.

- *In den Wechseljahren kommt es häufig zu einer Verschlimmerung.* Einige Frauen berichten von einer Verschlimmerung während der Perimenopause und der Menopause. Die damit verbundenen hormonellen Veränderungen verursachen möglicherweise mehr Müdigkeit, Schlafstörungen und Stimmungsschwankungen, die wiederum mit den bestehenden CFS-Symptomen in Wechselwirkung treten.

- Überlappung der Symptome. Beim chronischen Erschöpfungssyndrom sind einige Symptome mit denen der Wechseljahre vergleichbar, beispielsweise Müdigkeit, Schlafstörungen und Stimmungsschwankungen. Diese Überlappung der Symptome erschwert die Unterscheidung zwischen den beiden Gesundheitszuständen und kann zu Fehldiagnosen oder verspäteten Diagnosen führen.

Je mehr sich die Forschung mit dem chronischen Erschöpfungssyndrom und seinen Ursachen befasst, desto mehr zeigt sich womöglich, dass hormonelle Veränderungen eine noch größere Rolle spielen als bisher angenommen. Bleibt zu hoffen, dass sich diese komplexe, invalidisierende Krankheit durch zukünftige Erkenntnisse besser behandeln lässt.

Fettlebererkrankung, siehe nichtalkoholische Fettlebererkrankung
Fibromyalgie, siehe muskuloskelettaler Schmerz
Gedächtnisprobleme, siehe Brain Fog
Gefühl eines elektrischen Schlags, siehe Kribbeln auf der Haut
Gelenkschmerzen, siehe muskuloskelettaler Schmerz
genitourinäres Syndrom der Menopause (GSM), siehe urogenitales Syndrom der Menopause
Gewichtszunahme, siehe Veränderungen der Körperzusammensetzung/Bauchfett
Haarausfall (am Kopf), siehe androgenbedingte Erkrankungen
Harnwegsinfektionen, siehe urogenitales Syndrom

Hautveränderungen

Mir war mit 38 Jahren nicht klar, dass ich Symptome der Perimenopause aufwies. Es kam mir vor, als hätten Außerirdische meinen echten Körper genommen und ihn durch einen falschen ersetzt, einen fremden, mit Angstzuständen, Gedächtnisstörungen, trockener, juckender Haut, Hitzewallungen, Reizbarkeit und unregelmäßigen Perioden – und das war erst der Anfang! Ich fühlte mich richtig verloren, allein, und wenn ich ehrlich bin, komplett irre! Meine Mutter war im Alter von 62 Jahren verstorben, und ich war die Erste in meinem Freundeskreis, die diese »Veränderung« durchmachte. Es gab niemanden, mit dem ich reden konnte, und ich fühlte mich allein. Mit Ach und Krach kämpfte ich mich durch diese Phase und wollte mich einfach nur wie mein altes, glückliches, nicht irres Ich fühlen. Meine beste Freundin empfahl mir, Dr. Haver in den sozialen Medien zu folgen. Dr. Haver gab mir Werkzeuge an die Hand, mit denen ich mir selbst helfen konnte. Ich werde ihr ewig dankbar sein!

– Jennifer H.

Es lässt sich nicht leugnen, dass sich Ihre Haut in den Wechseljahren verändern wird. Hauptgrund dafür ist der beschleunigte Verlust von Kollagen, Elastin und Wasser in den Wechseljahren; ein Dreiklang, der verschiedene Hautveränderungen nach sich ziehen kann. Auch eine erhöhte Empfindlichkeit gehört dazu. Der in der Perimenopause einsetzende Rückgang des Östrogens führt zu einer verminderten Durchblutung der Haut und damit zu einer schlechteren Wundheilung. Unter Umständen kommt es dadurch auch zu einer Abnahme des Fettgewebes im Gesicht, wodurch sich die Konturen verändern. Weitere Hautveränderungen, die in den Wechseljahren auftreten können, sind

- trockene Haut
- Falten/Kollagenverlust
- Beeinträchtigung der Wundheilung/Barrierefunktion

- dünner werdende Haut
- juckende Haut
- juckende Ohren (die Haut an den Ohren scheint besonders anfällig für diese Veränderungen zu sein, und dieser Bereich ist schwieriger zu behandeln)
- Ekzem
- Dermatitis
- sichtbares Altern

Die in den Wechseljahren auftretenden Veränderungen in Bezug auf Kollagen, Elastin und Wasser tragen auf ihre eigene Weise zu den im Spiegel sichtbaren Veränderungen bei. Kollagen ist ein in der Haut vorhandenes Protein, das für ihre Festigkeit und Elastizität verantwortlich ist. In den ersten fünf Jahren nach der Menopause *verlieren wir fast ein Drittel* unseres Hautkollagens, und in den nächsten 15 Jahren gehen jedes Jahr weitere zwei Prozent verloren. Dieser Kollagenverlust tritt unabhängig vom chronologischen Alter nach der Menopause auf.

Elastin ist ein Protein, das für die Elastizität der Haut verantwortlich ist. Wenn wir in den Wechseljahren Elastin verlieren, führt dies zu verstärkter Faltenbildung und einer spürbaren Erschlaffung.

Der Wasserverlust ist ein wichtiger Faktor in Bezug auf die Barrierewirkung der Haut und wie gut sie sich gegen Trockenheit »wehren« kann. In den Jahren vor der Menopause speichern unsere Hautzellen Wasser, um die Widerstandsfähigkeit gegen äußere Reize zu erhöhen und die Feuchtigkeit zu erhalten. In den Wechseljahren kommt es jedoch zu einem sogenannten transepidermalen Wasserverlust, durch den die Stabilität der Hautbarriere beeinträchtigt und Trockenheit begünstigt wird. Diese beiden Veränderungen führen zu einer empfindlicheren Haut, die zu Juckreiz, Xerose (extrem trockene Haut), Ekzemen und Dermatitis neigt. Leider lässt sich dieser biologische Wasserverlust nicht einfach durch mehr Trinken ausgleichen.

Strategien für den Umgang mit Hautveränderungen

Als größtes Organ reagiert die Haut auf dieselben Gesundheitsmaßnahmen, die auch für den Rest des Körpers von Vorteil sind. Dazu gehören eine entzündungshemmende Ernährung, die aufgrund der vielen Antioxidantien vor Zellschäden schützt, Bewegung zur Förderung der Durchblutung und der Verzicht auf übermäßigen Alkoholkonsum und Rauchen.

Außerdem ist es wichtig, die Haut vor der UV-Strahlung der Sonne zu schützen, die Hautschäden verursacht, die die Hautalterung vorantreibt und das Risiko für Hautkrebs steigert. Zum richtigen UV-Schutz gehören:

- die Verwendung der wirksamsten verfügbaren Sonnenschutzmittel, was derzeit solche sind, die Zink- oder Titanoxid enthalten. Hierzu gehört auch, das Sonnenschutzmittel so oft aufzutragen, wie in den Anweisungen des Herstellers empfohlen.
- das Tragen von Kleidung mit UV-Schutz
- das Meiden der Hauptsonnenstunden

Zusätzlich zu diesen grundlegenden Maßnahmen für die Hautgesundheit und den Hautschutz gibt es noch einige andere Strategien, die das Hautbild in den Wechseljahren verbessern können.

Medikamentöse Möglichkeiten

Eine systemische Östrogentherapie verringert nachweislich den transepidermalen Wasserverlust. Dies kann dazu beitragen, das

Auftreten von Dermatitis und anderen Hauterkrankungen zu verringern. Darüber hinaus hat sich gezeigt, dass eine Östrogentherapie den Kollagenspiegel der Haut auf das Niveau der Prämenopause anhebt, die Hautdicke erhöht und einen weiteren Kollagenverlust verhindert. Ergebnisse sind bereits drei Monate nach Beginn der MHT zu sehen, und die Zunahme des Kollagens scheint unabhängig davon zu erfolgen, auf welche Weise das Östrogen dem Körper zugeführt wird.

In einigen Studien hat sich gezeigt, dass topisches Östrogen das Elastin erhöhen kann, wenn es auf Bereiche wie das Gesäß und den Bauch aufgetragen wird. Ich verwende eine topische Östriol-Creme (auf Rezept) und empfehle sie auch meinen Patientinnen. Systemisches Östrogen hat jedoch nicht zur Erhöhung des Elastinspiegels beigetragen.

Darüber hinaus wächst der Markt für Hautpflegeprodukte mit Phytoöstrogenen und selektiven Östrogenrezeptormodulatoren (SERMs), die geeignet sind, den Östrogenmangel in der Haut direkt zu beheben. Diese Mittel sind vielversprechend, aber zum Zeitpunkt dieser Veröffentlichung liegen mir noch nicht genügend Forschungsergebnisse vor, um diese Optionen anstelle anderer Behandlungen zu empfehlen.

Produkte/Behandlungen

Es gibt verschiedene Produkte, die zur Verbesserung der Hautgesundheit während der Wechseljahre und darüber hinaus beitragen können. Einige von ihnen habe ich hier aufgelistet. Außerdem möchte ich Ihnen in den sozialen Medien Dr. Anthony Youn ans Herz legen, um sich in Sachen Hautgesundheit und -schutz zu informieren.

- Feuchtigkeitscremes mit Inhaltsstoffen wie Ceramiden und Hyaluronsäure können dazu beitragen, die Feuchtigkeit in der Haut zu bewahren und sie mit Feuchtigkeit zu versorgen.

- Es ist erwiesen, dass die Anwendung von 4'-Acetoxy-Resveratrol (4AR) und Equol die Gesundheit und das Aussehen der Haut in den Wechseljahren verbessern kann. Derlei Produkte sind rezeptfrei erhältlich.

- Anderen Studien zufolge hat die orale Einnahme eines Kollagenpeptids namens Verisol den Elastingehalt und die Konzentration einer wichtigen Vorstufe von Kollagen erhöht und zu einer deutlichen Verringerung von Fältchen in der Augenpartie geführt. (Dieses Kollagen verwende ich in der Rezeptur meines Kollagenpräparats »Pause Life«; ich benutze es seit Jahren!)

- Topische Retinoide und Alpha- und Beta-Hydroxysäuren können die Hautstruktur verbessern.

- Mit Peelings, fraktionierten Lasern, gefäßspezifischen Lasern und Behandlungen mit intensivem gepulstem Licht, die von Hautarztpraxen oder Kosmetikstudios angeboten werden, lassen sich bestimmte Ergebnisse gezielt angehen.

- Hyaluronsäure-Filler und Toxine wie Botulinumtoxin (Botox) können zeitweise gegen Falten und Volumenverlust eingesetzt werden.

- Radiofrequenz- und fokussierte Ultraschallbehandlungen stimulieren die Kollagenproduktion und den Gewebeumbau in tieferen Hautschichten.

- Kollagenstimulatoren wie Poly-L-Milchsäure stellen die darunterliegende Hautstruktur wieder her, und modifizierte

Hyaluronsäuren verleihen bestimmten Gesichtspartien Volumen und Straffheit.

Herzklopfen

Angefangen hat alles mit extremer Abgeschlagenheit. Manchmal hatte ich ein solches Schweregefühl in der Brust, dass ich dachte, ich hätte einen Herzinfarkt. Dann kam das Herzklopfen dazu. Mein Hausarzt schickte mich zu einem Kardiologen; die Ergebnisse der Herzuntersuchung waren einwandfrei. Man sagte mir, ich sei wahrscheinlich dehydriert oder würde zu viel Kaffee trinken. Und irgendwann bekam ich extreme Schwindelanfälle! Doch auch die Befunde des HNO-Arztes ergaben nichts. Zeitweise war das Schwindelgefühl so schlimm, dass ich auf dem Boden herumkriechen musste. Ich hatte Angst, ich hätte einen Schlaganfall, und schließlich brachte mich mein Mann in die Notaufnahme. Eine Ärztin in der Notaufnahme veranlasste eine CT-Untersuchung meines Gehirns, Bluttests zur Feststellung eines Herzinfarkts und so weiter, aber als ich ihr sagte, ich hätte derzeit meine Tage, meinte sie, das Problem könnte auch hormonell bedingt sein. Das war die *einzige* Ärztin, die mich in den vergangenen zwei Jahren auf einen möglichen Zusammenhang dieser Art hinwies. Da ging mir ein Licht auf! Dass ich mit fünfundvierzig Jahren unter Hormonstörungen leiden oder in der Perimenopause sein könnte, hätte ich nicht für möglich gehalten. Also habe ich recherchiert und schließlich eine Ärztin gefunden, die mir eine bioidentische Hormonersatztherapie verschrieb, und jetzt fühle ich mich großartig.

– Alayna H.

42 Prozent der Frauen in der Perimenopause und 52 Prozent der Frauen nach der Menopause berichten über Herzklopfen, also über spürbare Veränderungen in der Wahrnehmung des Herzschlags. Herzklopfen kann sich in einem schnellen oder unregelmäßigen Puls (Arrhythmie) äußern, in dem Gefühl, das Herz hätte einen Schlag ausgesetzt, oder in einem übermäßigen oder hämmernden Herzschlag.

Herzklopfen tritt mitunter infolge des sinkenden Östrogenspiegels auf. Diese hormonelle Veränderung geht mit einem Anstieg der Herzfrequenz, der Häufigkeit von Herzklopfen und ungefährlichen Herzrhythmusstörungen einher. Obwohl dieser Zusammenhang erwiesen ist, werden nur wenige Patientinnen in den Wechseljahren, die wegen solcher Beschwerden ärztliche Hilfe suchen, darüber aufgeklärt, dass hormonelle Veränderungen dahinterstecken könnten. Stattdessen wird das Herzklopfen eher als Folge von Stress oder Angstzuständen abgetan.

Zugegeben, man darf Herzklopfen in den Wechseljahren keinesfalls automatisch auf die Hormone schieben, es können auch andere Ursachen vorliegen. Beispielsweise kann das Herzklopfen auf Herzrhythmusstörungen zurückzuführen sein, die von einer Kardiologin oder einem Kardiologen abgeklärt werden müssen. Bei jeder Untersuchung zur Klärung der Ursache sollten jedoch auch das Alter und der Status in der Perimenopause oder den Wechseljahren berücksichtigt werden. Herzklopfen in den Wechseljahren bereitet oft große Sorgen, stört den Schlaf, führt zu depressiven Verstimmungen und beeinträchtigt die Lebensqualität. Zu wissen, dass mit großer Wahrscheinlichkeit die Hormone dahinterstecken, reicht manchmal schon aus, um die mit dem Herzklopfen verbundenen Beschwerden zu lindern.

Möglichkeiten zur Reduzierung von Herzklopfen

Über das Herzklopfen in den Wechseljahren ist viel zu wenig geforscht worden, weshalb es nur sehr wenige wissenschaftlich fundierte Behandlungsmethoden gibt.

Die Hormontherapie ist momentan die einzig bekannte Option, die bei Herzklopfen aufgrund des sinkenden Östrogenspiegels wirksam ist. Für keine der anderen Behandlungsoptionen wie Medikamente, Nahrungsergänzungsmittel, kognitiv-behaviorale

Interventionen oder Akupressur an der Ohrmuschel liegen genügend Belege vor, um eine Empfehlung zu rechtfertigen.

Hitzewallungen

Ich bin 52 Jahre alt und Notärztin in einem städtischen Traumazentrum der Stufe I. Mit 48 Jahren setzten bei mir die Wechseljahre ein; zunächst blieb die Periode ein paarmal aus, dann bekam ich alle halbe Stunde furchtbare Hitzewallungen! Diese schreckliche Hitze, so ein Kribbeln, das von der Mitte des Rückens bis zum Nacken und schließlich zum Kopf aufstieg, bis meine Haare schweißnass waren. Irgendwann habe ich meinen Mann sogar gebeten, mir den Schädel zu rasieren! Das war auch noch in den ersten Tagen der Pandemie, als ich bei der Pflege der sehr kranken Patienten eine Haube, Maske und einen Plastikkittel tragen musste. Meistens war ich schon bei Schichtbeginn schweißgebadet. Es war furchtbar. Aber meine Gynäkologin (ein wahrer Engel!) verordnete mir eine orale Hormonersatztherapie und unterstützte mich bei der Einstellung, bis ich mich wieder normal fühlte und handlungsfähig war.

– Stefanie E.

Hitzewallungen sind ein weit verbreitetes Symptom der Wechseljahre. Berichten zufolge leiden 60 bis 80 Prozent der Frauen in der Perimenopause und/oder Postmenopause darunter. Sie zählen zu den sogenannten »vasomotorischen Symptomen«. Vasomotorisch heißt, es geht um die Verengung oder Erweiterung der Blutgefäße. Aber eigentlich beginnt eine Hitzewallung in einer Hirnregion namens Hypothalamus. Der Hypothalamus fungiert als innerer Thermostat des Körpers. Er ist sehr empfindlich und erfordert für die Steuerung der Körpertemperatur ein fein austariertes Gleichgewicht zwischen verschiedenen Nervenzelltypen. Wenn der Östrogenspiegel sinkt, wird dieses Gleichgewicht gestört, was dazu führt, dass die Temperaturanzeige verrücktspielt und die Blutgefäße sich weiten, obwohl das gar nicht nötig wäre. Diese Erweiterung der Blutgefäße wiederum ist dann also die

Ursache für die aufsteigende Hitze bei einer Hitzewallung. Der Effekt zieht sich mitunter über Brust und Gesicht, und man gerät so richtig ins Schwitzen. Treten Hitzewallungen in der Nacht auf, spricht man auch von Nachtschweiß.

Hitzewallungen werden oft als das lästigste Symptom der Wechseljahre bezeichnet, aber basierend auf meiner Erfahrung und Forschung würde ich sie wohl eher als das Symptom bezeichnen, das am meisten für die Wechseljahre steht. Damit will ich nicht behaupten, sie seien nicht lästig oder extrem nervig und verbreitet, denn das sind sie ja auf jeden Fall, aber sie wurden lange Zeit als *das* Aushängeschild der Wechseljahre dargestellt, wohingegen weniger »plakative« Symptome, die Frauen aber womöglich viel häufiger wahrnehmen, lediglich als psychologische Probleme oder Alterszipperlein abgetan wurden. Was jedoch vielmehr in Sachen Hitzewallungen auf ein Plakat gehört, ist die Tatsache, dass sie auf ein erhöhtes Gesundheitsrisiko hindeuten können. In Studien wurde ein Zusammenhang zwischen der Häufigkeit von Hitzewallungen und einer Zunahme des viszeralen Fettgewebes nachgewiesen, und je stärker die Hitzewallungen ausfallen, desto höher ist auch das Risiko für Herz-Kreislauf-Erkrankungen.

Wahrscheinlich fragen Sie sich jetzt, woran Sie festmachen können, ob Sie unter häufigen oder starken Hitzewallungen leiden. Im Rahmen der erwähnten Studie wurde häufiges Auftreten von Hitzewallungen/Nachtschweiß als ein Auftreten von Hitzewallungen an sechs oder mehr Tagen im Laufe von zwei Wochen definiert. Und der Schweregrad wurde (in einer separaten Untersuchung) definiert, indem die Befragten gebeten wurden, ihre Hitzewallungen als nie, leicht, mäßig oder stark zu beschreiben.

Warum starke und/oder häufige Hitzewallungen mit einem erhöhten Gesundheitsrisiko verbunden sind, ist wissenschaftlich noch nicht ganz geklärt. Eventuell haben die mit nächtlichen Schweißausbrüchen oft einhergehenden Schlafstörungen etwas damit zu tun. Letztere sind möglicherweise ein Hinweis auf einen verminderten Melatoninspiegel, der wiederum mit einer Gewichtszunahme bei Frauen nach der Menopause in Verbindung gebracht wird. Egal, aus welchen Gründen das Risiko erhöht ist: Wenn Sie starke oder häufig auftretende Hitzewallungen haben, gilt es, besonders aufmerksam zu sein und aktiv zu werden.

Auch wenn die meisten Frauen nur einige Jahre unter Hitzewallungen leiden, gibt es leider auch Fälle, in denen sie jahrzehntelang andauern. Berichten zufolge beträgt die durchschnittliche Dauer 7,4 Jahre. Die Beschwerden werden zwar nach und nach weniger, aber lang ist die Leidenszeit trotzdem.

Auch hier fehlt uns noch eine Antwort auf die Frage, warum manche Frauen jahrelang unter starken Hitzewallungen leiden, während andere keine oder nur leichte haben, die dann auch noch schnell wieder verschwinden. Bei leichten oder mäßigen Hitzewallungen helfen Ihnen vielleicht die nachfolgend aufgeführten Tipps zur Änderung Ihrer Lebensgewohnheiten. Falls Sie unter starken Hitzewallungen leiden, profitieren Sie von diesen Änderungen möglicherweise auch, benötigen für eine erhebliche Besserung aber wahrscheinlich ein verschreibungspflichtiges Medikament.

Abhilfe bei Hitzewallungen

Die wichtigste Maßnahme gegen Hitzewallungen ist Aufmerksamkeit. Das ist insofern wichtig, als dass starke oder häufige Hitzewallungen ein Indiz für übermäßig viel Viszeralfett oder für Herzkrankheiten sein können und Sie so schnell wie möglich mit Ihrer Ärztin oder Ihrem Arzt über Behandlungsmöglichkeiten und/oder andere vorbeugende Gesundheitsvorkehrungen sprechen sollten.

Um den Überblick zu behalten, empfiehlt es sich, Hitzewallungen zu protokollieren, wie in dem Beispiel auf Seite 372 in Anhang C. Unabhängig davon, wo Sie dieses Protokoll führen (klassisches Tagebuch oder App), sollten Sie den Schweregrad Ihrer Hitzewallungen danach einstufen, wie sehr sie Ihr tägliches Leben beeinträchtigen. Sie können diese Skala verwenden:

1. = leicht (keine Beeinträchtigung bei den üblichen Alltagsaktivitäten)

2. = mäßig (beeinträchtigt die üblichen Alltagsaktivitäten in gewissem Maße)

3. = stark (wenn die üblichen Alltagsaktivitäten nicht ausgeführt werden können)

Sollten Ihnen viele Dreien auffallen, könnte es sich um starke und/oder häufige Hitzewallungen handeln, und Sie sollten unbedingt einen Arzttermin vereinbaren.

Pharmakologische/therapeutische Optionen

Bei der Behandlung von Hitzewallungen ist die menopausale Hormontherapie der Goldstandard; sie gilt als die wirksamste Behandlung vasomotorischer Symptome. Bei Frauen in den Wechseljahren, deren letzte Regelblutung weniger als zehn Jahre zurückliegt, sollte sie als erste und beste Behandlungsmöglichkeit in Betracht gezogen werden.

Wenn für Sie eine Hormontherapie aufgrund einer Gegenanzeige, eines anderen Risikofaktors oder Ihrer persönlichen Präferenz nicht infrage kommt, stehen mehrere nicht hormonbasierte Alternativen zur Verfügung. Im Juni 2023 hat die Menopause Society eine Stellungnahme veröffentlicht, in der viele dieser nicht hormonbasierten Optionen nach Qualität und Anzahl der wissenschaftlichen Studien bewertet werden, die ihren Einsatz befürworten. Als Ärztin, die wissenschaftlich fundierte Medizin betreibt, freue ich mich sehr darüber: So sparen Sie sich das Geld und die Zeit, die Sie sonst darauf verschwenden würden, all diese Produkte oder Verfahren auszuprobieren, die fälschlicherweise eine »schnelle Linderung« Ihrer Hitzewallungen versprechen. Stattdessen können Sie sich gleich mit denjenigen befassen, deren Wirksamkeit wissenschaftlich belegt ist.

Einschlägigen wissenschaftlichen Erkenntnissen zufolge, auf die sich die Menopause Society stützt, stehen bei Hitzewallungen folgende Behandlungsmethoden als Alternative zu hormonellen Mitteln zur Verfügung:

- *Kognitive Verhaltenstherapie*: Zahlreiche Publikationen sprechen für den Einsatz der kognitiven Verhaltenstherapie zur Reduzierung von Hitzewallungen.
- *Hypnotherapie*: Die Wirksamkeit von Hypnose zur Behandlung von Hitzewallungen wurde in zwei Studien untersucht. In beiden Studien führte der Einsatz dieser Methode zu einem spürbaren Nachlassen der Hitzewallungen im Vergleich zu keiner Behandlung.
- *Selektive Serotonin-Wiederaufnahmehemmer/Serotonin-Norepinephrin-Wiederaufnahmehemmer:* SSRI und SNRI werden bei vasomotorischen Symptomen mit leichten bis mäßigen Verbesserungen assoziiert. Von der FDA ist zur Behandlung von Hitzewallungen ausschließlich Paroxetin in einer Dosierung von 7,5 mg/Tag zugelassen.
- *Gabapentin (Neurontin):* Gabapentin führt bei vasomotorischen Symptomen zu einer Verringerung der Häufigkeit und des Schweregrads.

- *Fezolinetant*: Das unter dem Markennamen Veoza vertriebene Medikament wurde 2023 von der FDA zur Behandlung von Hitzewallungen zugelassen. Seine Wirkung beruht auf der Hemmung der neuronalen Aktivität, die Wärmesignale aussendet und Hitzewallungen auslöst. Das vielversprechende Medikament ist derzeit sehr teuer und wird in der Regel nicht von der Krankenkasse übernommen.

Bei *Oxybutynin*, ein krampflösendes Medikament zur Behandlung einer überaktiven Blase, ist die Wirksamkeit weniger gut erforscht. Die durchgeführten wissenschaftlichen Untersuchungen haben jedoch ergeben, dass Frauen, die Oxybutynin einnahmen, eine Verringerung der Hitzewallungen um 70 bis 86 Prozent erlebten. Zu den Teilnehmerinnen dieser Studie gehörten Frauen, die eine Brustkrebserkrankung überstanden hatten und Tamoxifen oder Aromatasehemmer einnahmen.

Ernährung

Von der Menopause Society werden zur Behandlung von Hitzewallungen zwar keine Änderungen des Ernährungs- und Bewegungsverhaltens empfohlen, wie etwa eine bestimmte Ernährungsweise oder eine konkrete Sportart, doch geht aus einigen Forschungsarbeiten hervor, dass sich bestimmte Anpassungen in der Lebensweise unter Umständen günstig auswirken. So ergab eine 2022 in der Zeitschrift *Menopause* veröffentlichte Studie, dass die Häufigkeit und Schwere von Hitzewallungen durch eine fettarme vegane Ernährung mit täglichem Verzehr von Sojabohnen deutlich reduziert werden, andere körperliche und die Sexualität betreffende Symptome der Wechseljahre gelindert werden und eine deutliche Gewichtsabnahme erzielt werden konnte. Weil hier die vegane Komponente mit dem täglichen Verzehr von

Sojabohnen kombiniert wurde, lässt sich leider nicht bestimmen, welcher Teil der Ernährungsumstellung am wirksamsten war. Das Schöne an dieser Studie ist jedoch, dass sie das Potenzial von Ernährungsstrategien für spürbare Verbesserungen aufzeigt.

Wenn Sie Ihre Lebensgewohnheiten konsequent auf eine gesunde Lebensweise ausrichten, kann dies die Ausprägung Ihrer Hitzewallungen beeinflussen. Wer seinen Blutzucker- und Cholesterinspiegel sowie den Blutdruck im Auge behält und nicht raucht, leistet einen wichtigen Beitrag zu einer guten Stoffwechselgesundheit, die sich wiederum positiv auf die Wechseljahre niederschlagen kann. Eine Garantie, dass sich die Mühe konkret in weniger starken Hitzewallungen (oder einer Linderung anderer Wechseljahresbeschwerden) auszahlt, gibt es zwar leider nicht, aber Investitionen in die Gesundheit lohnen sich immer.

Hoher Cholesterinspiegel, siehe Cholesterinspiegel, hoher/erhöhte Triglyceridwerte

Inkontinenz, siehe urogenitales Syndrom

Insulinresistenz

Bei mir ging es während meines Pharmaziestudiums mit der Perimenopause los. Wegen der nervigen Nebelschwaden im Kopf hatte ich das Gefühl, ich würde den Verstand verlieren (vielleicht war es sogar eine verfrühte Demenz?). Weil ich mir keine Informationen mehr merken konnte, sagte mir ein Dozent, er würde mir nicht zutrauen, das Examen zu bestehen. Dann stieß ich auf »menopause-tok« und begann, auf eigene Faust zu recherchieren. Ich wandte mich an eine Gynäkologin, die meine Bedenken aufgrund der Laborbefunde abtat. Sie erklärte, meine lange Liste an Perimenopausesymptomen sei durchweg auf einen leichten Anstieg des Blutzuckerspiegels zurückzuführen. Dass eine Insulinunempfindlichkeit in den Wechseljahren durchaus verbreitet ist, vergessen wir jetzt einfach mal … Ich stellte weitere Nachforschungen an und wandte mich dann an meinen Hausarzt (der von meiner hohen Kompetenz in Gesundheitsfragen weiß). Dieser Termin verlief vor allem deshalb besser, weil ich inzwischen eine Kombination verschiedener Nahrungsergänzungsmittel ausprobiert hatte, mit denen meine Gedächtnisleistung langsam zurückkehrte und ich mich wieder wie früher fühlte. Seitdem habe ich (nach ein paar gescheiterten Versuchen) meine Prüfungen bestanden, aber nun werde ich das Gefühl nicht los, dass die Nahrungsergänzungsmittel allein nicht ausreichen. Ich weiß bloß nicht, an wen ich mich jetzt wenden soll.

– Jessica T.

Von einer Insulinresistenz (IR) spricht man, wenn die Zellen weniger empfindlich auf Insulin reagieren, ein von der Bauchspeicheldrüse ausgeschüttetes Hormon, das für den Glukosestoffwechsel (Blutzucker) unerlässlich ist. Sprechen die Zellen nicht auf Insulin an, kommt es zu einem ständig erhöhten Blutzuckerspiegel. Dies stellt einen Risikofaktor für Diabetes Typ 2 sowie für chronische Entzündungen mit niedrigem Schweregrad dar.

Wie bereits in Kapitel 6 erwähnt, besteht aufgrund des sinkenden Östrogenspiegels in den Wechseljahren ein größeres Risiko, eine Insulinresistenz zu entwickeln. Der Glukosestoffwechsel wird auf verschiedene Weise durch das Östrogen beeinflusst, denn es hilft dem Muskelgewebe, Glukose als Brennstoff zu nutzen, und unterdrückt die Glukoneogenese, die Produktion von Glukose in der Leber. Wenn wir weniger Östrogen produzieren, geht dessen Beteiligung an Stoffwechselprozessen zurück. Dies führt schlimmstenfalls zu Funktionsstörungen der Zellen bei der Nutzung und Speicherung von Brennstoff aus der Nahrung und schließlich zu einem dauerhaft erhöhten Blutzuckerspiegel.

Offensichtliche Symptome einer Insulinresistenz gibt es zwar nicht, aber bestimmte Risikofaktoren, unter anderem:

- Alter über 45 Jahre
- Diabetes Typ 2 in der Familiengeschichte

- Fettleibigkeit, insbesondere am Bauch (Viszeralfett)
- körperliche Inaktivität
- Bluthochdruck und/oder hoher Cholesterinspiegel
- polyzystisches Ovarialsyndrom (PCOS)
- Schlafapnoe
- Fettlebererkrankung
- Einnahme bestimmter Blutdruckmedikamente, Steroide und Medikamente zur Behandlung von psychiatrischen Störungen oder HIV
- Cushing-Syndrom und Schilddrüsenunterfunktion

Behalten Sie Ihre persönlichen Risikofaktoren unbedingt im Auge, denn unbehandelt kann eine Insulinresistenz zu Prädiabetes und später dann zu Diabetes Typ 2 führen. Letzterer geht mit einem erhöhten Risiko für schwerwiegende Gesundheitsprobleme einher, unter anderem für Schlaganfall, Herzerkrankungen, Nieren- und Augenerkrankungen und diabetische Neuropathie.

Was man gegen eine Insulinresistenz tun kann

Um das Risiko einer Insulinresistenz zu reduzieren, müssen Sie sich gezielt um eine gesunde Lebensweise bemühen, um das Stoffwechselpotenzial des Körpers auszuschöpfen. Dabei geht es vor allem darum, sich strategisch zu ernähren und zu trainieren, um die Insulinempfindlichkeit der Körperzellen zu fördern. Ihre Zellen sollen auf Insulin ansprechen, also das Gegenteil einer Resistenz, weil dies einen ausgeglichenen Blutzuckerspiegel und geringe Entzündungswerte zur Folge hat. Indem Sie sich Gewohnheiten aneignen, die die Insulinsensitivität fördern, können Sie sich weitgehend vor den häufigsten chronischen Krankheiten schützen. Nachfolgend stelle ich Ihnen eine Auswahl der wichtigsten Maßnahmen vor.

Ernährung

Zwei wichtige Ernährungsziele helfen Ihnen, Ihren Stoffwechsel in den Wechseljahren und darüber hinaus gesund zu halten. (Diese Ernährungsziele bilden die Grundlage der *Galveston-Diät*, meinem Programm für Frauen in den Wechseljahren samt Begleitbuch.)

Essen Sie Lebensmittel mit einem niedrigen glykämischen Index: Der glykämische Index gibt an, wie schnell ein Lebensmittel den Blutzucker in die Höhe treibt. Lebensmittel mit einem niedrigen glykämischen Index lassen den Blutzuckerspiegel langsamer ansteigen, was sich positiv auf Stoffwechsel, Stimmung (keine Blutzuckerabstürze) und vieles mehr auswirkt. Zu den Lebensmitteln mit einem niedrigen glykämischen Index gehören Gemüse, Obst, Vollkornprodukte, Nüsse, mageres Fleisch und Bohnen.

Nehmen Sie mindestens 25 Gramm Ballaststoffe pro Tag zu sich: Die tägliche Aufnahme von Ballaststoffen trägt nachweislich zur Senkung des Nüchternblutzuckers und des Insulinspiegels bei. Sowohl lösliche Ballaststoffe als auch Ballaststoffe aus natürlichen Lebensmitteln tragen dazu bei, den Blutzuckerspiegel zu senken und die Insulinempfindlichkeit zu verbessern.

Die besten Ballaststoffquellen (siehe auch *Die Galveston-Diät*) sind Bohnen, Brokkoli, Beeren, Avocado (mein Favorit), Chiasamen, Kürbiskerne, Artischocken, Edamame, Kürbis, Blattgemüse, Haferflocken, Mais, Dinkel, Quinoa, Sonnenblumenkerne, Bananen, Äpfel, Kleie, Mandeln, Süßkartoffeln, Pflaumen und so weiter.

Wenn Sie Lebensmittel mit einem niedrigen glykämischen Index essen und täglich genügend Ballaststoffe zu sich nehmen, tun Sie automatisch schon viel für eine gesunde Körperzusammensetzung (Körperfettanteil zu Muskelmasse und Wasseranteil).

Bauen Sie reichlich Polyphenole in Ihren Speiseplan ein. Polyphenole sind nützliche Pflanzenstoffe, die eine starke antioxidative Wirkung haben. Die besten Quellen sind unter anderem Äpfel, Beeren, Brokkoli, Karotten, Chilischoten, Kreuzkümmel, dunkle Schokolade (weil Kakao eine wichtige Polyphenolquelle ist), Leinsamen.

Nahrungsergänzungsmittel

Es gibt einige Nahrungsergänzungsmittel, mit denen Sie das Ziel, die Insulinempfindlichkeit zu verbessern, gezielt angehen können. Dazu gehören:

- *Magnesium:* Aus zahlreichen Studien, in denen verschiedene Arten der Magnesium-Supplementierung untersucht wurden, konnte ein Nutzen abgeleitet werden: 250–360 mg elementares Mg++ pro Tag, dabei erwiesen sich alle Formen von Magnesium als hilfreich.
- *Zink*: Ein Zinkmangel wird zwar zweifelsfrei mit einem erhöhten Risiko für eine Insulinresistenz in Verbindung gebracht, aber eine Supplementierung bei Frauen, die nicht unter einem Mangel litten, führte zu uneinheitlichen Ergebnissen.
- *Vitamin C*: Aktuelle Forschungsergebnisse deuten auf eine Verbindung zwischen Vitamin C und dem metabolischen Syndrom hin, doch es bedarf weiterer Studien, um zu ermitteln, welche Dosierung genau von Vorteil ist.
- *Probiotika*: Bei Frauen in den Wechseljahren konnten durch den Verzehr von Probiotika bessere Werte hinsichtlich der Insulinresistenz festgestellt werden; Nahrungsergänzungsmittel sollten *Lactobacillus*- und *Bifidobacterium*-Arten enthalten.

Wenn auch nicht so wirksam wie die anderen oben genannten, wurde auch bei Vitamin D eine merkliche Verbesserung des Glukosestoffwechsels festgestellt.

Körperliche Aktivität

Für die Verbesserung der Insulinsensitivität ist regelmäßige körperliche Aktivität unglaublich wichtig. Schon mit einer halben Stunde Bewegung an mindestens fünf Tagen in der Woche lässt sich die Insulinempfindlichkeit der Zellen verbessern und die Glukoseaufnahme erhöhen. Das bedeutet ganz einfach, dass mehr Glukose im Gewebe verwertet wird und weniger in der Blutbahn verbleibt, wo sie Probleme verursachen kann.

Medikamentöse Möglichkeiten

Wie bereits in Kapitel 6 erörtert, hat sich die MHT als wirksam erwiesen.

juckende Haut, siehe Hautveränderungen
juckende Ohren, siehe Hautveränderungen
Konzentrationsschwierigkeiten, siehe Brain Fog
Kopfschmerzen, siehe Migräne/Kopfschmerzen
Körpergeruch, siehe androgenbedingte Erkrankungen

Krabbeln auf der Haut / Kribbeln in den Extremitäten / empfundene Stromschläge

Bei mir waren die Hitzewallungen mit Schmerzen verbunden. Mit 47 kam ich in die Perimenopause und hatte Tag und Nacht alle 40 Minuten Hitzewallungen, und die taten weh … Als hätte ich am ganzen Körper Nervenschmerzen. Sogar Bettwäsche und Kleidung verschlimmerten die Schmerzen. Beim Arzt hieß es entweder, so etwas hätte man noch nie gehört oder es gäbe keinen Zusammenhang zwischen den beiden Phänomenen. In beiden Fällen könne man nichts tun. Jetzt, mit 65, habe ich nur noch drei bis fünf Hitzewallungen pro Tag und keine Schmerzen mehr. Ich war bei mehreren Ärzten, die mir keine MHT angeboten haben. Allerdings lebe ich auch nicht in einer Gegend, wo so was viel gemacht wird. Inzwischen geht es mir besser, aber Haut, Haare, Gesichtsbehaarung und Gewichtszunahme machen mir immer noch zu schaffen.

– Angela P.

Unter *Dysästhesien* und *Parästhesien* versteht man anormale Empfindungen in der Haut wie vermeintliche Stromschläge, Kribbeln, Krabbeln oder Brennen. Dabei handelt es sich um Formen von peripheren Neuropathien, die auf Probleme im sogenannten peripheren Nervensystem zurückzuführen sind, zu dem die Nerven außerhalb des Gehirns und des Rückenmarks gehören. Periphere Neuropathien können verschiedene Ursachen haben, beispielsweise zugrunde liegende Erkrankungen, Verletzungen und, wie neuere Untersuchungen zeigen, hormonelle Veränderungen im Zusammenhang mit den Wechseljahren.

Ein Großteil der Forschungsergebnisse zeigt, dass der potenzielle Zusammenhang zwischen Dysästhesien und Parästhesien besonders bei Frauen nach der Menopause von Bedeutung ist. Östrogen trägt zum Schutz und zur Regeneration der Nerven bei, weshalb ein Absinken des Östrogenspiegels zu einer peripheren Neuropathie und zu Veränderungen der Schmerzempfindlichkeit führen kann. Je länger der Östrogenmangel anhält, desto wahrscheinlicher ist es, dass diese Erkrankung auftritt.

Empfehlungen für den Umgang mit Krabbeln auf der Haut/ Kribbeln in den Extremitäten/empfundenen Stromschlägen

Wenn bei Ihnen derartige Empfindungen auftreten, sollten Sie unbedingt Ihre Ärztin oder Ihren Arzt aufsuchen, da es mehrere mögliche Ursachen gibt: Sie können endokrinologisch bedingt sein oder aber auf eine Autoimmunerkrankung, einen Nährstoffmangel, einen Bandscheibenvorfall oder auf eine andere zu behandelnde Ursache zurückzuführen sein. Welche Herangehensweise am besten geeignet ist, richtet sich nach der zugrunde liegenden Ursache.

Auch wenn der Zusammenhang zwischen hormonellen Veränderungen und peripherer Neuropathie immer stärker zutage tritt, ist die Rolle der menopausalen Hormontherapie (MHT) bei der Linderung dieser Symptome noch Gegenstand der Forschung.

Migräne/Kopfschmerzen

Bei einer Migräne handelt es sich um eine Form des Kopfschmerzes, die häufig mit intensiven, pochenden und einseitigen Schmerzen einhergeht. Unter Migräne leiden überproportional viele Frauen, und sie tritt am häufigsten in der Lebensmitte auf. Es gibt zwei Haupttypen:

1. *Migräne ohne Aura*: Diese Form ist am verbreitetsten. Die neurologischen Symptome beziehungsweise die »Aura«, die einem Migräneanfall vorausgehen, sind bei dieser Form nicht vorhanden.

2. *Migräne mit Aura*: Charakteristisch dafür sind neurologische Symptome, die vor oder zu Beginn eines Migräneanfalls auftreten, wie Sehstörungen, Sprachprobleme, Taubheit, Kribbeln oder Schwäche. (Wenn Sie unter Migräne mit Aura leiden und Fragen zur Anwendung einer MHT haben, lesen Sie bitte den Hinweis auf Seite 283.)

Die oft extrem kräftezehrenden und äußerst qualvollen Kopfschmerzen werden nicht selten mit Hormonschwankungen in Verbindung gebracht. Meist treten sie um den Zeitpunkt der

Menarche (der ersten Monatsblutung) auf, und viele Frauen leiden unter menstruationsbedingter, also einer eng mit dem Zyklus verbundenen Migräne, die dann meist kurz vor, während oder nach der Menstruation auftritt. Bei anderen Frauen verschlimmert sich die Migräne während der Wechseljahre. Wieder andere leiden nur während der Menstruation unter Migräne, die dann in den Wechseljahren vollständig verschwindet. In all diesen Fällen liegt es auf der Hand, dass Östrogenschwankungen in irgendeiner Form bei der Entstehung oder Milderung von Migräne beteiligt sind. Theorien zufolge sinkt der Östrogenspiegel bei Frauen mit Migräne in den Wechseljahren schneller, was sie umso anfälliger für hormonell bedingte Migräne macht.

Wie Sie mit Migräne umgehen können

Zwischen Migräne und Wechseljahren besteht ein komplexer Zusammenhang. Dabei spielen hormonelle Schwankungen eine wichtige Rolle als Auslöser oder Linderungsfaktor. Deshalb empfehle ich Ihnen, sich von Ihrer Ärztin oder Ihrem Arzt einen individuellen Behandlungsplan erstellen zu lassen, zu dem eventuell auch einige der hier genannten Ansätze gehören. Wahrscheinlich stellen Sie am Ende fest, dass eine Kombination verschiedener Maßnahmen Ihnen am besten hilft.

Im Bereich der Nahrungsergänzungsmittel stehen Ihnen einige nicht verschreibungspflichtige Präparate wie Magnesium, Riboflavin (Vitamin B2), Pestwurz, Mutterkraut und Co-Enzym Q10 zur Verfügung, die nachweislich Migräne vorbeugen und die Häufigkeit und Schwere von Migräneanfällen verringern können.

Zu den medikamentösen Möglichkeiten gehören:

- *Abortive Therapie*: Hierbei geht es darum, akute Migräneschmerzen zu bekämpfen. Gängige abortive Medikamente sind verschreibungspflichtige Triptane, nichtsteroidale Antirheumatika (NSAIDs) und Antiemetika gegen Übelkeit und Erbrechen.

- *Vorbeugende Therapie*: Bei häufiger oder schwerer Migräne empfiehlt sich möglicherweise eine vorbeugende Therapie. Medikamente wie Betablocker, trizyklische Antidepressiva (TCA), Antikonvulsiva und bestimmte Blutdruckmedikamente haben sich als wirksam erwiesen.
- *Menopausale Hormontherapie*: Die MHT ist von der FDA nicht zur Behandlung oder Vorbeugung von Migräne zugelassen, wird aber von einigen Ärztinnen und Ärzten zur Stabilisierung des sinkenden Östrogenspiegels bei prämenopausalen und perimenopausalen Frauen eingesetzt, um die durch den Östrogenabfall ausgelöste Migräne zu lindern.
- *Zukunftsweisende Entwicklungen in Sachen Migränetherapie*: Derzeit werden neue Therapien entwickelt, die auf das Calcitonin-generierte Peptid (CGRP) abzielen, ein Neuropeptid, das bei der Migräne eine Rolle spielt. Solche monoklonalen Antikörpertherapien könnten sich bei der Behandlung von Migräne als sehr wirksam erweisen.

Migräne mit Aura und menopausale Hormontherapie

Treten vor oder während einer Migräne Sehstörungen, Sprachprobleme oder ein Taubheitsgefühl beziehungsweise Kribbeln in den Extremitäten auf, spricht man von einer Migräne mit Aura. In der Vergangenheit wurde Frauen mit Migräne, insbesondere mit Aura, wegen des Schlaganfallrisikos von der MHT abgeraten. Aber liegt dieses Risiko wirklich bei allen vor? Betrachten wir das Ganze noch einmal genauer.

Die Einnahme von Östrogenen (in der Regel in Form von Verhütungsmitteln) wurde bisher mit einem leichten, aber vorhandenen dosisabhängigen erhöhten Risiko für arterielle Blutgerinnsel in Verbindung gebracht, wie sie auch bei Schlaganfällen vorkommen. Aus diesem Grund wurde Frauen mit Migräne und insbesondere jenen mit Aura oft von der MHT-Anwendung abgeraten. Jüngere Forschungsergebnisse haben jedoch Licht in diese Angelegenheit gebracht und stellen die Annahme infrage, alle Frauen mit Migräne seien bei der Anwendung der MHT dem gleichen Risiko ausgesetzt.

Allerdings ist zu beachten, dass durch jede Form systemischen Östrogens das Risiko einer arteriellen Gerinnung, wie sie bei Schlaganfällen aufgrund von »klebrigen Blutplättchen« auftritt, *leicht* ansteigt. Dies gilt insbesondere für Patientinnen, die hohe Östrogenmengen einnehmen, also etwa in Form hochdosierter Antibabypillen, und vor allem für Patientinnen mit bereits vorhandenen Risikofaktoren wie atherosklerotischen Erkrankungen und Rauchen. Da das gestiegene Schlaganfallrisiko anscheinend dosisabhängig und die herkömmliche MHT viel niedriger dosiert ist als die in Verhütungsmitteln vorkommenden Östrogenmengen, liegt es nahe, dass sich das Schlaganfallrisiko bei einer MHT-Dosierung immer weiter verringert.

Wichtig ist die Erkenntnis, dass nicht bei allen Frauen mit Migräne, auch nicht bei denen mit Aura, das gleiche Gefährdungsprofil für arterielle Blutgerinnsel besteht. Entscheidend bei der Erwägung einer MHT ist hier die Bewertung individueller Risikofaktoren, also Alter, Raucherstatus und andere medizinische Bedingungen.

Letztendlich sollten Ihnen auch bei einer Vorgeschichte von Migräne mit oder ohne Aura eine MHT nicht automatisch verweigert werden, wenn es keine anderweitigen Risikofaktoren für Blutgerinnungsprobleme gibt. Sie sollten sich jedoch eine Ärztin oder einen Arzt suchen, mit der oder dem Sie intensiv an der Entwicklung eines Therapieplans für die Hormonbehandlung arbeiten können. Im Idealfall wird Ihnen bei der Auswahl der am besten geeigneten Form der Östrogentherapie (sofern für Sie der Nutzen die Risiken überwiegt) geholfen, und Sie werden engmaschig hinsichtlich möglicher Nebenwirkungen begleitet.

Muskelschmerzen, siehe muskuloskelettaler Schmerz

Muskelschwund, siehe Sarkopenie

Muskuloskelettaler Schmerz

Ich bin zweiundfünfzig Jahre alt, Mutter von zwei Kindern und arbeite als Ergotherapeutin mit Kindern mit besonderen Bedürfnissen. Die körperlichen Anforderungen meiner Arbeit wie das Hochheben kleiner Kinder oder das Laufen in den Gängen waren für mich nie ein Problem. Mit Ende 40 wurden meine Monatsblutungen allmählich unregelmäßig, und ich nahm an Gewicht zu und baute körperlich kontinuierlich ab. Um andere Diagnosen auszuschließen, ließ mein Gynäkologe einige Analysen durchführen, und so wurde mir ganz offiziell die Perimenopause diagnostiziert. Das Schlimmste in dieser Lebensphase war, dass ich einfach Schmerzen im ganzen Körper hatte, in den Gelenken und vor allem in den Muskeln, bis zu einem Grad, dass ich unerträgliche Muskelkrämpfe und Schmerzen im Becken verspürte. Häufig setzten diese Schmerzen kurz vor der Menstruation ein. Da ich keinen Sport treiben konnte, mussten mir meine Arbeitskolleginnen helfen, um die körperlichen Anforderungen meiner Arbeit zu bewältigen. Dazu kamen Hitzewallungen und schlaflose Nächte. Sogar ein Ekzem, das ich seit meiner Teenagerzeit nicht mehr gehabt hatte, zeigte sich plötzlich wieder. Ich hatte das Gefühl, ich würde langsam vor die Hunde gehen.

– Karen C.

Muskuloskelettaler Schmerz ist ein Sammelbegriff für verschiedene Symptome, unter anderem Muskelschmerzen, Gelenkschmerzen (Arthralgie), Gelenkentzündungen (Arthritis) und Schultersteife. (Für die Schultersteife / Frozen Shoulder gibt es ein eigenes Verzeichnis an Behandlungsmöglichkeiten, daher habe ich dafür einen eigenen Eintrag erstellt, den Sie auf Seite 320 finden.)

Muskuloskelettaler Schmerz ist eines der lästigsten Beschwerdebilder, die ich bei meinen Patientinnen beobachte, und auch in den sozialen Medien wird häufig über sie berichtet. Die Schmerzen sind weit verbreitet, ebenso wie der Ärger darüber, dass die Symptome oft als »nur eine Alterserscheinung« abgetan oder fälschlicherweise als Fibromyalgie diagnostiziert werden (auf Seite 287 finden Sie eine Übersicht über Fibromyalgie und Menopause).

Muskuloskelettaler Schmerz kann zu jedem Zeitpunkt der Wechseljahre auftreten, ist aber in der Perimenopause besonders häufig. Einigen Berichten zufolge haben etwas *mehr als 70 Prozent der Frauen in der Perimenopause* damit zu kämpfen. Nach der Menopause steigt bei Frauen auch die Wahrscheinlichkeit, dass sich das Schmerzniveau bis hin zu dem Grad steigert, den wir in der Medizin als mäßigen bis starken muskuloskelettalen Schmerz bezeichnen. Warum er in den Wechseljahren und in der Postmenopause derart zunimmt, ist noch nicht vollständig geklärt, aber angesichts des Zeitpunkts der berichteten Zunahme wäre eine logische Schlussfolgerung, dass die Hauptursache bei der Hormonumstellung liegt. Darüber hinaus hat sich gezeigt, dass die Häufigkeit und Schwere der mit den Wechseljahren verbundenen Gelenkschmerzen durch eine MHT wirksam reduziert werden kann.

Hier ein paar Erläuterungen dazu, wie sich muskuloskelettaler Schmerz bemerkbar macht:

- *Arthralgie*: Schmerzen in einem oder mehreren Gelenken *ohne* klinische Anzeichen einer Entzündung oder einer zugrunde liegenden Gelenkerkrankung werden als Arthralgie bezeichnet. Frauen in den Wechseljahren leiden Studien zufolge zu mindestens 50 Prozent unter Arthralgien, wobei etwa 21 Prozent der Betroffenen dies als das *lästigste Symptom der Wechseljahre* bezeichnen. Diese Gelenkschmerzen gehen mitunter auch mit Muskelschmerzen, Müdigkeit, Stimmungsschwankungen, Schlafstörungen, Gewichtszunahme, Ängsten und/oder Stress einher.
- *Arthritis*: Im Gegensatz zur Arthralgie gibt es bei der Arthritis klinische Anzeichen für eine Gelenkentzündung oder eine zugrunde liegende pathologische Anomalie. Die Unterscheidung zwischen Arthralgie und Arthritis ist wichtig, da es unterschiedliche Behandlungsmöglichkeiten gibt. Bitte schildern Sie Ihrer Ärztin oder Ihrem Arzt die Symptome Ihrer Gelenkschmerzen unbedingt genau, damit sie oder er die Möglichkeit einer frühen Arthritis oder einer anderen entzündlichen rheumatischen Grunderkrankung prüfen und ausschließen kann.

Fibromyalgie und Menopause

Fibromyalgie ist eine chronische Erkrankung, die Schmerzen im ganzen Körper, insbesondere im Bewegungsapparat, und andere Symptome wie Müdigkeit, Depressionen und

Angstzustände sowie Gedächtnisstörungen verursacht. Die gleichen Symptome können auch als Reaktion auf die Hormonumstellung in den Wechseljahren auftreten. Man geht jedoch davon aus, dass der Ursprung der Fibromyalgie eher mit einem Problem der Schmerzverarbeitung im zentralen Nervensystem als mit hormonellen Schwankungen zusammenhängt. Da die Symptome allerdings oft sehr ähnlich sind, lautet eine Theorie, dass Schmerzen des Bewegungsapparats in den Wechseljahren häufig als Fibromyalgie fehldiagnostiziert werden und ein Östrogenmangel bei der Entstehung von Fibromyalgie ebenfalls zum Tragen kommen könnte. Diese Theorie wird durch die vorliegenden Studienergebnisse bestätigt.

Bei der Untersuchung von 100 Personen mit primärer Fibromyalgie ergaben sich zwei wesentliche Überschneidungen mit der Diagnose der Hormonveränderungen in den Wechseljahren: (1) Es waren überwiegend Frauen betroffen, und (2) das Durchschnittsalter, in dem die ersten Fibromyalgiesymptome auftraten, lag bei 46 Jahren (um die Perimenopause herum). Interessanterweise waren von den 100 Patientinnen 65 in die Wechseljahre gekommen, bevor bei ihnen Fibromyalgie diagnostiziert wurde, und das Durchschnittsalter der Menopause lag bei 42 Jahren (deutlich früher als der typische Durchschnitt von 51 Jahren). Ebenfalls bemerkenswert: Viele der Frauen waren aufgrund eines chirurgischen Eingriffs in die Menopause versetzt worden und hatten keine ausreichende Östrogentherapie erhalten. Aus diesen Statistiken ging hervor, dass (zumindest in dieser Testgruppe) Veränderungen im Östrogenhaushalt auf irgendeine Weise mit dem Auftreten von Fibromyalgie in Zusammenhang standen.

Auch in anderen Untersuchungen wurde ein Östrogenmangel als entscheidender Faktor für die Entstehung einer

Fibromyalgie identifiziert. Zudem hat sich gezeigt, dass eine Östrogentherapie bei bestimmten Betroffenen die Symptome lindern kann.

Muskuloskelettalen Schmerz wirksam lindern

Zunächst einmal: Wenn Sie unter muskuloskelettalen Schmerzen leiden, tun Sie unbedingt etwas dagegen – es ist nicht notwendig, sich zurückzulehnen und die zum Teil stark einschränkenden, belastenden Qualen einfach über sich ergehen zu lassen. Zweitens: Egal, für welche Vorgehensweise Sie sich entscheiden, bleiben Sie konsequent, denn eine Linderung der Symptome ist eventuell nicht auf Anhieb spürbar.

Mit den folgenden Tipps lässt sich muskuloskelettaler Schmerz wirksam lindern.

Ernährung

Eine entzündungshemmende Ernährung, die reich an Obst, Gemüse, magerem Eiweiß und gesunden Fetten ist, trägt zur Linderung von Entzündungen und Gelenkschmerzen bei. Auch der Verzicht auf industriell verarbeitete und raffinierte Lebensmittel, künstliche Zusatzstoffe und übermäßigen Alkoholkonsum kann Entzündungen eindämmen.

Bewegung

Regelmäßige körperliche Aktivität hilft, die Gelenke geschmeidig und gesund zu halten. Wenn Sie unter Gelenkschmerzen leiden, probieren Sie es mit Übungen mit nur geringer Belastung wie Yoga oder Schwimmen. Achten Sie auch darauf, im Laufe des Tages regelmäßig Dehnübungen, kurze Spaziergänge oder Aktivitätsschübe einzuplanen, um die Bewegungssteifigkeit zu verringern und die Durchblutung zu fördern.

Nahrungsergänzungsmittel

Omega-3-Fettsäuren und Ballaststoffpräparate wirken entzündungshemmend und verbessern den allgemeinen Gesundheitszustand der Gelenke. Auch pflanzliche Wirkstoffe wie Kurkuma und Resveratrol haben sich bei der Behandlung von Gelenkschmerzen als vielversprechend erwiesen.

Medikamentöse Möglichkeiten

Die *menopausale Hormontherapie* (MHT) hat sich bei der Linderung von Gelenkschmerzen und -steifheit als wirksam erwiesen und kann Frauen mit starken Gelenkschmerzen in den Wechseljahren helfen. Anzumerken ist, dass in einer Studie die Prävalenz von Gelenkschmerzen oder -steifheit und allgemeinen Schmerzen bei Frauen, die die Hormonersatztherapie abbrachen, doppelt so hoch war wie bei Frauen, die das Placebo abbrachen.

NSAIDs (nichtsteroidale Antirheumatika) wie Ibuprofen, Naproxen und Aspirin wirken schmerz- und entzündungshemmend, sollten jedoch nur bei kurzfristigen Beschwerden eingesetzt werden.

Nachtschweiß, siehe Hitzewallungen

Nichtalkoholische Fettlebererkrankung (NAFLD)

Bei der nichtalkoholischen Fettlebererkrankung (non-alcoholic fatty liver disease, NAFLD) handelt es sich um eine Erkrankung, bei der sich übermäßig viel Fett in den Leberzellen ansammelt. Unbehandelt kann sie zu einer fortgeschrittenen nichtalkoholischen Steatohepatitis (NASH), einer Leberzirrhose oder Leberkrebs führen. Wie der Name schon sagt, besteht bei der NAFLD kein Zusammenhang mit Alkoholkonsum. Leberschäden oder -krankheiten, die durch starken Alkoholkonsum verursacht werden, werden als alkoholische Lebererkrankungen bezeichnet.

In den letzten Jahren ist die NAFLD bei Frauen häufiger geworden, und aktuelle Forschungsergebnisse zeigen überdies, dass Frauen nach den Wechseljahren ein 2,4-mal höheres Risiko haben, eine nichtalkoholische Fettlebererkrankung zu entwickeln als davor. Dieser Anstieg ist vermutlich zum Teil auf den sinkenden Östrogenspiegel zurückzuführen, der Frauen in den Wechseljahren anfälliger für die Bildung von Viszeralfett macht. Sie erinnern sich vielleicht: Dabei handelt es sich um das tief in der Bauchhöhle sitzende Fettgewebe, das sich in der Nähe der Leber und anderer lebenswichtiger Organe befindet (vergleiche Kapitel 6). Viszeralfett stört den Stoffwechsel, beeinträchtigt die Organfunktion und begünstigt die Fetteinlagerung in der Leber. Wenn mehr als 5 bis 10 Prozent der Leber verfettet sind, ist die Entstehung einer nichtalkoholischen Fettlebererkrankung wahrscheinlich.

Weitere Faktoren, die das Risiko für die Entwicklung einer nichtalkoholischen Fettlebererkrankung erhöhen können, sind:

- hohe Konzentrationen von freiem Testosteron, bioverfügbarem Testosteron und einem hohen freien Androgen-Index (von Natur aus oder durch die Einnahme eines Testosteronersatzes; siehe Hinweis zu Biote-Pellets auf Seite 153)
- Vitamin-D-Mangel
- chirurgische Menopause
- Diabetes Typ 2
- Adipositas
- Insulinresistenz
- metabolisches Syndrom
- übermäßiger Konsum von mit Fruktose gesüßten Getränken wie Limonaden

Maßnahmen zur Reduzierung des NAFLD-Risikos

Ernährung

Das Risiko einer nichtalkoholischen Fettlebererkrankung kann durch Maßnahmen zur Aufrechterhaltung eines normalen Lipid-, Glukose- und Insulinspiegels gesenkt werden. Eine Ernährung mit wenig zugesetztem Zucker und vielen Ballaststoffen und Antioxidantien, insbesondere mit Lebensmitteln, die reich an Vitamin D (fetter Fisch, Pilze) und Vitamin E (Nüsse, Samen und einige Pflanzenöle) sind, sorgt dafür, dass diese Werte im gesunden Bereich bleiben. Um die optimale Dosierung und Dauer einer Supplementierung mit Vitamin D für NAFLD-Patienten zu bestimmen, sind weitere Untersuchungen erforderlich. Am besten ist es daher, Vitamin D über die Nahrung aufzunehmen.

Nahrungsergänzungsmittel

Bei Menschen, die an einer NAFLD erkrankt sind, können die folgenden Nahrungsergänzungsmittel (in Kombination mit einer gesunden Ernährung und Bewegung) aufgrund ihrer antioxidativen und entzündungshemmenden Eigenschaften zur Verbesserung der Lebergesundheit beitragen, indem sie Entzündungen reduzieren und vor weiteren Leberschäden schützen:

- *Vitamin E (am häufigsten untersucht):* Mehrere Studien belegen, dass 800 IE/Tag in Form von Tocopherol die Struktur und Funktion der Leber verbessern und das Risiko senken, an NAFLD zu sterben.
- *Silymarin/Mariendistel*: 420–450 mg/Tag mit der Eurosil-85-Formulierung
- *Omega-3-Fettsäuren*: 4 g/Tag war in den Studien die durchschnittliche Dosis.

- *Coenzym Q10*: 100 mg/Tag
- *Berberin*: 0,3–1,5 g/Tag; alle Dosierungen wirkten sich positiv aus.
- *Curcumin*: 500 mg/Tag in Kombination mit Piperin für eine bessere Absorption (für meine Patientinnen und Studentinnen habe ich ein Kurkuma-Präparat entwickelt, siehe www.thepauselife.com für weitere Informationen.)

Bewegung

Um den Stoffwechsel im Allgemeinen in Schwung zu halten, ist regelmäßige Bewegung unerlässlich, und das kommt auch der Leber und anderen Organfunktionen zugute.

Auf der Suche nach der wirkungsvollsten Form von Bewegung zur Senkung des NAFLD-Risikos wurde beobachtet, dass Personen, die sich 150 Minuten oder mehr pro Woche körperlich betätigten und zwei oder mehr Krafttrainingseinheiten pro Woche absolvierten, weniger anfällig dafür waren.

Medikamentöse Möglichkeiten

Selbst bei gesunden Lebensgewohnheiten kann ein sinkender Östrogenspiegel dazu führen, dass man an Viszeralfett zunimmt und vermehrt Fett in der Leber eingelagert wird, was wiederum zu einer NAFLD führen kann. Aus der Forschung geht hervor, dass eine Hormontherapie bei Frauen nach der Menopause vor einer NAFLD schützen kann, sogar bei bestehendem metabolischem Syndrom. Eine transdermale Therapie (mittels Pflaster) ist möglicherweise am besten geeignet, um die Entwicklung einer NAFLD zu verhindern beziehungsweise den Krankheitsverlauf günstig zu beeinflussen.

Nierensteine

Nierensteine sind schmerzhafte mineralische Ablagerungen in den Nieren. 2023 wurden bahnbrechende Forschungsergebnisse veröffentlicht, die auf einen Zusammenhang zwischen dem Östrogenspiegel und Nierensteinleiden hinweisen und dadurch einen potenziellen Durchbruch bei der Behandlung dieses Leidens versprechen. Interessanterweise ergab die Forschung, dass ein höherer Östrogenspiegel eventuell mit einem geringeren Risiko für Nierensteinleiden einhergeht. Um die Gründe dafür zu verstehen, müssen wir uns ansehen, wie sich Östrogen auf einen entscheidenden Akteur in diesem Szenario auswirkt: ein Protein namens PAT1.

Das Protein PAT1 hilft in der Niere, negativ geladene Ionen durch die Zellmembranen zu transportieren. Eines dieser negativ geladenen Ionen, Oxalat, bildet einen wichtigen Bestandteil von Nierensteinen. Ist Östrogen im Spiel, führt es offenbar zu einer Verlangsamung der Aktivität von PAT1 und damit zu einem Rückgang des Oxalat-Transports. Damit wirkt Östrogen allem Anschein nach der Bildung von Nierensteinen entgegen, indem es die Anreicherung von Mineralien in den Nieren erschwert.

Bei der Frage nach der Verbindung zwischen Östrogen und Nieren geht es nicht nur um die Verhinderung schmerzhafter Steine, sondern auch um die optimale Funktion. Da Östrogen die Feinabstimmung von PAT1 ermöglicht, scheint es das Gleichgewicht der negativ geladenen Ionen im Körper zu beeinflussen. Die Aufrechterhaltung dieses Gleichgewichts wiederum ist unerlässlich für eine einwandfreie und effektive Nierenfunktion.

Maßnahmen zur Behandlung von Nierensteinen

Die Forschung auf diesem Gebiet ist so neu, dass es noch keine evidenzbasierten Vorgehensweisen gibt. Spannend ist, dass der Bedeutung des Östrogenmangels für die weibliche Gesundheit

Aufmerksamkeit geschenkt wird – in Zukunft werden wir sicher noch mehr erfahren! Bis dahin sollten Sie auf jeden Fall Ihre Ärztin oder Ihren Arzt auf Ihren Hormonstatus ansprechen, falls Sie mit Nierensteinen zu kämpfen haben.

Osteoporose

Osteoporose ist eine fortschreitende Knochenkrankheit, die zu dünnen, brüchigen und schwachen Knochen führt. Dadurch steigt das Risiko für Frakturen. Wie ich in Kapitel 6 bereits erwähnt habe, ist Osteoporose geschlechtsspezifisch, was sich allein anhand folgender Zahl erkennen lässt: Frauen erkranken viermal häufiger an Osteoporose als Männer. Der Hauptgrund für diese Diskrepanz ist der Rückgang des Östrogenspiegels in den Wechseljahren. Dieser gilt als häufigste Ursache für Osteoporose. Eine Osteoporose entsteht, wenn der Prozess des Knochenumbaus, der sozusagen eine ständige Erneuerung der Knochen darstellt, aus dem Gleichgewicht gerät. Normalerweise wird altes, schwaches Knochengewebe vom Körper abgebaut und durch frisches, starkes ersetzt. In den Wechseljahren wird dieser Umbauprozess jedoch aufgrund des Östrogenmangels und möglicherweise einem Absinken des Testosteronspiegels gestört. Es wird dann mehr altes Knochengewebe ab- als neues aufgebaut. Dadurch werden die Knochen schwächer und brüchiger. Weil es keine äußeren Anzeichen oder Symptome für die Veränderungen der Knochendichte gibt, wird Osteoporose mitunter auch als stille Krankheit bezeichnet. In vielen Fällen wird den Betroffenen erst nach einem Knochenbruch bewusst, dass sie daran leiden. Bedenkt man, dass 40 bis 50 Prozent der Frauen in den Wechseljahren im Laufe ihres Lebens eine osteoporosebedingte Fraktur erleiden und dass dieser Krankheitsverlauf sich über eine längere Zeit hinzieht und bereits in den Dreißigern beginnen kann, erfolgt die überraschende Diagnose Osteoporose wahrscheinlich viel zu oft. Darum möchte ich ganz deutlich betonen: Alle Frauen in jeder Phase der Wechseljahre sollten sich als Risikogruppe für Osteoporose betrachten und dem Aufbau und Erhalt gesunder Knochen einen hohen Stellenwert einräumen.

Vorbeugende Maßnahmen gegen Osteoporose

Es gibt einige allgemeine Empfehlungen für eine gesunde Lebensweise, mit denen Sie Ihr Osteoporoserisiko senken können, zum Beispiel nicht zu rauchen (oder mit dem Rauchen aufzuhören) und den Konsum von Koffein und Alkohol einzuschränken. Sowohl Rauchen als auch übermäßiger Alkohol- und Koffeinkonsum verringern nachweislich die Knochendichte und erhöhen das Frakturrisiko.

Durch Gleichgewichtsübungen und das Beseitigen von Stolperfallen in Ihrer Umgebung lässt sich das Frakturrisiko ebenfalls senken. Für gewöhnlich gilt die Sturzsicherung in den eigenen vier Wänden als etwas für Leute über 70, aber glauben Sie mir: Wenn wir mit dem Handy in der Hand und vier Einkaufstüten am Arm durch die Haustür stürmen, kann eine umgeschlagene Teppichecke oder ein hervorstehendes Tischbein uns allen zum Verhängnis werden. Ein kurzer Blick und ein paar kleine Veränderungen in der Anordnung machen schon viel aus, wenn man abgelenkt ist.

Und bitte: Wenn Sie in Ihrem Haus etwas haben, über das Sie schon mehrmals beinahe gestolpert wären und bei dem Sie jedes Mal dachten: »Na, das sollte ich aber wirklich mal wegräumen!«, dann räumen Sie es *jetzt* weg. Alter hin, Lebensphase her, ein Sturz ist kein Zuckerschlecken (und wenn es dabei zu einem Knochenbruch kommt, ist die Genesung natürlich viel schwieriger und langwieriger). Die Umsetzung dieses Tipps kann also nur von Vorteil sein.

Ernährung

Achten Sie auf Ihre Proteinzufuhr: Für den Erhalt des Muskelgewebes ist Protein unerlässlich, und Muskeln sind für den Schutz Ihrer Knochen äußerst wichtig. Empfehlungen zur Proteinzufuhr finden Sie auf Seite 309.

Versorgen Sie sich über die Nahrung mit Kalzium: Zusammen mit Vitamin D ist Kalzium für die Bildung von Knochengewebe unentbehrlich, daher sollten Sie auf eine ausreichende Kalziumzufuhr achten. Im Idealfall decken Sie Ihren Kalziumbedarf hauptsächlich über die Nahrung, da einigen Studien zufolge eine hohe Zufuhr von Nahrungsergänzungsmitteln mit Kalzium das Risiko von Nierensteinen und koronaren Herzkrankheiten erhöhen kann. Zu den besten Kalziumquellen gehören:

- Sardinen- und Lachskonserven (mit Gräten – keine Sorge, diese sind weich und essbar)
- Milchprodukte wie Ricotta, Joghurt und Milch
- dunkles Blattgemüse wie Kohlgemüse, Brokkoli, Grünkohl, Pak Choi
- Sojabohnen

Nahrungsergänzungsmittel

Um die empfohlene tägliche Kalziumzufuhr von 1000–1200 mg/Tag zu erreichen, ist es eventuell notwendig, *Kalzium* in Form von Nahrungsergänzungsmitteln zu sich zu nehmen. Ich empfehle jedoch dringend, den größten Teil dieses Bedarfs über die Nahrung zu decken. Wie bereits erwähnt, wird die Einnahme von Kalzium in Form von Nahrungsergänzungsmitteln mit einem erhöhten Risiko für Nierensteine und Herz-Kreislauf-Erkrankungen in Verbindung gebracht, wobei Letzteres insbesondere bei Frauen nach der Menopause der Fall ist. Ein besserer Schutz für die Knochen durch höhere Mengen an Kalzium in Form von

Nahrungsergänzungsmitteln konnte jedoch *nicht* nachgewiesen werden.

Vitamin D ist für die Aufnahme von Kalzium durch den Körper unerlässlich. Für Personen zwischen 19 und 50 Jahren wird eine tägliche Mindestdosis von 600 internationalen Einheiten (IE) empfohlen, für Personen über 50 Jahren eine Dosis von 800 IE.

Kreatin: Eine zusätzliche Kreatineinnahme (5 g/Tag, normalerweise in Pulverform) wirkt dem Kreatinmangel entgegen, der bei Frauen in den Wechseljahren häufig auftritt, und fördert möglicherweise die Muskelfunktion und Knochendichte. Besonders vorteilhaft ist dieses Nahrungsergänzungsmittel in Kombination mit Krafttraining. Darüber hinaus wurde eine positive Wirkung auf Stimmung und Kognition nachgewiesen.

Es gibt zahlreiche Forschungsarbeiten, die die Einnahme von Kreatin zur Förderung der Knochengesundheit befürworten. So zeigte eine Studie, dass eine zwölfmonatige Einnahme von Kreatin in Kombination mit Krafttraining zu einer erhöhten Knochenmineraldichte im Oberschenkelhals führte – dabei handelt es sich um den »Hals« beziehungsweise den oberen Teil des Oberschenkelknochens nahe dem Hüftgelenk. Bei postmenopausalen Frauen gilt die Knochendichte im Oberschenkelhals als wichtiger Anhaltspunkt für das Frakturrisiko.

In derselben Studie wurde festgestellt, dass die Einnahme von Kreatin auch die Biegefestigkeit der Knochen erhöht, was bedeutet, dass die Knochen eine größere Stresstoleranz entwickeln, das heißt, erst bei einer höheren Belastung kommt es zu einem Knochenbruch.

Die Teilnehmer dieser Studie nahmen 0,1 Gramm Kreatin pro Kilogramm Körpergewicht pro Tag ein und absolvierten an drei Tagen pro Woche ein Krafttraining. Eine angemessene, sichere und wirksame Dosis liegt für die meisten Frauen in den Wechseljahren wahrscheinlich bei 5 g/Tag.

Die langfristige Einnahme bestimmter *bioaktiver Kollagenpeptide* (Fortibone) hat sich bei Menschen mit Osteoporose oder Osteopenie (geringe Knochendichte, die einer Osteoporose vorausgehen kann) als wirksame Maßnahme zur Verlangsamung des Verlusts der Knochenmineraldichte erwiesen. Die Aufrechterhaltung der Knochenmineraldichte hilft, das Risiko von Knochenbrüchen und anderen Verletzungen zu reduzieren. Die Studienteilnehmer bekamen vier Jahre lang täglich 5 Gramm bioaktive Kollagenpeptide (Fortibone). Diese werden normalerweise in Pulverform mit Wasser vermischt eingenommen.

Bewegung

Durch Krafttraining werden die Knochen belastet, wobei wiederholtes Training langfristig die Knochenstärke erhöht. Auch das Ausüben von Sportarten, bei denen das Körpergewicht aktiv eingesetzt wird, wie Tanzen, Walken, Joggen, Tai-Chi, Wandern und Rückschlagspiele wie Badminton und Tennis, sind gut für die Knochen und verbessern das Gleichgewicht.

Medikamentöse Möglichkeiten

In randomisierten kontrollierten Studien (unter anderem durch die Women's Health Initiative) wurde nachgewiesen, dass durch eine *menopausale Hormontherapie* das Risiko von osteoporosebedingten Frakturen gesenkt werden kann. Dies gilt sowohl für bereits an Osteoporose erkrankte Frauen als auch für solche, bei denen das Risiko einer osteoporosebedingten Fraktur gering ist.

Am wirksamsten für den Knochenschutz sind vermutlich ein transdermales 50-Mikrogramm-Pflaster, 2 Milligramm Östradiol in Tablettenform oder konjugierte equine Östrogene in einer Dosierung von 0,625 Milligramm, wobei auch niedrigere Mengen schützend wirken können. (Ich selbst und meine Patientinnen bevorzugen das transdermale Östradiolpflaster; weitere Informationen zur MHT finden Sie in Kapitel 7.)

Mit *anderen Osteoporose-Medikamenten* wird Einfluss auf den Knochenabbau und -aufbau genommen, um die Knochendichte zu erhöhen. Je nachdem, was Sie benötigen, schlägt Ihre Ärztin oder Ihr Arzt Ihnen möglicherweise Medikamente zur Verlangsamung des Knochenabbaus vor. Hier kommen zum Beispiel Östrogenrezeptor-Agonisten, Bisphosphonate oder der Wirkstoff Denosumab infrage, der den Knochenabbau bremst.

Psychische Störungen und Stimmungsschwankungen

Mit 45 Jahren entwickelte ich unerklärliche Angstzustände. Dazu kamen sturzflutartige Blutungen, Schlafstörungen, Schwindel, Herzklopfen, Verdauungsprobleme und das Restless-Legs-Syndrom. Laut meiner Gynäkologin litt ich aufgrund der starken Blutungen an Anämie. Das erklärt einiges, aber mittlerweile weiß ich, dass ich mich damals außerdem in der Perimenopause befand. Auf meine Frage nach den anderen Symptomen zeigte sie nur auf ihren Bauch und sagte: »Ich bin dafür zuständig«, dann deutete sie auf ihr Herz und ihren Kopf, »nicht dafür.«

Damit begann ein langer, einsamer Leidensweg, bis ich herausfand, was mit mir »nicht stimmte«. Doch statt Antworten erhielt ich von den Ärzten nur Antidepressiva, Xanax und eine Überweisung zur Psychotherapie. Ich war am Ende. Manchmal wollte ich sterben. Also war es allein an mir, Antworten zu finden und für mich einzustehen. Es hat fünf Jahre gedauert und erforderte unzählige, stundenlange Recherchen und schließlich eine MHT, bis ich endlich wieder zu mir selbst zurückgefunden habe. Dieses Kapitel meines Lebens und die Art und Weise, wie man mich in den Arztpraxen behandelt beziehungsweise eben nicht behandelt hat, haben mich nachhaltig geprägt.

– Amy P.

Zwar werden die Wechseljahre durch einen körperlichen Prozess, nämlich die nachlassende Funktion der Eierstöcke, verursacht, sie bringen jedoch häufig auch psychische Veränderungen mit sich. Aus der Forschung ist bekannt, dass der Eintritt in die Wechseljahre mit einem erhöhten Risiko für psychische Probleme wie Depressionen und Angstzustände einhergeht und dass Stimmungsschwankungen, kognitive Veränderungen und Beeinträchtigungen des emotionalen Wohlbefindens keine Seltenheit sind. Dabei ist die Ausprägung der Symptome unterschiedlich, von leicht bis schwer, was sich erheblich auf die allgemeine Lebensqualität auswirken kann.

Tatsächlich ist es so, dass man nicht genau weiß, warum Frauen in bestimmten Lebensphasen, unter anderem eben in den Wechseljahren, anfälliger für psychische Probleme sind (ja, hier besteht noch erheblicher Forschungsbedarf!). Einigen wissenschaftlichen Erkenntnissen zufolge könnte dies mit den sogenannten »biologischen Vulnerabilitätsfenstern« zusammenhängen. Dabei soll es sich um Phasen handeln, in denen die Anfälligkeit für Stimmungsstörungen erhöht ist und die sich »öffnen« können, wenn starke hormonelle Schwankungen auftreten, beispielsweise während des Menstruationszyklus, in der Schwangerschaft, nach der Geburt und insbesondere während der Wechseljahre. Zweifellos ist dies nicht der einzige Faktor, denn längst nicht alle Frauen, die diese Phasen durchlaufen, entwickeln Stimmungsstörungen oder leiden unter schwerwiegenden Veränderungen ihres emotionalen Wohlbefindens. Bei manchen Frauen jedoch führen Hormonschwankungen zu erheblichen Störungen der psychischen Gesundheit und des Wohlbefindens.

Aller Wahrscheinlichkeit nach hat die erhöhte Anfälligkeit für Stimmungsschwankungen und -störungen in den Wechseljahren viel mit dem sinkenden Östrogenspiegel zu tun. Östrogen reguliert die Aktivität der Neurotransmitter Serotonin, Dopamin und

Noradrenalin, und diese stehen in Zusammenhang mit Depressionen und Stimmungsschwankungen. Darüber hinaus gibt es im gesamten Gehirn Östrogenrezeptoren. In beiden Fällen kommt es bei sinkendem Östrogenspiegel zweifellos zu Veränderungen bei denjenigen Funktionen in Stoffwechsel und in Nervensystem, die vom Östrogen abhängig sind.

Tipps zum Umgang mit psychischen Störungen und Stimmungsschwankungen

Um es ganz klar zu sagen: Ich bin keine Psychiaterin. Die hier aufgeführten Tipps sollen keine psychologische Behandlung durch eine Therapeutin, Psychologin oder Psychiaterin ersetzen.

Falls Sie jemals daran denken, sich selbst oder anderen etwas anzutun, liegt ein Notfall vor, und Sie sollten sofort Hilfe in einer Notaufnahme suchen. Hilfe erhalten Sie auch bei der Telefonseelsorge, einem Beratungsangebot der evangelischen und katholischen Kirche. Die Stelle ist rund um die Uhr unter 0800 111 0 111 und/oder 0800 111 0 222 erreichbar.

In den Wechseljahren auftretende psychische Probleme sollten nie mit einer »Augen zu und durch«-Einstellung angegangen werden, wo doch wirksame Maßnahmen und Behandlungsmöglichkeiten zur Verfügung stehen, mit denen Stimmung und Gemütskrankheiten grundlegend verbessert werden können. Falls Ihnen deutliche, anhaltende Veränderungen Ihrer psychischen Gesundheit auffallen, möchte ich Sie ermutigen, sich professionelle Hilfe zu suchen. Außerdem finden Sie nachfolgend verschiedene andere Optionen, unter anderem Hormontherapie, Omega-3-Fettsäuren und pflanzliche Präparate.

Medikamentöse Möglichkeiten

Eine Östrogentherapie ist zwar nicht für die Behandlung von psychischen Erkrankungen zugelassen, wirkt sich aber erwiesenermaßen positiv auf die Psyche aus und kann somit folgendermaßen helfen:

- *Indem sie die Symptome einer Depression reduziert:* Die Hormontherapie, insbesondere die Behandlung mit Östrogenen, zeigt nachweislich eine den klassischen Antidepressiva wie SSRIs und SNRIs sehr ähnliche Wirkung. Es hat sich gezeigt, dass Östrogene, insbesondere Östradiol, antidepressive Eigenschaften haben.
- *Indem sie in der Perimenopause Depressionen vorbeugt:* In der Perimenopause wirkt Östradiol präventiv gegen neu auftretende depressive Störungen. Die Wahrscheinlichkeit, dass eine Frau, die während der Perimenopause mit Östrogen behandelt wird, neu auftretende depressive Störungen entwickelt, ist also geringer. Im Rahmen einer randomisierten Studie, an der 172 Frauen teilnahmen, wurde die Wirksamkeit der Verabreichung von Östrogen im Vergleich zu einem Placebo untersucht. Konkret handelte es sich um transdermales Östradiol (0,1 mg/Tag) in Kombination mit intermittierendem oralem mikronisiertem Progesteron (200 mg/Tag für zwölf Tage alle drei Monate). Nach einem Jahr wiesen die Frauen, die Östrogene plus Progesteron erhielten, im Vergleich zu denen, die ein Placebo erhielten, deutlich seltener depressive Symptome auf. Dieser Effekt war in der frühen Phase der Perimenopause besonders ausgeprägt.
- *Indem sie als begleitende Maßnahme zur Behandlung von Depressionen in der Postmenopause eingesetzt wird (zusätzlich zu einem Antidepressivum):* Die Behandlung mit Östrogenen allein gilt derzeit bei depressiven Störungen bei Frauen nach der Menopause als unzureichend und sollte nicht als Ersatz oder Alternative zu einem Antidepressivum

betrachtet werden. Sie kann allerdings zu einer Abschwächung der Symptome beitragen und die therapeutische Wirksamkeit eines Antidepressivums verstärken.

- *Indem sie das Auftreten von depressiven Symptomen bei Frauen verhindert*: Eine Östrogentherapie in Form von transdermalem Östradiol kann in Kombination mit intermittierendem mikronisiertem Progesteron das Auftreten depressiver Symptome bei nicht depressiven perimenopausalen Frauen verhindern.
- *Indem sie sich positiv auf die Stimmung und das Wohlbefinden auswirkt:* Es wurde nachgewiesen, dass eine Östrogentherapie die Stimmung und das Wohlbefinden von nicht depressiven Frauen in den Wechseljahren verbessert.

Nahrungsergänzungsmittel

Bestimmte Nahrungsergänzungsmittel, auch pflanzliche, sind bezüglich ihrer Wirksamkeit bei der Behandlung von Stimmungsschwankungen und Angstzuständen in den Wechseljahren untersucht worden. Diese Mittel sind besonders vielversprechend:

- *Johanniskraut* ist eine Pflanze, die traditionell wegen ihrer antidepressiven Eigenschaften verwendet wird, hat sich bei der Behandlung leichter bis mittelschwerer Depressionen als wirksam erwiesen. Es wird angenommen, dass das Johanniskraut durch die Erhöhung des Spiegels von Neurotransmittern wie Serotonin und Dopamin im Gehirn wirkt.
- *Traubensilberkerze* ist eine Heilpflanze, die bei verschiedenen Frauenkrankheiten eingesetzt wird, und mildert Wechseljahresbeschwerden nachweislich. Indem sie sich an die Östrogenrezeptoren bindet und den Gehalt an luteinisie-

rendem Hormon senkt, ist sie in der Lage, wechseljahresbedingte Stimmungsschwankungen abzuschwächen.

- *Ginseng* wird in der Traditionellen Chinesischen Medizin verwendet und muss zwar noch eingehender erforscht werden, ist aber unter Umständen bei Stimmungsschwankungen und Angstzuständen in den Wechseljahren förderlich. Sie hat sich bei der Verbesserung des allgemeinen Wohlbefindens als vielversprechend erwiesen und unterstützt den Organismus bei der Stressbewältigung.
- *Omega-3-Fettsäuren* (N-3 PUFA): Ihre Rolle bei der Verbesserung des emotionalen und kognitiven Verhaltens während der Wechseljahre wurde wissenschaftlich untersucht. Eine der Omega-3-Fettsäuren ist die Eicosapentaensäure (EPA). Sie ist in fettreichen Kaltwasserfischen, unter anderem Lachs, enthalten und wird zusammen mit der Docosahexaensäure (DHA) auch in Nahrungsergänzungsmitteln mit Fischöl verwendet. Studien belegen, dass bis zu 2 Gramm EPA täglich die Symptome von schweren Depressionen, bipolaren Störungen, Schizophrenie, Angstzuständen und ADHS verringern können.

Reizbarkeit, siehe psychische Störungen und Stimmungsschwankungen

Reizdarmsyndrom, siehe Verdauungsbeschwerden

Sarkopenie

Sarkopenie ist eine fortschreitende altersbedingte Erkrankung, die mit einem Verlust an Skelettmuskelmasse, Kraft und Körperfunktionen einhergeht. Sie führt häufig zu einer verminderten körperlichen Leistungsfähigkeit und einem erhöhten Sturz- und Frakturrisiko, was sich natürlich auf die gesamte Lebensqualität auswirkt. Aus der Forschung ist bekannt, dass Hormonschwankungen während der Wechseljahre zu Sarkopenie führen und sich früher als erwartet auf den Muskelabbau auswirken; bereits zwischen dem frühen und späten Stadium der Perimenopause wurde eine Veränderung der Muskelmasse festgestellt.

Wie bereits in Kapitel 6 erwähnt, sind Östrogen und Testosteron für den Erhalt des Muskelgewebes von großer Bedeutung. Sinken der Östrogen- und Testosteronspiegel, bauen wir langsam Muskelmasse ab, oft, ohne es zu bemerken. Dieser Verlust kann wiederum zu einer Verringerung der Knochendichte beitragen, was unter Umständen zu Erkrankungen wie einer Osteoporose führt. Die Muskel- und die Knochengesundheit sind sowohl vom Stoffwechsel als auch von der Anatomie her eng miteinander verbunden und zeigen sich oft in Stärke oder Schwäche. Deshalb überschneiden sich viele der Strategien in diesen beiden Bereichen.

Maßnahmen zum Erhalt der Muskelmasse sind unerlässlich (und man kann sich gar nicht früh genug darum kümmern). Die Muskelmasse trägt nämlich entscheidend zur allgemeinen Gesundheit bei, weil sie an so vielen Aspekten der körperlichen Leistungsfähigkeit, des Stoffwechsels und des Wohlbefindens beteiligt ist, unter anderem:

- Gebrechlichkeit vorbeugen: Insbesondere bei älteren Frauen ist die Erhaltung der Muskelmasse unerlässlich, um Gebrechlichkeit zu verhindern. »Frailty« oder Gebrechlichkeit beschreibt ein geriatrisches Syndrom, bei dem es zu einer Verschlechterung der körperlichen Funktionen und einer erhöhten Anfälligkeit für gesundheitliche Beeinträchtigungen kommt. Dabei ist vor allem der Verlust von Muskelmasse ausschlaggebend, denn dieser führt zu Schwäche, eingeschränkter Mobilität und einem erhöhten Risiko für Stürze und Knochenbrüche.

- Körperliche Funktionsfähigkeit: Starke Muskeln sorgen für die für Alltagsaktivitäten erforderliche Kraft und Ausdauer, vom Treppensteigen und Tragen von Einkäufen bis hin zum Gleichgewichthalten und der Unfallprävention. Bei Frauen, insbesondere bei älteren, ist der Erhalt der Muskelmasse für den Erhalt der Unabhängigkeit und einer hohen Lebensqualität im Alter absolut unerlässlich.

- Insulinempfindlichkeit und Blutzuckerkontrolle: Beim Glukosestoffwechsel nimmt das Muskelgewebe eine wichtige Funktion ein. Die Skelettmuskulatur ist für die Aufnahme und Verwertung von Glukose aus dem Blutkreislauf verantwortlich. Bei der Erhaltung der Insulinempfindlichkeit wird das Muskelgewebe deshalb zu einem wichtigen Verbündeten im Kampf gegen Krankheiten wie Diabetes Typ 2 und Insulinresistenz, für die wir in den Wechseljahren anfälliger werden!

- Grundumsatz: Muskelgewebe ist stoffwechselaktiv, das heißt, auch im Ruhezustand werden Kalorien verbrannt. Mehr Muskeln erhöhen den Grundumsatz, also die Kalorienmenge, die der Körper zur Aufrechterhaltung grundlegender Funktionen wie Atmung, Kreislauf und Zellreparatur benötigt. Frauen mit höherer Muskelmasse haben in der Regel einen höheren Grundumsatz, was es einfacher macht, ein gesundes Gewicht zu halten und die Körperzusammensetzung zu kontrollieren.

- Knochengesundheit: Muskeln und Knochen sind zwar unterschiedliche Gewebe, aber dennoch eng miteinander verwoben. Bei Kraftübungen, durch die Muskeln aufgebaut und erhalten werden, werden auch die Knochen beansprucht, was zu einer höheren Knochendichte führt. Mit zunehmendem Alter ist dies enorm wichtig! Eine hohe Knochendichte kann vor Verletzungen und Knochenbrüchen schützen.

- Gewichtsmanagement: Eine größere Muskelmasse unterstützt uns bei der Regulierung von Gewicht und Körperzusammensetzung. Weil Muskelgewebe dichter ist als Fettgewebe, führt ein höherer Muskelanteil nicht nur zu mehr Kraft, sondern auch zu einer schlankeren Figur. Außerdem werden durch den mit einer größeren Muskelmasse einhergehenden höheren Grundumsatz zusätzliche Kalorien verbrannt.

Für die Diagnose der Sarkopenie werden in der Regel die Muskelmasse mit einem DEXA-Scanner (Dual Energy X-ray Absorptiometry) oder einem InBody-Scanner gemessen und die Kraft getestet. Ich selbst verwende einen InBody-Scanner zur Ermittlung der Muskelmasse meiner Patientinnen. Außerdem erörtere ich mit allen meinen Patientinnen ausführlich das Thema Muskelmasse und deren Relevanz für die Gesundheit im Allgemeinen. Bei meinem Gesamtkonzept zur Verbesserung der Symptome setze ich häufig auf Maßnahmen, die Muskelgewebe schützen und aufbauen.

Konzepte für den Umgang mit Sarkopenie

Zur Behandlung und Vorbeugung von Sarkopenie müssen eine gute Ernährung und körperliche Aktivität kombiniert werden, um die Muskelkraft und die körperliche Leistungsfähigkeit zu verbessern. Weil auch entzündliche Prozesse eine Rolle beim Abbau von Muskelgewebe spielen können, empfiehlt es sich, reichlich entzündungshemmende Lebensmittel zu essen, den Alkoholkonsum zu minimieren, nicht zu rauchen, ausreichend zu schlafen und Stress abzubauen, um wertvolles Muskelgewebe zu schützen.

Ernährung

Eine vorteilhafte Ernährungsweise umfasst nachweislich einen erhöhten Verzehr von Obst und Gemüse, mindestens 1,2 Gramm Protein pro Kilogramm Körpergewicht pro Tag und die Einnahme einer proteinreichen Mahlzeit oder eines Shakes mit 20 Gramm Protein kurz nach dem Training, um das Muskelgewebe zu fördern.

Zusätzlich zum Protein in der Nahrung ist es wichtig, darauf zu achten, dass Sie genügend Vitamin D und Kalzium zu sich nehmen, die für die Knochengesundheit wichtig sind. Weil sich sowohl Osteoporose als auch Sarkopenie so erheblich auf die Gesundheit des Bewegungsapparats und die allgemeine Funktionsweise des Körpers auswirken, besteht ein enger Zusammenhang zwischen den beiden Erkrankungen. Bei der Vorbeugung und Behandlung beider ist die ausreichende Versorgung mit Kalzium und Vitamin D unerlässlich. Kalzium fördert die Knochengesundheit, und Vitamin D hilft bei der Kalziumaufnahme und beeinflusst auch die Muskelfunktion. Wenn bei Ihnen ein Risiko für Osteoporose und Sarkopenie besteht oder Sie darunter leiden, sollten Sie sich unbedingt von medizinischem Fachpersonal beraten lassen, um Ihre individuellen Bedürfnisse in Bezug auf die Ernährung zu ermitteln und einen maßgeschneiderten Plan zur Erhaltung der Gesundheit des Bewegungsapparats und zur Vorbeugung von Knochenbrüchen und Muskelschwäche zu entwickeln.

Bewegung

Das wirkungsvollste Trainingsprogramm zur Behandlung von Sarkopenie ist wohl eine Kombination aus Ausdauer- und Krafttraining. Konsequentes Krafttraining ist für die Prävention von Sarkopenie von unschätzbarem Wert, da es nachweislich zum Aufbau und Erhalt von Muskelmasse und -kraft beiträgt. Einer von der Cochrane Collaboration, einer renommierten Gruppe medizinischer Expertinnen, durchgeführten und veröffentlichten Überprüfung zufolge ist progressives Krafttraining zwei- bis dreimal pro Woche besonders vorteilhaft.

Ich persönlich habe mir vorgenommen, dem Muskelaufbau und -erhalt eine hohe Priorität einzuräumen, weshalb ich mir zum Ziel gesetzt habe, mindestens drei Krafttrainings pro Woche durchzuführen. Wer mehr darüber wissen möchte, dem sei das Buch *Forever Strong* von Dr. Gabrielle Lyon empfohlen.

Wichtig ist mir dabei, dass Krafttraining für den Aufbau und den Erhalt des Muskelgewebes zwar optimal ist, doch wenn es Ihnen aus irgendeinem Grund nicht zusagt, dann suchen Sie sich eben etwas anderes: Hauptsache, Sie finden eine Sportart für sich, die Sie dauerhaft ausüben können, und bleiben dabei. Regelmäßige körperliche Aktivität bietet Schutz vor vielen Krankheiten, steigert die Stimmung, die Energie und das Selbstwertgefühl, wirkt sich positiv auf den Stoffwechsel aus, stärkt das Herz … die Liste lässt sich beliebig fortsetzen. Bewegung ist wirklich die beste Medizin!

Nahrungsergänzungsmittel

Untersuchungen zufolge konnten postmenopausale Frauen, die während des Krafttrainings *Kreatinpräparate* (5 g/Tag) einnahmen, ihre Muskelmasse und -kraft steigern.

Selen, Magnesium und *Omega-3-Fettsäuren* tragen gegebenenfalls zum Erhalt der Muskelmasse bei und schützen das Muskelgewebe vor entzündlichen Schäden.

Medikamentöse Möglichkeiten

In Bezug auf die Erhaltung der Muskelmasse bei postmenopausalen Frauen hat die *menopausale Hormontherapie (MHT)* uneinheitliche Ergebnisse geliefert. Obwohl sie sich möglicherweise günstig auf die Muskelkraft und die sogenannte Kontraktionsregulation auswirkt, ist ihre Auswirkung auf die Muskelmasse nach wie vor ungewiss (wobei eine Testosterontherapie nachweislich den Muskeltonus und die Muskelmasse bei Frauen in den Wechseljahren verbesserte).

Wie viel Protein ist nötig?

Für die Erhaltung der allgemeinen Gesundheit und insbesondere der Muskelmasse und -funktion ist es wichtig, die Proteinzufuhr in den Wechseljahren zu erhöhen. Mit zunehmendem Alter steigt der Eiweißbedarf von Frauen aufgrund verschiedener Faktoren, unter anderem aufgrund von Veränderungen in der Muskelproteinsynthese und des mit der Hormonumstellung einhergehenden erhöhten Risikos eines Muskelabbaus. Falls Sie eine Insulinresistenz entwickeln, wofür in den Wechseljahren das Risiko steigt, wie Sie sich vielleicht erinnern, müssen Sie möglicherweise mehr Eiweiß zu sich nehmen, um die Muskelmasse zu erhalten. Eine Insulinresistenz kann nämlich die Fähigkeit des Körpers beeinträchtigen, Nahrungsprotein effektiv für die Muskelproteinsynthese zu nutzen.

In mehreren Beobachtungsstudien wurde der positive Zusammenhang zwischen einer höheren Proteinzufuhr und einer gesünderen Muskulatur bei Frauen nach den Wechseljahren hervorgehoben. Die Women's Health Initiative beispielsweise ermittelte, dass eine Proteinzufuhr von 1,2 Gramm pro Kilogramm Körpergewicht mit einem um 32 Prozent geringeren Risiko für Gebrechlichkeit und einer verbesserten körperlichen Funktion verbunden war. Bei Frauen nach der Menopause wurde ein Zusammenhang zwischen einer noch höheren Zufuhr von 1,6 Gramm pro Kilogramm Körpergewicht und einem höheren Skelettmuskelmassenindex festgestellt.

Es sei darauf hingewiesen, dass diese Menge höher ist als die allgemein empfohlene Tagesdosis (RDA) an Protein, die bei 0,8 Gramm pro Kilogramm Körpergewicht liegt. Angesichts des Kenntnisstands über Muskelabbau und Gebrechlichkeit in der Postmenopause bin ich der festen Überzeugung, dass diese Empfehlung einfach nicht ausreicht und Sie stattdessen mindestens 1,2 bis 1,6 Gramm pro Kilogramm Körpergewicht zu sich nehmen sollten.

Achten Sie bei der Erhöhung Ihrer Proteinzufuhr darauf, verschiedene Arten zu verzehren, beispielsweise mageres Fleisch, Geflügel, Fisch, Milchprodukte sowie Hülsenfrüchte und andere pflanzliche Produkte. Dadurch ist gewährleistet, dass Sie alle für den Muskelerhalt und die allgemeine Gesundheit erforderlichen Nährstoffe und Aminosäuren zu sich nehmen. Achten Sie bei der Eiweißaufnahme auch auf den Zeitpunkt: Es ist besser, es über den Tag verteilt in Form von Zwischenmahlzeiten und Mahlzeiten zu sich zu nehmen, als alles auf einmal zu essen.

Schlafapnoe

So was wie ein »Raus aus dem Bett, jetzt geht's los!«-Impuls fehlt mir völlig. Stattdessen habe ich einen Rettungsring, Speck am Rücken und in den Achselhöhlen, Nebel im Kopf, Schlafapnoe, Mundgeruch und Depressionen. Mit diesen Symptomen ging es in meinen frühen Vierzigern los, und jetzt bin ich fast 53 und immer noch in der Perimenopause. Das macht mich total fertig, und ich möchte mich einfach besser fühlen!

– Tami F.

Ein obstruktives Schlafapnoesyndrom (OSAS) ist eine potenziell schwerwiegende Atmungsstörung, bei der die oberen Atemwege während des Schlafs blockiert werden, wodurch man nur schwer oder gar nicht mehr atmen kann. Es besteht ein erhöhtes Risiko für Herz-Kreislauf-Erkrankungen, Schlaganfälle, Stoffwechselstörungen und eine Verschlechterung der neurokognitiven Funktionen in Bezug auf Lernen, Gedächtnis und Sprache.

Bislang wurde OSAS vor allem mit Männern in Verbindung gebracht, doch neuere Forschungen haben einen Zusammenhang zwischen den Wechseljahren und obstruktiver Schlafapnoe aufgezeigt. Dabei wurde festgestellt, dass sich der sinkende Östrogenspiegel in den Wechseljahren auf die Muskulatur der oberen Atemwege auswirken und das Risiko eines Atemwegskollapses während des Schlafs erhöhen kann. Da die Forschung auf diesem Gebiet noch relativ neu ist und sich noch entwickelt, dürften sich die Erkenntnisse über den Zusammenhang zwischen den Wechseljahren und OSAS mit der Zeit ändern. Entscheidend ist jedoch, das Bewusstsein dafür zu schärfen, dass es einen Zusammenhang zwischen Schlafapnoe und Frauen in den Wechseljahren gibt. Bei der Diagnose und Behandlung von OSAS gibt es eine deutliche Kluft zwischen den Geschlechtern, was vielleicht daran liegt, dass Frauen nicht die gleichen Symptome zeigen wie Männer. Anstatt laut zu schnarchen oder im Schlaf nach Luft zu schnappen, leiden Frauen eher unter Tagesmüdigkeit, die Ärzte häufig auf andere Faktoren wie Depressionen oder eben die Wechseljahre zurückführen. Und Frauen, die schnarchen, empfinden es vielleicht als peinlich, über dieses Symptom zu sprechen (nachdem sie von einem Bettgenossen darauf hingewiesen wurden), vor allem, wenn es als laut wahrgenommen wurde.

Fakt ist: Es ist gefährlich, über Symptome der Schlafapnoe zu schweigen, da sie mit erheblichen gesundheitlichen Risiken verbunden ist. Wenn Sie unter chronischer Tagesmüdigkeit, Stimmungsschwankungen, kognitiven Problemen wie Konzentrationsschwierigkeiten oder mehrfachem nächtlichen Aufwachen leiden oder wenn Ihnen gesagt wurde, dass Sie schnarchen oder während des Schlafs seltsame Atempausen machen, sollten Sie sich auf Schlafapnoe untersuchen lassen.

Wie man mit Schlafapnoe umgehen kann

Zu den Risikofaktoren für Schlafapnoe gehören Übergewicht oder Fettleibigkeit, Rauchen, Alkoholkonsum, Bluthochdruck, Diabetes Typ 2 und Hyperlipidämie (hoher Cholesterinspiegel). In den Wechseljahren können der Muskelabbau und die Zunahme der abdominalen Adipositas ebenfalls zu einem erhöhten OSAS-Risiko beitragen. Deshalb lässt sich das Risiko für Schlafapnoe und die damit verbundenen Symptome potenziell verringern, indem man die gleichen Anpassungen der Lebensweise in Angriff nimmt, die auch für den allgemeinen Gesundheitszustand in den Wechseljahren förderlich sind. Eine entzündungshemmende Ernährung und regelmäßige Bewegung gehören ganz klar dazu.

Es bleibt zu hoffen, dass sich die Liste der Behandlungsmöglichkeiten für diese potenziell schwerwiegende Atemstörung im Zuge der weiteren Erforschung des Zusammenhangs zwischen Wechseljahren und Schlafapnoe bald erweitern wird.

Medikamentöse Möglichkeiten und Hilfsmittel

Ein *CPAP-Gerät* (Continuous Positive Airway Pressure) wird beim Schlafen getragen und leitet Luft in die Atemwege, um Verstopfungen zu verhindern. Die konsequente Anwendung eines CPAP-Geräts gestaltet sich mitunter schwierig, aber es ist eine sehr wirksame Methode zur Verringerung der Schlafapnoe und der damit verbundenen Risiken und Symptome.

Mundstücke oder Schienen, die den Unterkiefer und die Zunge nach vorne schieben, helfen in manchen Fällen bei der Behandlung von OSAS. Hilfsmittel dieser Art erhalten Sie in Ihrer Zahnarztpraxis.

In Untersuchungen Mitte der 2000er-Jahre wurde festgestellt, dass eine *Hormonersatztherapie* (MHT) den Schweregrad der schlafbezogenen Atmungsstörung bei Frauen in den Wechseljahren verringern kann. Auch in diesem Bereich ist weitere Forschung erforderlich!

Schlafstörungen

Ich bin 48 Jahre alt. Vor anderthalb Jahren ging es bei mir mit nächtlichen Schweißausbrüchen und Schlaflosigkeit los. Dann folgten Herzklopfen, trockene Haut, schmerzhafter Sex, null Libido, und meine Haare hörten auf zu wachsen. Mein Arzt überprüfte meinen FSH-Wert, der normal war, und erklärte: »Nein, keine Wechseljahre. Versuchen Sie es mal mit diesem Antidepressivum hier.« Ich fühlte mich noch schlechter. Sechs Monate lang probierte ich Maca und andere Nahrungsergänzungsmittel aus, ohne dass eine Besserung eintrat. Ich litt unter Gelenkschmerzen, Energiemangel, Müdigkeit und nahm am Bauch zu. Jeden Tag hatte ich mindestens 50 Hitzewallungen. Schließlich hatte ich die Nase voll und sagte dem Arzt, ich wolle eine Hormontherapie. Nachdem ich zwei Wochen lang Östradiol und Progesteron eingenommen hatte, waren meine Hitzewallungen verschwunden, ich schlief gut, und mein Herzklopfen war weg. Nicht zu fassen, dass ich das nicht schon früher gemacht habe; jetzt freue ich mich auf die Zukunft.

– Sheri D.

In den Wechseljahren machen sich Schlafprobleme häufig stärker bemerkbar, was auf mehrere Faktoren zurückzuführen ist: natürliche Alterung, psychologische Probleme wie das verstärkte Auftreten von Angstzuständen und Depressionen, gleichzeitig vorhandene gesundheitliche Probleme, die den Schlaf stören können, wie das obstruktive Schlafapnoesyndrom (OSAS), und Wechseljahresbeschwerden wie nächtliche Schweißausbrüche.

Diese Faktoren können einzeln oder in Kombination zu Schlaflosigkeit führen, die bekanntermaßen die Lebensqualität beeinträchtigt und eine der häufigsten Schlafstörungen bei Frauen in den Wechseljahren darstellt. Nach Angaben der American Psychiatric Association wird Schlaflosigkeit (Insomnie) als eine Schlafstörung definiert, die mindestens dreimal pro Woche über einen Zeitraum von mindestens drei Monaten auftritt und Leidensdruck oder einer Beeinträchtigung des normalen Funktionierens am Tag zur Folge hat. Eine Schlafstörung umfasst zum Beispiel Schwierigkeiten beim Einschlafen, nicht erholsamen Schlaf und Schwierigkeiten beim Durchschlafen.

Im Rahmen einer Studie, die sich auf Daten der National Health Interview Survey stützt, wurde festgestellt, dass die Schlafbeschwerden je nach Stadium der Wechseljahre variieren: Frauen in der Perimenopause schliefen eher weniger als sieben Stunden pro Nacht und berichteten über eine schlechte Schlafqualität, und Frauen nach der Menopause hatten eher Probleme beim Ein- und Durchschlafen.

Die vier Hauptkategorien möglicher Ursachen für Schlaflosigkeit bei Frauen in den Wechseljahren sind:

1. *Wechseljahresbedingte Schlaflosigkeit*: Diese häufig mit vasomotorischen Symptomen wie Hitzewallungen und nächtlichen Schweißausbrüchen zusammenhängende Form der Schlaflosigkeit wird in der Regel nicht oder falsch diagnostiziert.

2. *Primäre Schlaflosigkeit*: Sie ist psychophysiologisch bedingt und kann auf Faktoren wie Angstzustände und schlechte Schlafgewohnheiten zurückzuführen sein.

3. *Sekundäre Schlaflosigkeit*: Sie steht im Zusammenhang mit zugrunde liegenden Schlafstörungen, psychischen oder medizinischen Erkrankungen oder dem Älterwerden.

4. *Durch Verhaltens-, Umwelt- oder psychosoziale Faktoren ausgelöste Schlaflosigkeit*: Diese Faktoren umfassen zum Beispiel Lebensgewohnheiten, Stress und Umweltbedingungen.

Maßnahmen gegen Schlafstörungen

Um die Qualität und Dauer des Schlafs zu verbessern, ist in den meisten Fällen ein vielseitiger Ansatz erforderlich, bei dem auch mögliche Ursachen berücksichtigt werden. Ein guter Anfang ist die Verbesserung der Schlafhygiene, und zwar durch einen konsequenten Schlafrhythmus, eine angenehme Schlafumgebung (die richtige Temperatur, kein störendes Licht, ein bequemes Kissen) und mindestens zwei Stunden vor dem Schlafengehen keine Geräte mehr, die blaues Licht ausstrahlen (Handy, Tablet, LED-Fernseher). Der letzte Punkt hört sich schwierig an, ich weiß, aber versuchen Sie doch einmal, vor dem Schlafengehen statt einer Fernsehsendung oder ständigem Scrollen ein Brettspiel zu spielen, ein Buch zu lesen oder ein Gespräch zu führen. Vielleicht bringt das bereits eine Verbesserung?

Therapeutische Möglichkeiten

Außerdem gibt es verschiedene Therapiemöglichkeiten, die zur Verbesserung der Schlafqualität beitragen können.

Zu jeder dieser Optionen sollten Sie sich an einen Schlafmediziner oder eine Schlaftherapeutin wenden. Hierzu gehören:

- Kognitive Verhaltenstherapie bei Schlaflosigkeit (CBT-I): Diese Art der Gesprächstherapie kann dabei helfen, möglicherweise zu den Schlafproblemen beitragende negative Gedanken und Verhaltensweisen zu erkennen und zu verändern.

- Reizkontrolltherapie: Bei dieser Methode geht es darum, durch die Beschränkung der Aktivitäten im Bett auf Schlaf und Sex eine enge Verbindung zwischen Bett und Schlaf herzustellen.
- Entspannungstherapie: Techniken wie progressive Muskelentspannung und Atemübungen können helfen, Ängste abzubauen und die Entspannung vor dem Schlafengehen zu fördern.
- Schlaf-Restriktions-Therapie: Bei diesem Ansatz wird die Zeit, die man im Bett verbringt, begrenzt, um die Schlafeffizienz zu erhöhen und den Schlaf zu stabilisieren.

Nahrungsergänzungsmittel

Einige Frauen berichten, ihr Schlaf habe sich durch die Einnahme von Magnesiumpräparaten, insbesondere in Form von Magnesium-L-Threonat, verbessert. Diese Magnesiumform wird mit einer besseren Schlafqualität und weniger »Kopfkino« in der Nacht in Verbindung gebracht. Bedenken Sie jedoch, dass Nahrungsergänzungsmittel nicht reguliert sind und die Qualität und Reinheit der Produkte variieren kann.

Medikamentöse Möglichkeiten

Bestimmte pharmazeutische Mittel zur Behandlung von Schlafstörungen können durchaus wirksam sein. Besprechen Sie die möglichen Nebenwirkungen und Gegenanzeigen jedoch unbedingt mit Ihrer Ärztin oder Ihrem Arzt, und wenden Sie sie immer unter ärztlicher Aufsicht an.

Viele Medikamente, die zur Verbesserung des Schlafs in den Wechseljahren eingesetzt werden, zielen auf eine Verbesserung der Hitzewallungen ab, da diese den Schlaf stark beeinträchtigen. Dazu gehören:

- *Menopausale Hormontherapie* (MHT): MHT ist zwar nicht für die Behandlung primärer Schlafstörungen angezeigt, kann aber die nächtlichen vasomotorischen Symptome wirksam reduzieren.
- *Selektive Serotonin-Wiederaufnahmehemmer* (SSRIs): Escitalopram und Paroxetin
- *Serotonin-Norepinephrin-Wiederaufnahmehemmer* (SNRIs): Venlafaxin
- *Gaba-Präparate*: Gabapentin

Andere medikamentöse Therapien setzen bei verschiedenen Aspekten der Schlafstörungen an:

- *Melatonin-Rezeptor-Agonisten*: Ramelteon ist ein Melatonin-Rezeptor-Agonist und kann in den USA zur Behandlung von Einschlafproblemen verschrieben werden. Das Medikament ist in der EU und in der Schweiz allerdings nicht zugelassen.
- *Orexin-Rezeptor-Antagonisten*: Suvorexant ist ein neues Medikament, das Erregung und Wachsein reduziert und so möglicherweise bei Schlaflosigkeit mit Einschlafproblemen helfen kann.

Schmerzen beim Geschlechtsverkehr, siehe sexuelle Dysfunktion

Schultersteife / »Frozen Shoulder«

Schultersteife, medizinisch als adhäsive Kapsulitis bekannt, äußert sich durch Steifheit und Schmerzen im Schultergelenk. Diese komplexe und wenig erforschte Erkrankung durchläuft typischerweise drei Phasen: die schmerzhafte Phase, die Erstarrungsphase und die Auftauphase. In der schmerzhaften Phase leiden die Patientinnen vor allem nachts unter zunehmenden Schulterschmerzen, die oft so stark sind, dass sie den Schlaf stören. In der Erstarrungsphase kommt es zu einem allmählichen Verlust des Bewegungsumfangs, wohingegen in der Auftauphase die Schulterfunktion mit der Zeit langsam wiederhergestellt wird. Es gibt verschiedene Ursachen für eine Schultersteife, darunter Verletzungen, Entzündungen und Grunderkrankungen.

Jüngste Forschungsergebnisse sprechen dafür, dass der Östrogenverlust in den Wechseljahren mit dem Auftreten einer Schultersteife in Verbindung gebracht werden kann. Kein Wunder, denn Östrogen spielt eine entscheidende Rolle beim Knochenwachstum, wirkt entzündungshemmend und trägt zur Erhaltung eines intakten Bindegewebes bei, und Veränderungen in einem dieser Bereiche begünstigen die Entstehung von Krankheitsbildern wie der Schultersteife.

Bei der Untersuchung des möglichen Zusammenhangs zwischen postmenopausalen Frauen, Hormonersatztherapie (MHT) und Schultersteife gewannen Forschende an der Duke University 2022 einige bahnbrechende Erkenntnisse. Sie untersuchten die Krankenakten von fast 2000 postmenopausalen Frauen im Alter von 45 bis 60 Jahren, die alle unter Schulterschmerzen, Steifheit und adhäsiver Kapsulitis litten. Dabei gelangten sie zu einigen erstaunlichen Ergebnissen, etwa, dass eine Östrogenersatztherapie möglicherweise einer Schultersteife vorbeugen kann. Im Rahmen dieser Studie wurde bei Frauen, die sich einer Hormonersatztherapie (MHT) unterzogen, ein geringerer Prozentsatz (3,95 Prozent) an Fällen von Schultersteife festgestellt als bei Frauen, die dies nicht taten (7,65 Prozent). Die Unterschiede in den Zahlen waren zwar nicht hinreichend groß, um eine Zufälligkeit mit Gewissheit ausschließen zu können, aber sie werfen doch die Frage auf, ob Östrogen bei der Prävention der Schultersteife von Belang sein könnte. Das Forschungsteam der Duke University zeigte sich überzeugt, dass der sinkende Östrogenspiegel in den Wechseljahren mit dem Auftreten einer Schultersteife in Verbindung gebracht werden kann. Bis zu dieser Studie waren die möglichen Ursachen der Schultersteife bei Frauen in den Wechseljahren nur schlecht erforscht, weshalb selbst die Vermutung eines Zusammenhangs mit den Wechseljahren als bahnbrechend galt. Immerhin gibt es nun einen Ausgangspunkt für weitere Forschung und die Entwicklung möglicher Behandlungen. Zwar sind weitere Studien erforderlich, um den Zusammenhang mit dem Hormonhaushalt konkreter nachzuweisen, doch ist zu hoffen, dass in naher Zukunft neue Erkenntnisse über die Prävention und Behandlung dieses schmerzhaften Zustands vorliegen werden.

Behandlungsmöglichkeiten bei Schultersteife (Frozen Shoulder)

Der Eckpfeiler der Behandlung einer Frozen Shoulder ist die Physiotherapie. Je früher die Behandlung aufgenommen wird, desto besser, denn so lassen sich weitere Versteifungen und Funktionseinbußen vermeiden. Eine Physiotherapeutin oder ein Physiotherapeut unterstützt Sie dabei, die Beweglichkeit der Schulter durch Übungen, Dehnungen und manuelle Therapie schrittweise wiederherzustellen. Außerdem werden Ihnen unter Umständen Wärme- und Kälteanwendungen empfohlen, um die Schmerzen zu lindern und die Entzündung zu verringern.

Zu den *pharmakologischen Optionen* zählen:

- *Medikamente*: In der schmerzhaften Phase der Schultersteife helfen nichtsteroidale Antirheumatika (NSAIDs) und Schmerzmittel, Beschwerden und Entzündungen zu lindern. Diese Medikamente werden in der Regel verschrieben, um die mit diesem Zustand einhergehenden starken Schmerzen zu lindern, die langfristige Anwendung dieser Medikamente sollte allerdings ärztlich überwacht werden.

- *Kortikosteroid-Injektionen*: In einigen Fällen werden Kortikosteroid-Injektionen in das Schultergelenk empfohlen, um die Entzündung zu bekämpfen und die Schmerzen zu lindern. Kurzfristig können diese Spritzen zwar Erleichterung verschaffen, ihre langfristige Wirksamkeit ist jedoch eher eingeschränkt. Sie werden häufig im Rahmen einer umfassenden Therapie in Verbindung mit anderen Behandlungsmethoden eingesetzt.

Zu den *medizinischen Verfahren* gehören:

- *Hydrodilatation*: Bei der Hydrodilatation wird zur Aufdehnung der Gelenkkapsel steriles Wasser in das Schultergelenk injiziert. Dadurch sollen Verwachsungen gelöst und der Bewegungsspielraum vergrößert werden. Häufig wird dieser Eingriff unter Ultraschallkontrolle durchgeführt, gegebenenfalls in Kombination mit Kortikosteroid-Injektionen.

- *Manipulation unter Anästhesie (MUA)*: Die MUA stellt gegebenenfalls eine Option für Menschen mit schwerer Schultersteife dar, die auf andere Behandlungen nicht ansprechen. Dabei handelt es sich um ein Verfahren, bei dem die Patientin narkotisiert und die Schulter manipuliert wird, um Verklebungen aufzulösen und die Beweglichkeit zu verbessern. In der Regel schließt sich ein intensives Rehabilitationsprogramm an.

- *Chirurgischer Eingriff*: Eine Operation ist bei einer Schultersteife selten angezeigt, stellt aber eine Möglichkeit dar, wenn alle anderen Maßnahmen nicht greifen. Bei einem chirurgischen Eingriff wird die Gelenkkapsel gelöst, um den Bewegungsumfang zu verbessern. Für ein optimales Ergebnis ist eine anschließende Physiotherapie unerlässlich.

Schwindel

Ich bin 52 Jahre jung, hangle mich so durchs Leben und komme halbwegs zurecht. Seit 2018 sind meine Perioden unregelmäßig, und damals bekam ich auch extremen Haarausfall, hatte Angst vor allem Möglichen, schlief schlecht und war extrem müde. Zu der Zeit war auch mein Geduldsfaden deutlich kürzer. Springen wir ins Jahr 2022: Zu Haarausfall, Ängsten, Gewichtszunahme (trotz besserer Ernährung) und Schlafmangel gesellt sich nun auch noch Herzklopfen. Einfach so, weil's geht. Weil ich damals noch nichts über Peri/Meno wusste, bin ich in die Notaufnahme gefahren und habe 72 Stunden lang einen Monitor getragen, und der Arzt hat mir gesagt, es gehe mir gut, ohne weitere Erklärung. Im August 2022 hatte ich dann eine zwölftägige Periode und registrierte erste Hitze- und Kältewallungen, die schnell und heftig kamen. Und im September 2023 bekam ich einen Schwindelanfall, der sich danach täglich meldete. Nachdem ich *Die Galveston-Diät* gelesen und in die Tat umgesetzt hatte, ließen die Hitzewallungen nach, und ich schlafe jetzt viel besser, aber der Schwindel hält bis heute an.

– Alayna H.

Schwindel, auch der benigne (gutartige) paroxysmale (anfallsartige) Lagerungsschwindel (BPLS), äußert sich durch plötzliche Schwindelanfälle oder Drehschwindel, die oft durch bestimmte Kopfbewegungen ausgelöst werden. Solche Anfälle sind oft desorientierend und beunruhigend und beeinträchtigen das Gleichgewicht und die räumliche Orientierung der Betroffenen. Die Prävalenz von BPLS ist bei Frauen deutlich höher als bei Männern, und die klinische Erfahrung deutet darauf hin, dass die Wechseljahre eine Rolle spielen können. Dies liegt daran, dass hormonelle Schwankungen unter Umständen einen Einfluss auf das Innenohr haben, das für das Gleichgewicht und die räumliche Orientierung zuständig ist. Die Wechseljahre führen auch zu Schwindel, indem sie sich folgendermaßen auf das Gleichgewicht auswirken:

- *Ablösung der Otolithen*: Winzige Kalziumkristalle im Innenohr, sogenannte Otolithen, sind maßgeblich am Gleichgewichtssinn beteiligt. In den Wechseljahren können hormonelle Schwankungen die Stabilität des Innenohrs beeinträchtigen, was zur Verlagerung dieser kleinen Kalziumkristalle führt und BPLS auslöst.
- *Otolithen-Stoffwechsel*: Der sinkende Östrogenspiegel in den Wechseljahren beeinträchtigt unter Umständen den Otolithen-Stoffwechsel und bewirkt, dass weniger dieser Kalziumkristalle gebildet werden.
- *Viskosität und Volumen der Innenohrflüssigkeit*: Die hormonellen Veränderungen in den Wechseljahren können die Viskosität und das Volumen der Flüssigkeit im Innenohr verändern. Dadurch werden die empfindlichen Gleichgewichtsmechanismen gestört, was wiederum zu Schwindelsymptomen beiträgt.

Da nicht alle Frauen in den Wechseljahren an BPLS erkranken, ist klar, dass nicht allein hormonelle Veränderungen für dessen Entstehung verantwortlich sind. Auch das Alter, die genetische Veranlagung und der Lebensstil können die Entwicklung von Schwindel beeinflussen. Jüngste Forschungsergebnisse deuten auch darauf hin, dass es einen Zusammenhang zwischen BPLS und der Knochendichte geben könnte. Sowohl bei Frauen als auch bei Männern, die an BPLS erkrankt sind, wurde eine geringere Knochendichte als bei Kontrollpersonen festgestellt. Der Zusammenhang ist noch nicht eindeutig geklärt, aber der Befund gibt Anlass zur Sorge über die möglichen Auswirkungen von BPLS auf die Knochengesundheit. Darüber hinaus zeigt er, dass die Knochendichte bei Patienten mit Schwindel sorgfältig und regelmäßig überwacht werden sollte.

Maßnahmen zur Behandlung von Schwindel

Zu niedrige Werte an *Vitamin D* könnten Studien zufolge die Entstehung von BPLS begünstigen. Die zusätzliche Gabe von Vitamin D, entweder allein oder in Kombination mit Kalzium, führt bei BPLS-Patientinnen nachweislich zu weniger wiederkehrenden Anfällen.

Es wurde festgestellt, dass eine *menopausale Hormontherapie (MHT)* das Auftreten von Schwindel bei Frauen in den Wechseljahren besser reduziert als Placebo. Dies könnte darauf zurückzuführen sein, dass der Ersatz von Östrogen den Otolithen-Stoffwechsel reguliert und so die Anzahl der Otolithen wiederherstellt, die im Innenohr für Stabilität und Gleichgewicht benötigt werden.

Eine Kombination aus einer MHT und einer Vitamin-D-Behandlung könnte eine wirksame Strategie zur Vorbeugung wiederkehrender Schwindelanfälle bei Frauen in den Wechseljahren mit BPLS sein.

Die wohl bekannteste Methode zur Behandlung von BPLS ist das *Epley-Manöver*, bei dem der Gehörgang neu positioniert wird. Dabei werden gezielte Kopfbewegungen ausgeführt, um die Schwindelgefühle zu lindern. Es handelt sich dabei um eine Art Trick, um die winzigen Kalkpartikel im Ohr, die sich verschoben haben, wieder dorthin zu bringen, wo sie hingehören. Dadurch wird die Orientierung wiederhergestellt und das Schwindelgefühl verringert. Es sollte beachtet werden, dass diese Methode bei anderen Formen von Schwindel nicht funktioniert. Erkundigen Sie sich bei Ihrer Ärztin oder Ihrem Arzt, ob Sie für dieses Verfahren infrage kommen.

Sexuelle Dysfunktion

Ich bin 60 Jahre alt. Seit zehn Jahren schlage ich mich mit den Wechseljahren herum. Anfangs juckende Hautstellen, bei denen ich das Gefühl hatte, einen elektrischen Schlag zu bekommen, dann Stimmungsschwankungen, Wutausbrüche, Kopfschmerzen, einmal im Monat ein Gefühl, als hätte ich eine Grippe, Erschöpfung, Hitzewallungen, nächtliche Schweißausbrüche, kein Selbstvertrauen mehr, Benommenheit, keine Lust mehr auf Sex, Scheidentrockenheit, furchtbare Schmerzen beim Sex, Gewichtszunahme, Orgasmen – Fehlanzeige, Depression. Mein Sexualleben ist eine Katastrophe. Mein Mann war ganz geduldig, so liebevoll und sogar unglaublich kreativ im Bett, aber was mir früher beim Sex gefallen hat, spüre ich jetzt nicht mehr. Nicht, dass mich die Sachen abtörnen, ich spüre nur körperlich nichts mehr. Das schlimmste Symptom für mich ist, und das macht mich echt fertig, dass ich vor einer Hitzewallung schlagartig total traurig werde. Ein Gefühl vollkommener Finsternis. Das dauert einen Sekundenbruchteil, dann fange ich an zu schwitzen. Und dann verschwindet auch das Gefühl. Es kommt vor, dass mir das im Laufe eines Tages mehr als fünfzehnmal passiert, und dann bin ich innerlich am Ende und stelle alles in meinem Leben infrage. Ich fühle mich so kaputt.

– Elisabeth L.

Die sexuelle Funktion stellt einen vielschichtigen, wesentlichen Bestandteil von Wohlbefinden und Lebensqualität dar. Während der Wechseljahre kommt es häufig zu Veränderungen in der sexuellen Gesundheit, was mitunter sehr schwierig ist und auch erhebliche Auswirkungen auf die Partnerschaft haben kann. Die Ursachen für sexuelle Funktionsstörungen zu verstehen, hilft oft, das Geheimnis um die Veränderungen zu lüften, und das Ausloten von Behandlungsmöglichkeiten gibt Anlass zur Hoffnung, dass Linderung (und eine Rückkehr zum sexuellen Vergnügen) in Sicht ist.

Sexuelle Funktionsstörungen in den Wechseljahren können sich auf verschiedene Weise äußern, zum Beispiel durch

- *Hypoaktive Sexualfunktionsstörung*: Sie wird definiert durch einen anhaltenden oder wiederkehrenden Mangel an sexuellen Fantasien und das Fehlen des Verlangens nach sexueller Aktivität. Die Prävalenz ist bei Frauen in der Lebensmitte höher, sie liegt zwischen 14,5 und 33 Prozent, wobei hormonelle Veränderungen, psychologische Faktoren und Beziehungsprobleme zugrunde liegen können. Ich schätze, dass fast 50 Prozent der Patientinnen, die ich in meiner auf die Wechseljahre ausgerichteten Praxis behandle, an einer hypoaktiven Sexualfunktionsstörung leiden.
- *Erregungsstörung*: In den Wechseljahren kommt es häufig zu Schwierigkeiten bei der sexuellen Erregung, und das ist keine Einbildung. Eine verminderte sexuelle Erregung ist das Ergebnis einer schlechteren Durchblutung der Genitalien, vaginaler Trockenheit und geringerer Empfindlichkeit. Solche körperlichen Veränderungen führen häufig zu Unbehagen beim Geschlechtsverkehr und weniger sexuellem Verlangen.
- *Orgasmusstörungen*: Aufgrund hormoneller Veränderungen, verminderter Durchblutung der Beckenregion oder psychologischer Faktoren kommt es in den Wechseljahren oft zu Schwierigkeiten beim Erreichen des Orgasmus oder zu weniger intensiven Orgasmen.

- *Schmerzen beim Sex*: Das Urogenitalsyndrom der Menopause kann Schmerzen beim Geschlechtsverkehr verursachen. Weil das Vaginalgewebe dünner und trockener wird, kommt es häufig zu Unbehagen, Brennen oder Schmerzen beim Sex, was zu einem Rückgang des sexuellen Verlangens führt. (Vgl. Eintrag zum Urogenitalsyndrom auf Seite 337.)
- *Beziehungsprobleme*: Veränderungen des sexuellen Verlangens und der sexuellen Funktion können eine intime Beziehung belasten. Sogar wenn man sich mit jemandem verbunden fühlt und Unterstützung erfährt, kann ein Mangel an Verlangen oder Interesse an körperlicher Intimität zu einer gewissen Entfremdung und Distanz führen.

Strategien für den Umgang mit sexueller Dysfunktion

Als Ärztin, die mit Frauen arbeitet, halte ich es für wichtig, eine Diskussion über die sexuelle Gesundheit in den Wechseljahren anzustoßen und meinen Patientinnen einen sicheren Raum zu bieten, in dem sie ihre Bedenken äußern können. Viel zu viele Frauen haben mit den Veränderungen in ihrer sexuellen Gesundheit zu kämpfen – und das muss nicht sein. Ihre Ärztin oder Ihr Arzt kann gemeinsam mit Ihnen einen individuellen Behandlungsplan erstellen, in dem die speziellen Faktoren berücksichtigt werden, die zu Ihren Problemen beitragen. Es ist möglich, die sexuelle Befriedigung wiederzuerlangen und die allgemeine Lebensqualität in den Wechseljahren zu verbessern. Voraussetzung dafür ist jedoch, dass Sie bereit sind, mit Ihrer Ärztin oder Ihrem Arzt offen über Ihre Symptome zu sprechen.

In meiner Praxis bitte ich alle meine Patientinnen, die folgende Checkliste zu bearbeiten. Das Ausfüllen dieser Checkliste kann helfen, mit Ihrer Ärztin darüber ins Gespräch zu kommen.

Checkliste zu sexuellen Symptomen

Bitte beantworten Sie diese Fragen zu Ihrer allgemeinen sexuellen Funktion in den letzten drei Monaten.

1. Sind Sie mit Ihrer sexuellen Funktion zufrieden? Ja/Nein. Wenn Nein, fahren Sie bitte fort.

2. Wie lange sind Sie schon unzufrieden mit Ihrer sexuellen Funktion?

3. Das/Die Problem(e) mit der sexuellen Funktion ist/sind (eines oder mehrere ankreuzen):

    a. Problem mit wenig oder keinem Interesse an Sex
    b. Problem mit verminderter genitaler Empfindung (Gefühl)
    c. Probleme mit verminderter vaginaler Befeuchtung (Trockenheit)
    d. Probleme beim Erreichen des Orgasmus
    e. Probleme mit Schmerzen beim Sex
    f. Andere

4. Welches Problem (in Frage 3) stört Sie am meisten? (Bitte a, b, c, d, e oder f einkreisen)

5. Würden Sie gerne mit Ihrer Ärztin darüber sprechen? Ja/Nein

Eine gesunde Lebensweise mit entzündungshemmender Ernährung, regelmäßigem Sport und Stressabbau hilft, das allgemeine Wohlbefinden zu steigern und die sexuelle Funktion zu verbessern. In vielen Fällen erfordert die Behandlung sexueller Funktionsstörungen in den Wechseljahren jedoch mehr als nur Veränderungen des Lebensstils. Am wirksamsten ist oft ein ganzheitlicher Ansatz, der körperliche, psychologische und beziehungsbezogene Aspekte berücksichtigt.

Folgende Behandlungsmöglichkeiten gibt es als Alternativen oder ergänzend zu Medikamenten:

- *Aufklärung*: Wenn Sie sich über die Veränderungen in den Wechseljahren, die sexuelle Gesundheit und Ihre Erwartungen informieren, lernen Sie, Ihren Körper besser zu verstehen und Bedenken zu zerstreuen. Ein hervorragendes Nachschlagewerk in diesem Bereich ist das Buch (und der gleichnamige Podcast) *You Are Not Broken* von Dr. Kelly Casperson. Ich empfehle außerdem das Buch *Come As You Are* von Dr. Emily Nagoski.
- *Psychotherapie*: Einzel- oder Paartherapien, wie kognitive Verhaltenstherapie oder Sexualtherapie, können dabei helfen, psychologische Probleme anzugehen, die Kommunikation zu verbessern und die Intimität zu fördern.
- *Beckenbodentherapie*: Wenn Beckenbodenprobleme die sexuelle Funktionsstörung mit verursachen, hilft oft eine Physiotherapie.
- *Alternative Therapien*: Manche Frauen erfahren durch komplementäre Therapien wie Akupunktur oder Achtsamkeitsübungen eine Verbesserung ihrer Beschwerden.

- *Kommunikation*: Eine offene und ehrliche Kommunikation mit der Partnerin oder dem Partner ist wichtig, um Beziehungsprobleme im Zusammenhang mit sexuellen Funktionsstörungen anzusprechen. Eine Paarberatung kann Gespräche und Lösungen erleichtern.

Medikamentöse Möglichkeiten umfassen:

- *Hormontherapie*: Eine Hormontherapie, auch Östrogen- und Testosteronsubstitution, eignet sich zur Behandlung der urogenitalen Symptome der Menopause, die zu sexuellen Funktionsstörungen beitragen. Insbesondere die Testosterontherapie hat sich als vielversprechend erwiesen, um das sexuelle Verlangen bei Frauen in den Wechseljahren zu verbessern. Weitere Informationen finden Sie auf Seite 151.

- *FDA-zugelassene Medikamente*: Es gibt zwei Medikamente, die von der FDA für die Behandlung von Störungen des sexuellen Verlangens bei Frauen vor der Menopause zugelassen sind. Bei postmenopausalen Frauen werden sie häufig off-label angewendet, die Untersuchungen wurden jedoch an prämenopausalen Frauen durchgeführt. Bei diesen Medikamenten handelt es sich um *Flibanserin*, das das sexuelle Verlangen durch Beeinflussung von Serotoninrezeptoren steigert, und *Bremelanotid*, das Melanocortinrezeptoren anspricht und so das sexuelle Verlangen steigert.

- *Vaginale Feuchtigkeitsmittel und Gleitmittel*: Frei verkäufliche oder verschreibungspflichtige vaginale Feuchtigkeitscremes und Gleitmittel können Scheidentrockenheit und Unbehagen beim Sex lindern.

Sodbrennen/Reflux, siehe Verdauungsbeschwerden

Stimmungsschwankungen, siehe psychische Störungen und Stimmungsschwankungen

Tinnitus

Ich bin eine fünfundfünfzigjährige Mutter von neunzehnjährigen Zwillingen, habe Idealgewicht und bin bei guter Gesundheit. Ich arbeite als Diätassistentin, ernähre mich gesund, und Sport gehört fest zu meinem Alltagsprogramm. Ich würde sagen, dass ich mit etwa 51 Jahren offiziell in die Wechseljahre gekommen bin. Meine Hauptbeschwerden waren eindeutig Hitzewallungen! Absolut heftig. Die Frage meines Gynäkologen, ob ich mehr als fünf pro Tag habe, war geradezu lachhaft. Ich hatte zu viele, um sie zu zählen. Einige Jahre lang litt ich unter Hitzewallungen und anderen Symptomen. Ich war überzeugt, ich könnte das mit meiner gesunden Lebensweise in den Griff bekommen. Pustekuchen! Reine Zeitverschwendung! Schließlich ging ich zu einer auf die Wechseljahre spezialisierten Gynäkologin und bekam ein Östradiolpflaster und Progesteron – mit großartigen Ergebnissen!

Später begriff ich, dass auch Schwindel und Tinnitus Wechseljahresbeschwerden waren, obwohl ich das damals nicht zuordnen konnte und meine Ärzte auch nicht. Ich hatte sogar einen Termin bei einem HNO-Arzt. Der hat die Wechseljahre nie als Ursache für meine Probleme in Betracht gezogen. Er war der Meinung, mein Tinnitus sei auf ein Konzert zurückzuführen, bei dem ich in der ersten Reihe saß. Für meinen Schwindel gab es keine Erklärung. Als ich jedoch noch im selben Jahr mit der Hormonersatztherapie begann, nahmen diese Symptome stark ab! Ich bin froh, dass ich jetzt wieder auf dem Damm bin.

– Debbi H.

Tinnitus ist eine Hörstörung, bei der ein Klingeln, Brummen oder Zischen in den Ohren wahrgenommen wird. Dieses Phantomgeräusch kann von leicht lästig bis hin zu sehr belastend reichen und die Lebensqualität der betroffenen Person beeinträchtigen. Auch wenn Tinnitus durch verschiedene Faktoren wie Hörverlust, laute Geräusche, Medikamente und psychischen Stress ausgelöst werden kann, weisen jüngste wissenschaftliche Erkenntnisse auf einen möglichen Zusammenhang zwischen Tinnitus und Wechseljahren hin und zeigen, dass *22 Prozent* der Frauen nach den Wechseljahren von Tinnitus betroffen sind.

In etlichen Studien gab es Hinweise auf eine mögliche Beteiligung der Geschlechtshormone an der Entstehung von Tinnitus. Ganz überraschend ist dies nicht, da man einen Zusammenhang zwischen niedrigen Östrogenwerten in den Wechseljahren und Hörverlust festgestellt hat. Es ist also bekannt, dass Östrogen bei der Hörfunktion eine Rolle spielt. Es beeinflusst die Durchblutung des Ohrs und trägt dazu bei, Entzündungen in der Hörschnecke und Schäden an den für die Hörbahnen wichtigen Neuronen zu verringern. Sinkt der Östrogenspiegel in den Wechseljahren, treten Probleme wie Tinnitus und Hörverlust häufiger auf. Bedauerlicherweise bedarf es weiterer Forschungsarbeit, bevor wir genau beschreiben können, wie Östrogen bei diesen Veränderungen des Gehörs beteiligt ist.

Strategien für den Umgang mit Tinnitus

Ein Tinnitus kann ein unglaublich lästiger und störender Zustand sein. Ich hoffe, dass wir mit der Zeit mehr über den Zusammenhang zwischen Tinnitus und Wechseljahren erfahren, damit zielgerichtetere und effektivere Behandlungen entwickelt werden können. Wenn Sie in den Wechseljahren mit Tinnitus zu kämpfen haben, sollten Sie unbedingt mit Ihrer Ärztin oder Ihrem Arzt sprechen oder eine audiologische Untersuchung vornehmen lassen, um sich über zusätzliche Behandlungen zu informieren, die Linderung verschaffen können.

Medikamentöse Möglichkeiten

Aus einer Studie geht hervor, dass das Risiko, an Tinnitus zu erkranken, bei Anwenderinnen einer *menopausalen Hormontherapie*

(MHT) um 50,5 Prozent geringer ist als bei Nichtanwenderinnen. Dieses Ergebnis deutet darauf hin, dass die MHT bei der Behandlung und Vorbeugung von Tinnitus von Nutzen sein könnte, aber es bedarf weiterer Belege, um ihre Wirksamkeit zu bestätigen.

trockene Haut, siehe Hautveränderungen

trockene oder juckende Augen

Meine Wechseljahre haben es nicht gut mit mir gemeint! Ich hatte so starke Hitzewallungen, dass ich an manchen Tagen überhaupt nicht aus dem Haus gegangen bin. Ich weiß noch, wie ich einmal (und das ist 14 Jahre her!) die Zeitung las und mir der Schweiß von der Stirn auf die Zeitung tropfte und mir den Rücken hinunterrann. Damals zeigten sich auch die ersten Symptome trockener Augen, und ich dachte, ich hätte eine Infektion, wenn meine Augen rot wurden oder entzündet waren. Bis ich herausfand, was Sache war, hatte ich schon zweimal mein gesamtes Augen-Make-up entsorgt. Mein Haar war strohig, und meine Haut wurde trocken und schlaff. In den Spiegeln in den Geschäften erkannte ich mich fast nicht wieder. Jedes Gelenk im Körper schmerzte, sogar die Zehen. Die Müdigkeit war schrecklich. Die Diagnose lautete schlussendlich Hashimoto, und Medikamente halfen. Vor einer Hormontherapie hatte ich damals zu viel Angst. Heute würde ich jeder betroffenen Frau raten, über eine Hormontherapie nachzudenken.

– Jacki D.

Das Syndrom des trockenen Auges (Dry Eye Disease, DED oder auch Xerophthalmie) ist eine häufige Augenerkrankung. Sie betrifft die Augenoberfläche und kann zu Beschwerden, Schmerzen und Sehstörungen führen, wodurch häufig die Fähigkeit beeinträchtigt wird, sich im Alltag zu konzentrieren und zu funktionieren. Die Erkrankung tritt vor allem bei Frauen auf, insbesondere bei Frauen in der Peri- oder Postmenopause.

Auch wenn viele Faktoren zur Entstehung eines trockenen Auges führen, reicht allein schon ein sinkender Hormonspiegel aus. Das liegt daran, dass für die Tränenproduktion und die Aufrechterhaltung der wässrigen Schicht, die die Augenoberfläche befeuchtet und schützt, ein ausgewogenes Verhältnis von Östrogenen und Androgenen wichtig ist. Ist dieses Gleichgewicht gestört, ist die Anfälligkeit für ein trockenes Auge erhöht.

Möglichkeiten zur Linderung von Symptomen des trockenen Auges

Symptome des trockenen Auges können durch eine Änderung der Lebensgewohnheiten, gezielte Nahrungsergänzung und bei Bedarf durch die Einnahme von Medikamenten gelindert werden.

Laut dem National Eye Institute sind die wirksamsten Strategien zur Erhaltung der Augengesundheit und zur Linderung der Symptome des trockenen Auges:

- Rauch, Wind und übermäßige Klimatisierung meiden
- trockene Innenräume mit einem Luftbefeuchter befeuchten
- Bildschirmzeit insgesamt verringern und bei der Nutzung elektronischer Geräte Pausen einlegen, um die Belastung der Augen zu reduzieren
- im Freien: Sonnenbrille mit Rundumschutz tragen
- ausreichende Flüssigkeitszufuhr: Täglich genug Wasser trinken
- sieben bis acht Stunden Schlaf pro Nacht

Nahrungsergänzungsmittel

Der Erhalt der Schutzschicht der Augen wird durch mehrere Vitamine unterstützt. Eine Unterversorgung mit diesen Vitaminen, insbesondere mit Vitamin D, A und B, kann das Risiko für die Entwicklung eines Syndroms des trockenen Auges erhöhen.

- Omega-3-Fettsäuren: mindestens 1000 mg/Tag
- Vitamin A: 5000 IE/Tag
- Vitamin D: keine Dosierungsempfehlung, aber nicht mehr als 4000 IE/Tag, es sei denn, die Einnahme wird ärztlich überwacht
- Vitamin E: 400 IE/Tag

Medikamentöse Möglichkeiten

Zur Behandlung von Symptomen des trockenen Auges in den Wechseljahren wird eine Hormonersatztherapie empfohlen. Eine Beratung zu den Möglichkeiten einer Hormonersatztherapie in der Arztpraxis unterstützt Frauen dabei, mit hormonellen Ungleichgewichten umzugehen und die Symptome der Erkrankung zu lindern.

Wer Alternativen bevorzugt oder diese als ergänzende Maßnahmen zu einer Hormonersatztherapie einsetzen möchte, dem stehen verschiedene andere Möglichkeiten zur Verfügung:

- rezeptfreie Augentropfen: Milde Formen trockener Augen lassen sich oft mit künstlichen Tränen behandeln, die rezeptfrei erhältlich sind. Solche Augentropfen verschaffen Linderung bei Trockenheit und Beschwerden.

- rezeptpflichtige Medikamente: In schwereren Fällen kann eine Augenärztin oder ein Augenarzt rezeptpflichtige Medikamente wie Cyclosporin (Restasis) oder Lifitegrast (Xiidra) verordnen. Diese Medikamente regen die Tränenproduktion der Augen an und wirken entzündungshemmend.

trockener Mund, siehe Zahnprobleme
unerwünschter Haarwuchs, siehe androgenbedingte Erkrankungen
unregelmäßiger Herzschlag, siehe Herzklopfen

urogenitales Syndrom der Menopause (auch genitourinäres Syndrom der Menopause, GSM)
Der Urogenitaltrakt besteht aus den Genital- und Harnorganen. Treten in den Wechseljahren Symptome auf, die die Vagina, die Vulva und/oder die Blase betreffen, sprechen Fachleute vom urogenitalen oder auch genitourinären Syndrom der Menopause (GSM). Die Symptome des GSM sind vielfältig, und obwohl es sehr häufig vorkommt, bleibt es oft unbehandelt, *weil Frauen aus Scham oder aus Unkenntnis* über die vielen wirksamen Behandlungsmöglichkeiten *nicht über ihre Beschwerden* sprechen. Im Folgenden werden bestimmte Organe und die verschiedenen Veränderungen, die durch den Östrogenverlust in den Wechseljahren hervorgerufen werden können, näher betrachtet.

In der Blase beispielsweise wird das Stützgewebe geschwächt, was zu Harninkontinenz führen kann. Außerdem wird die Auskleidung von Blase und Harnröhre anfälliger für Reizungen und Infektionen. Die wahrscheinlichste Ursache für chronische Harnwegsinfektionen bei Frauen in den Wechseljahren ist der Östrogenmangel.

In der Klitoris führen eine geringere Durchblutung und eine Verschlechterung der Gewebebeschaffenheit zu einer geringeren Empfindlichkeit und Reaktionsfähigkeit. Weniger Empfindlichkeit und Reaktionsvermögen der Klitoris bedeuten oft weniger sexuelle Erregung und Lust.

In der Vulva (Öffnung und äußere Teile der Vagina, auch die Schamlippen) können die Haut und die Schleimhäute dünner werden und an Elastizität verlieren. Zudem lässt die Feuchtigkeitsversorgung nach. Das Zusammenwirken dieser Veränderungen sorgt möglicherweise für Reizungen, Unbehagen und Trockenheit, was sich vor allem bei sexuellen Aktivitäten bemerkbar macht.

In der Vagina nimmt das Gewebe an Dicke und Elastizität ab, und die Scheidenfeuchtigkeit kann nachlassen. Dadurch kann es zu vaginalem Brennen, Juckreiz, Trockenheit und Schmerzen beim Geschlechtsverkehr kommen. Auch die Anfälligkeit für vaginale Infektionen nimmt möglicherweise zu.

Möglichkeiten zur Behandlung des Urogenitalsyndroms

Die Lebensqualität und die Intimbeziehungen einer Frau können durch die Symptome des GSM erheblich beeinträchtigt werden. Zum Glück braucht man diese Symptome nicht zu ertragen, da es viele Behandlungsmöglichkeiten zur Linderung der Beschwerden und (sofern gewünscht) zur Wiederherstellung des sexuellen Vergnügens gibt. Da auch eine Infektion dieselben Symptome verursacht wie ein GSM, sollte so schnell wie möglich eine Frauenärztin oder ein Gynäkologe aufgesucht werden, wenn eines der genannten Probleme auftritt. Berichten Sie bei Ihrem Termin offen und ehrlich über Ihre Beschwerden, damit Sie die optimale Behandlung erhalten. Die wirksamste Langzeitbehandlung zur Vorbeugung von Harnwegsinfektionen bei Frauen in den Wechseljahren ist vaginales Östrogen, nicht Antibiotika.

Zu den *medikamentösen Möglichkeiten* gehören:

- *Vaginales Östrogen*: Eine niedrig dosierte vaginale Östrogentherapie gilt bei der Behandlung des GSM als Goldstandard. Bei den meisten Patientinnen ist sie sicher, kostengünstig und hochwirksam. Erhältlich ist sie in Form von Tabletten, Gelen oder Ringen. In Kapitel 7 finden Sie eine ausführliche Erörterung der Therapieoptionen mit vaginalen Östrogenen.

- *Intravaginales Dehydroepiandrosteron (DHEA):* Das meist in Form eines Zäpfchens in die Vagina eingeführte DHEA hat sich bei der Stärkung der Vaginalfunktion und der Bekämpfung der Symptome als vielversprechend erwiesen. Dies ist auch eine gute Alternative für Patientinnen, die Aromatasehemmer zur Behandlung von Brustkrebs einnehmen.
- *Oral eingenommenes Ospemifen:* Ospemifen, ein oraler selektiver Östrogenrezeptor-Modulator (SERM), eignet sich für Frauen, die lieber Tabletten nehmen möchten. Es ist in Deutschland allerdings nicht zugelassen.
- *Gleitmittel und Feuchtigkeitscremes:* Frei verkäufliche Gleitmittel und Feuchtigkeitscremes helfen gegen Scheidentrockenheit. Manche enthalten zwar Zusatzstoffe, die zu Irritationen führen können, doch inzwischen ist das Angebot so groß, dass Sie zweifellos ein Produkt finden werden, das Sie gut vertragen (mehr dazu siehe Infokasten).
- *Lokal aufgetragenes Lidocain:* Bei starken Schmerzen während des Geschlechtsverkehrs (bekannt als Dyspareunie) kann topisches Lidocain, das vor dem Geschlechtsverkehr auf die betroffenen Vulvabereiche aufgetragen wird, die Schmerzen lindern.

Gleitmittel und Feuchtigkeitscremes für die Scheide

Wer sich schon einmal den Gang mit Frauenprodukten im Drogeriemarkt um die Ecke angeschaut oder die vielen Angebote in der Online-Kategorie für sexuelle Gesundheit durchgeblättert hat, weiß, dass das Angebot an Produkten überwältigend ist (und alle versprechen sie absolutes sexuelles Vergnügen). Ob die verschiedenen Produktversprechen auch wirklich der Wahrheit entsprechen, kann ich nicht beurteilen, aber wenn Sie den Unterschied zwischen den beiden Produktkategorien (Gleitmittel und Feuchtigkeitsspender) kennen, finden Sie leichter das Richtige für sich.

Gleitmittel reduzieren die Reibung beim Geschlechtsverkehr, also den Widerstand, der entsteht, wenn eine Oberfläche (oder ein Objekt) über eine andere bewegt wird. Bei hoher Reibung machen Gleitmittel den Unterschied, weil der Sex dadurch angenehmer und lustvoller wird. Außerdem können sie die Erregung fördern. Für mehr Wohlbehagen, weniger Schmerzen und mehr Lust sollten sie frühzeitig beim Sex verwendet werden.

Feuchtigkeitscremes für die Scheide sollten regelmäßig über einen längeren Zeitraum hinweg verwendet werden, und nicht nur beim Sex. Ähnlich wie Feuchtigkeitscremes für Gesicht oder Beine dienen diese Produkte dazu, die Scheidenschleimhaut mit einer Schutzbarriere zu versehen. Diese Barriere sorgt für mehr Feuchtigkeit und verringert die mit Scheidentrockenheit verbundenen Beschwerden.

Bei der Auswahl sollte man sich die Etiketten genau durchlesen, um ganz sicher das gewünschte Produkt zu erhalten.

Weder Feuchtigkeits- noch Gleitmittel jedoch beheben die eigentliche Ursache der Scheidentrockenheit, vor allem nicht die zellulären Veränderungen im Vaginalgewebe. Bei solchen Problemen sind eine Östrogentherapie und andere zugelassene Medikamente wirksamer.

Dennoch sind vaginale Feuchtigkeitscremes und Gleitmittel unverzichtbar im Werkzeugkasten für die Wechseljahre, wenn Sie mit Scheidentrockenheit zu kämpfen haben und Ihr Wohlbefinden und Ihr sexuelles Vergnügen verbessern wollen.

vaginale Trockenheit, siehe urogenitales Syndrom

Veränderungen der Körperzusammensetzung/Bauchfett

Eigentlich dachte ich, ich hätte das große Los gezogen: Fünfundfünfzig Jahre alt, meine Periode immer noch pünktlich wie die Uhr, und ich fühlte mich wie in meinen Dreißigern – hey, das Leben war gut! Bis dem dann irgendwann nicht mehr so war (danke für gar nichts, Corona, dass du mich mit einem Tritt in den Allerwertesten in die Wechseljahre befördert hast). Quasi von jetzt auf gleich bekam ich vulkanartige Schweißausbrüche. Drei- bis viermal in der Nacht wachte ich auf. Dann war ich hellwach, klatschnass und fragte mich, was zum Teufel eigentlich los war. In einer solchen Nacht wälzte ich mich mit schmerzenden Schultern, Hüften und Brüsten aus dem Bett, nur um dann festzustellen, dass meine Körpermitte vorploppte, als wäre ich im sechsten Monat schwanger! Und trotzdem habe ich noch von keiner gehört, die das auch durchgemacht hätte, und da frage ich mich schon: Wo sind sie denn, die ganzen Frauen, die unter stillen Schmerzen den Weg durch diese Wüste gegangen sind? *Warum?* Warum halten wir das Ganze bloß vor lauter Verwirrung schweigend aus? Aus Scham? Unglauben? Weil wir meinen, wir wären irgendwie die Einzigen mit dieser Erfahrung? Also bitte, Ladys, die Sache ist ernst und real, und wir müssen darüber reden und wieder gesund werden!

– Cyndi F.

Die meisten Menschen haben irgendwann in ihrem Leben schon einmal ungewollt zugenommen. Wir wissen, wie es sich anfühlt, wie sich unser Körper durch die Gewichtszunahme verändert, und wir kennen ein paar bewährte Tricks, mit denen wir wieder alles so hinkriegen, wie wir es gerne hätten. Und dann wäre da noch die hormonell bedingte Gewichtszunahme, die in der Perimenopause auftreten kann. Oft geschieht sie ganz unvermittelt und kommt einem eher vor wie ein Körpertausch oder eine Komplettverwandlung als eine Gewichtszunahme. Manchmal hält sich das Gewicht hartnäckig und lässt sich auch durch die bewährten Strategien von früher nicht loswerden. Das Ganze fühlt sich einfach irgendwie *anders* an. Und so ist es auch.

Wie in Kapitel 6 bereits erwähnt, ist diese andersartige, ausgeprägte und oft überraschende Gewichtszunahme einer der Hauptgründe, warum Menschen meine Praxis aufsuchen. In der Regel erkläre ich, dass es dafür einen Grund gibt, nämlich den veränderten Östrogenspiegel. Da der Östrogenspiegel in der Perimenopause Schwankungen unterliegt und tendenziell sinkt, kann es zu Veränderungen bei der Fettspeicherung kommen, genauer gesagt zu einer Zunahme des Fettgewebes im Bauchraum. Das fühlt sich dann vielleicht so an, als würden sich Ihr Bauch vorwölben und Ihre Hosen immer enger werden. Das liegt wahrscheinlich an der vermehrten Ablagerung von Viszeralfett.

Unter Viszeralfett versteht man eine besondere Art von Fett, das tief im Bauchraum liegt und viele Stoffwechselprobleme verursachen kann: Es setzt Entzündungsproteine frei, die schwerwiegende Auswirkungen haben. Man geht von einem Zusammenhang zwischen Viszeralfett und hohem Cholesterinspiegel, Insulinresistenz und chronischen Entzündungen aus. Viszeralfett ist außerdem ein Risikofaktor für Diabetes Typ 2, Herz-Kreislauf-Erkrankungen und kognitive Beeinträchtigungen.

Das Problem ist, dass wir durch den Östrogenverlust anscheinend darauf programmiert sind, Viszeralfett anzusetzen. Bei dieser Körperfettart ist vor und nach den Wechseljahren ein erheblicher Unterschied zu beobachten: Eine Studie ergab, dass bei einer Frau vor der Menopause der Anteil des Viszeralfetts am Gesamtkörperfett normalerweise etwa 5–8 Prozent ausmacht, danach hingegen 15–20 Prozent.

Glücklicherweise stehen mehrere Strategien zur Verfügung, um die Einlagerung von Viszeralfett zu bekämpfen. Da diese Strategien möglicherweise anders sind als die, die Sie bisher ausprobiert haben, empfehle ich Ihnen, unvoreingenommen an die Sache heranzugehen!

Wie man mit Veränderungen der Körperzusammensetzung umgehen kann

Viele der Strategien, die in den allgemeinen »Best Practices für die Wechseljahre« auf Seite 210 erwähnt werden, eignen sich auch, um einer Zunahme des Viszeralfetts entgegenzuwirken. Eine ballaststoffreiche Ernährung mit magerem Eiweiß, Nüssen, Samen, Obst, Hülsenfrüchten und Antioxidantien sowie wenig verarbeiteten Kohlenhydraten ist eine davon (zur besseren Verständlichkeit führe ich die einzelnen Punkte in diesem Beitrag noch einmal aus). Bestimmte Verhaltensweisen fördern und unterstützen nachweislich ganz gezielt eine Reduzierung des Bauchfetts, zum Beispiel:

- *Nicht rauchen:* Das Aufgeben des Rauchens bewirkt eine deutliche Reduzierung des Viszeralfetts und senkt das Risiko von Herz-Kreislauf-Erkrankungen, Schlaganfällen und anderen Stoffwechselstörungen. (Auf den Websites der Deutschen Herzstiftung, der Deutschen Gesellschaft für Kardiologie – Herz- und Kreislaufforschung e. V. oder des Lungeninformationsdiensts finden Sie Ressourcen, die Ihnen bei der Rauchentwöhnung helfen können.)
- *Die passende Methode zur Stressreduzierung für sich persönlich finden:* Stress führt zu einem Anstieg der Stresshormone wie Cortisol, die Entzündungen begünstigen und zum Aufbau von Viszeralfett beitragen. Außerdem mindert Stress die Lebensqualität und verstärkt unter Umständen Wechseljahresbeschwerden. In dieser Lebensphase ist es unerlässlich, sich auf die Suche nach den richtigen Methoden zur

Stressreduzierung zu machen. Was im Alter von zwanzig oder dreißig Jahren funktioniert hat, bringt jetzt vielleicht nicht mehr den gewünschten Erfolg. Fragen Sie sich: Wodurch fühle ich mich ruhig und gelassen? Laufen Ihre Antworten auf eine bestimmte Aktivität hinaus, sollten Sie dieser häufiger nachgehen. Falls Ihnen nichts einfällt, probieren Sie es doch mal mit: kurzen Spaziergängen, mehr Zeit an der frischen Luft, Tagebuch schreiben, eine Meditations-App verwenden oder Beratungs- oder Therapiesitzungen in Anspruch nehmen.

- *Für guten Schlaf sorgen:* Einigen Studien zufolge könnte es einen Zusammenhang zwischen chronischem Schlafmangel und einer Zunahme des Viszeralfetts geben. Während der Wechseljahre besteht die Herausforderung darin, trotz störender Nachtschweißausbrüche und einer Zunahme anderer, den Schlaf beeinträchtigender Symptome, wie Schlafapnoe und Angstzustände, für einen guten Schlaf zu sorgen. Im Abschnitt »Schlafstörungen« in unserem Werkzeugkasten finden Sie dazu hilfreiche Empfehlungen. Ihr Hauptaugenmerk sollte jedoch darauf liegen, insgesamt für eine bessere Schlafhygiene zu sorgen. Das bedeutet, dass Sie sich Gedanken über die Raumtemperatur sowie über bequeme Bettwäsche und Nachtwäsche machen und mögliche Lärm- oder Lichtquellen beseitigen sollten.

Darüber hinaus möchte ich Folgendes empfehlen:

- *Sich in einer Community vernetzen:* Vielleicht fühlen Sie sich mit den Wechseljahren und den damit einhergehenden Begleiterscheinungen völlig allein gelassen. Dabei gibt es unzählige andere Frauen, die sich in einer ähnlichen Situation befinden und Ihre Erfahrungen nachvollziehen können. Ein

Austausch mit ihnen würde Ihnen vielleicht dabei helfen, sich weniger isoliert zu fühlen. In den letzten Jahren sind unzählige Online-Communitys für Frauen in den Wechseljahren entstanden, über die man Kontakte knüpfen und sich einfach besser informieren kann.

- *Ein Basismaß ermitteln:* Ich habe festgestellt, dass es bei vielen Patientinnen hilfreich ist, das Verhältnis von Taille zu Hüfte zu bestimmen, um so einen zuverlässigen Indikator zu erhalten, anhand dessen man Veränderungen nachvollziehen kann. Um Ihr Taille-Hüfte-Verhältnis zu ermitteln, messen Sie Ihre Taille an der schmalsten Stelle – in der Regel am Nabel oder knapp darüber – und dann Ihre Hüfte an der stärksten Stelle. Teilen Sie nun Taillenumfang durch Hüftumfang (Taillenumfang ÷ Hüftumfang). Ein Verhältnis von 0,85 oder weniger deutet bei Frauen auf ein geringeres Risiko hin, bestimmte Krankheiten zu entwickeln.

Ernährung

Hilfreich sind unter anderem folgende Maßnahmen:

- *Ernähren Sie sich entzündungshemmend:* Mit einer Ernährung, die reich an komplexen Kohlenhydraten, magerem Eiweiß und gesunden Fetten (Nüsse, Samen, Avocados, Oliven-/Avocadoöl, fettreicher Fisch) ist, lassen sich Entzündungen lindern, die Hormonproduktion unterstützen und die Gesundheit insgesamt verbessern.

- *Begrenzen Sie den Konsum von zugesetztem Zucker:* Nehmen Sie nicht mehr als 25 Gramm zugesetzten Zucker pro Tag zu sich. Unter zugesetztem Zucker versteht man Zucker, der beim Kochen und Verarbeiten von Lebensmitteln und Alkohol hinzugefügt wird.

- *Erhöhen Sie die Ballaststoffzufuhr:* Nehmen Sie mindestens 25 Gramm Ballaststoffe pro Tag zu sich. Der Großteil dieser Ballaststoffe sollte aus Lebensmitteln stammen. Viele haben jedoch Schwierigkeiten, dieses Ziel zu erreichen. Deshalb habe ich für meine Patientinnen und Studentinnen ein Ballaststoffpräparat entwickelt.

- *Verzehren Sie mehr Protein:* Wie bereits auf Seite 311 erwähnt, variiert der individuelle Proteinbedarf. Doch Studien zufolge haben Menschen, die mindestens 1,2–1,6 Gramm Protein pro Kilogramm Idealgewicht zu sich nehmen, weniger Bauchfett, mehr Muskeln und weisen niedrigere Gebrechlichkeitswerte auf als Menschen, die weniger Protein essen (basierend auf Messungen der funktionellen Kraft – Griffstärke, Aufstehen vom Boden und so weiter). Gute Proteinquellen sind unter anderem Vollei, Fisch, Hülsenfrüchte, Nüsse, Fleisch und Milchprodukte.

- *Nehmen Sie Probiotika über die Nahrung auf:* Probiotikareiche Lebensmittel sind Joghurt, Sauerkraut, Misosuppe, Weichkäse, Kefir, Sauerteigbrot, Sauermilchprodukte und sauer eingelegtes Gemüse. Falls Sie nicht in der Lage sind, über die Nahrung allein genügend Probiotika aufzunehmen, sollten Sie die Einnahme eines probiotischen Nahrungsergänzungsmittels in Betracht ziehen.

- *Wie wäre es mit Intervallfasten* (IF)? Aus der Forschung ist bekannt, dass IF ein wirksames Mittel zur Reduzierung von Viszeralfett sein kann. Aus der PROFAST-Studie geht hervor, dass zwölf Wochen Fasten in Kombination mit einem probiotischen Nahrungsergänzungsmittel bei Erwachsenen mit Adipositas und Prädiabetes zu einem Gewichtsverlust von 5 Prozent, niedrigeren Blutzuckerwerten und einer signifikanten Reduzierung des Gesamtkörperfetts, des Bauchfetts und des Viszeralfetts sowie einer Steigerung der fettfreien Masse (Muskelmasse) führten (gemessen mit DEXA). Im Rahmen einer weiteren Studie aus dem Jahr 2022 wurde festgestellt, dass Intervallfasten in Kombination mit »Protein Pacing« (proteinreiche Mahlzeiten und Snacks über den Tag verteilt) der herkömmlichen kalorienreduzierten Diät in Bezug auf Gewichtsverlust, Körperzusammensetzung, kardiometabolische Gesundheit und Hungerregulierung überlegen war. (Beim Intervallfasten gibt es verschiedene Varianten, die ich in meinem Buch *Die Galveston-Diät* ausführlich beschreibe. Meinen Patientinnen empfehle ich die 16:8-Fastenmethode, bei der 16 Stunden lang durchgehend gefastet wird und es ein »Essensfenster« von 8 Stunden gibt.)

Bewegung

Auch wenn man das Viszeralfett mit Bauchmuskelübungen nicht gezielt bekämpfen kann, so sorgt doch eine regelmäßige körperliche Betätigung für positive Veränderungen im Stoffwechsel, durch die der Abbau gefördert und die Zunahme von weiterem Bauchfett verhindert wird. Regelmäßige körperliche Betätigung ist eine der wirksamsten »Behandlungsmöglichkeiten«, um hormonell bedingte Veränderungen der Körperzusammensetzung auszugleichen. In einem wissenschaftlichen Artikel wird nachgewiesen, körperliche Betätigung sei »ausschlaggebend, um die Anlagerung von Viszeralfett in den Wechseljahren zu reduzieren«. Ein ausgewogenes Verhältnis von intensivem Herz-Kreislauf- und Krafttraining wirkt sich vorteilhaft auf den Stoffwechsel aus, was zu einem gesunden Verhältnis von Taille zu Hüfte beiträgt, die Gesundheit von Knochen und Gelenken unterstützt, stimmungsaufhellende Endorphine produziert und einen besseren Schlaf fördert.

Nahrungsergänzungsmittel

Aus einigen Untersuchungen geht hervor, dass die Einnahme von *Omega-3-Fischöl* und *Ballaststoffen* den Abbau von Viszeralfett unterstützen kann.

Auch *Probiotika* tragen nachweislich dazu bei, speziell das Bauchfett zu reduzieren: Mit Probiotika auf *Lactobacillus*-Basis lässt sich das viszerale und subkutane Fett reduzieren, mit Probiotika auf *Bifidobacterium*-Basis das viszerale Fett.

Borretschöl enthält eine hohe Konzentration an Gamma-Linolensäure (GLA), einer Fettsäure, die aufgrund ihrer entzündungshemmenden Wirkung untersucht worden ist. Außerdem wurde festgestellt, dass es Frauen in den Wechseljahren hilft, das Taille-Hüfte-Verhältnis zu verbessern.

Medikamentöse Möglichkeiten

In einer im *Journal of Clinical Endocrinology and Metabolism* veröffentlichten Studie heißt es, die *menopausale Hormontherapie (MHT)* sei mit einer deutlichen Verringerung des Viszeralfetts verbunden. Wichtig ist jedoch der Hinweis, dass dieser Nutzen bei früheren Anwenderinnen der Hormontherapie nicht zu beobachten war. Dies lässt darauf schließen, dass es wichtig ist, Ausweichstrategien parat zu haben, falls man die Hormontherapie absetzen möchte.

Welche Hormone das Gewicht wie beeinflussen

Der Schwerpunkt dieses Buches liegt auf der komplizierten Sinfonie der Sexualhormone wie Östrogen und Testosteron, die die Vorgänge in Ihrem Körper beeinflussen. Darüber hinaus gibt es aber noch eine weitere Sinfonie, nämlich die Hormone, die wir als Appetithormone bezeichnen könnten. Diese spielen eine wichtige Rolle dabei, das Hungergefühl zu kontrollieren und ein Sättigungsgefühl zu erzeugen. Es handelt sich dabei um Insulin, Leptin, Ghrelin, Cortisol und einige weitere wichtige Hormone. Im Buch *Die Galveston-Diät* habe ich diese Hormone ausführlich behandelt und Speisepläne und Rezepte zusammengestellt, mit denen sich die Funktion dieser Hormone in den Wechseljahren optimieren lässt. Weitere Informationen hierzu finden Sie im Buch oder im Online-Programm unter www.thepauselife.org. In Bezug auf die Appetithormone lässt sich aber auch mit den im Werkzeugkasten behandelten Ernährungstipps viel erreichen.

Bei der Behandlung von Gewichtszunahme in den Wechseljahren ist der Einsatz von *GLP-1-Agonisten* wie Semaglutid wahlweise möglich. Wie bei jedem Medikament müssen die Vorteile gegen die Risiken abgewogen werden. Wenn es angebracht ist, befürworten meine Kolleginnen und ich den Einsatz dieser Arzneimittel, aber wir achten darauf, dass die Patientin ausreichend Proteine zu sich nimmt und regelmäßig Krafttraining betreibt. Durch diese Gewohnheiten vermeiden wir, dass der Gewichtsverlust mit einem übermäßigen Muskelabbau einhergeht, der wiederum das Risiko für Osteoporose und Knochenbrüche erhöhen würde.

Veränderungen des Menstruationszyklus

Eigentlich hatte ich seit jeher einen Zyklus wie ein Uhrwerk: Meine Periode kam immer zur gleichen Zeit, am gleichen Tag, jeden Zyklus, doch dann wurden die Blutungen plötzlich heftiger und häufiger. Aus starken Blutungen wurden Blutungen, die fast drei Viertel des Jahres einnahmen. Ich fand das nicht mehr normal und ging zu meinem Arzt, der das auch so sah. Er bestellte mich sofort zu einer Ultraschalluntersuchung ein. Der Befund lautete »abnorme Blutung«. Mein Gynäkologe besprach mit mir die verschiedenen Möglichkeiten, und wir kamen überein, dass ich mir im ersten Schritt eine Spirale (Mirena) einsetzen lassen sollte. Schon nach zwei Monaten hatte ich keine Blutung mehr. Heute, zwei Jahre später, leide ich seit mehreren Monaten unter schlaflosen Nächten aufgrund von Hitzewallungen. Nachdem mein Arzt eine Blutuntersuchung durchgeführt und mir mitgeteilt hat, dass ich nun eigentlich in der Postmenopause bin, hat er mir verschiedene Möglichkeiten zur Linderung meiner Symptome vorgestellt. Inzwischen verwende ich Östradiol-Pflaster, und es geht mir allmählich besser. Was bin ich froh, einen Arzt zu haben, der mich ernst nimmt, und dass ich mich über die Wechseljahre informiert habe. Ich bin überzeugt, dass wir nicht stillschweigend leiden sollten.

– Tracy E.

Aufgrund der in der Perimenopause auftretenden Hormonschwankungen kommt es bei den meisten Frauen während dieser Übergangszeit zu mehr oder weniger starken Unregelmäßigkeiten bei der Menstruation. Doch »die meisten« bedeutet keineswegs »alle« – 15 bis 25 Prozent der Frauen berichten von minimalen oder gar keinen Veränderungen in Bezug auf ihren Zyklus vor der letzten Regelblutung.

Sollten Sie das Glück haben, zuverlässige Perioden zu haben oder gehabt zu haben, lässt sich anhand einiger auffälliger Veränderungen in Ihrem monatlichen Zyklus möglicherweise vorhersagen, wie bald die Menopause bevorsteht. Im Allgemeinen gilt: Wer 60 Tage oder länger keine Periode hat, dürfte innerhalb von etwa zwei Jahren mit der Menopause rechnen können. Ich möchte hier allerdings ausdrücklich »im Allgemeinen« betonen, weil sich die Menopause nicht immer an feste Regeln hält und auch nicht immer einfach eingeordnet werden kann.

Hier eine Aufstellung der verschiedenen möglichen Veränderungen des Menstruationszyklus im Zusammenhang mit der hormonellen Umstellung:

- *Stärkere Blutungen:* Diese werden durch Schwankungen von Östrogen und Progesteron verursacht und sind eher in der späten Übergangsphase zu beobachten. Bei übergewichtigen Frauen und bei Frauen mit Myomen kommen sie häufiger vor.
- *Leichtere Blutungen:* Sie werden durch einen sinkenden Hormonspiegel verursacht.
- *Längere Zyklen:* Aufgrund von hormonellen Veränderungen wird häufig die Regelmäßigkeit des Eisprungs gestört und die Zeit zwischen den Blutungen verlängert. Längere Zyklen treten eher in der späten Perimenopause auf.
- *Kürzere Zyklen:* Hormonelle Veränderungen können auch zu kürzeren Abständen zwischen den Perioden führen. Kürzere Zyklen sind in der frühen Perimenopause häufiger.
- *Unregelmäßige Schmierblutungen:* Leichte Blutungen, die zwischen den Monatsblutungen auftreten, auch Schmierblutungen genannt, treten in der Perimenopause häufig auf und sind eine Folge der Hormonschwankungen.
- *Ausbleibende Blutungen:* Dies geschieht, wenn die Eierstöcke nicht mehr regelmäßig Eizellen produzieren oder im Falle einer Schwangerschaft.
- *Veränderungen der Menstruationssymptome:* Die Intensität von Bauchkrämpfen und Symptomen des prämenstruellen Syndroms (PMS) verändert sich gegebenenfalls.

Jede der in dieser Liste aufgeführten Veränderungen hat ihre Ursache häufig in hormonellen Schwankungen. Das bedeutet aber noch lange nicht, dass Hormonschwankungen in hundert Prozent der Fälle der Grund für abnorme uterine Blutungen sind. Deshalb sollten Sie bei auftretenden Menstruationsunregelmäßigkeiten unbedingt eine Gynäkologin oder einen Gynäkologen aufsuchen. Im Idealfall handelt es sich dabei um jemanden, der Ihnen wirklich zuhört und in der Lage ist, schädliche Symptome von einfach nur lästigen zu unterscheiden. (Um das medizinische Fachpersonal bei der Ermittlung der Ursache zu unterstützen, empfiehlt es sich, vor dem Termin ein Symptom-Tagebuch zu führen. Eine Vorlage finden Sie in Anhang C.)

Wenn Sie in Ihren reproduktiven Jahren von gynäkologischen Problemen weitgehend verschont geblieben sind, glauben Sie vielleicht, mit Menstruationsveränderungen auch ohne medizinische Unterstützung zurechtzukommen. Allerdings ist es äußerst wichtig, übermäßige, ungewöhnlich starke oder lang anhaltende Blutungen niemals zu ignorieren, insbesondere, wenn damit Schmerzen oder andere Symptome einhergehen. Hier kann es sich um Anzeichen für zugrunde liegende Probleme wie Adenomyose, Myome, Polypen oder Hyperplasie handeln. Bedenken Sie aber bitte, dass auch bei einem solchen Befund eine sofortige Hysterektomie oder Ovarektomie nicht automatisch medizinisch notwendig ist; unter Umständen kommen andere Optionen wie eine Gestagen-Spirale oder eine Endometriumablation für Sie infrage. Sollte Ihnen Ihre Ärztin oder Ihr Arzt zu verstehen geben, eine Entfernung der Gebärmutter oder der Eierstöcke oder beider Organe sei die einzige Option, rate ich Ihnen dringend, eine zweite Meinung einzuholen. Mit einer durch einen chirurgischen Eingriff herbeigeführten Menopause gehen drastische Folgen einher, daher sollte man sich nur dann dafür entscheiden, wenn es absolut notwendig ist.

Wenn Ihre letzte Regelblutung ein Jahr oder länger zurückliegt und Sie sich in der Postmenopause befinden, gilt jede uterine Blutung als abnorm und sollte untersucht werden. Sollten Sie vor weniger als sechs Monaten mit einer Hormontherapie begonnen haben, ist Ihre Blutung möglicherweise eine Folge des Anpassungsprozesses an die Hormontherapie. Dennoch sollten Sie Ihre Ärztin oder Ihren Arzt über Ihre Symptome informieren.

Behandlungsmöglichkeiten bei Veränderungen im Menstruationszyklus in der Perimenopause

Am besten lassen Sie sich beraten, welche Vorgehensweise für Sie am besten geeignet ist. Infrage kommen unter anderem folgende Optionen:

- *Abwartende Therapie* bedeutet, dass statt einer sofortigen Behandlung zunächst abgewartet wird beziehungsweise eine engmaschige Überwachung durch medizinisches Fachpersonal erfolgt.

- *Hormonelle Medikamente* wie orale Verhütungsmittel, Gestagene oder hormonfreisetzende Intrauterinpessare (IUP, Hormonspiralen) können helfen, den Menstruationszyklus zu regulieren und abnorme Blutungen zu reduzieren.

- *Nichtsteroidale Antirheumatika* (NSAR, etwa Ibuprofen) wirken schmerzlindernd und können Blutungen während der Menstruation tatsächlich reduzieren.

- *Antifibrinolytika* wie Tranexamsäure wirken gegen starke Monatsblutungen, wenn diese durch eine erhöhte Fibrinolyse, den natürlichen Gerinnungsprozess im Körper, hervorgerufen werden.

- Wenn festgestellt wird, dass eine starke Blutung durch abnormes Gebärmuttergewebe verursacht wird, kann eine *Ausschabung* durchgeführt werden.
- Bei der *Endometriumablation* wird die Gebärmutterschleimhaut mithilfe von Hitze, Kälte, Laser oder Strom dauerhaft zerstört, wodurch die Monatsblutung abgeschwächt oder zum Stillstand gebracht wird.
- Als letztes Mittel kann in den schwersten Fällen oder bei Versagen anderer Behandlungsmethoden eine *Hysterektomie* empfohlen werden, allerdings selten, wenn überhaupt, als erste Maßnahme. Dabei wird zwar die Gebärmutter entfernt, aber eben auch die Blutzufuhr zu den Eierstöcken unterbrochen. Dies wiederum führt zu einem schnelleren Funktionsverlust der Eierstöcke. Daher treten die Wechseljahre nach einer Hysterektomie im Durchschnitt etwa 4,4 Jahre früher ein als bei intakter Gebärmutter.

Falls Sie die Menopause hinter sich und trotzdem Blutungen haben, sollten Sie sich unbedingt untersuchen lassen, um Endometrium- oder Gebärmutterhalskrebs oder eine atrophische Vaginitis auszuschließen. Eine atrophische Vaginitis ist eine häufige Ursache für Blutungen nach der Menopause und lässt sich, wenn sie diagnostiziert wird, mit einer topischen Östrogentherapie oder Gleitmitteln/Feuchtigkeitscremes behandeln.

Verdauungsbeschwerden

Vor den Wechseljahren war ich zierlich: gut 1,60 Meter groß und nach drei Kindern 50 Kilo schwer. Ich trieb nur mäßig Sport, konnte absolut alles essen, ohne zuzunehmen, schlief gut und hatte reichlich Energie. Mit Beginn der Wechseljahre war es, als hätte man einen Schalter umgelegt. Statt voller Leben und energiegeladen, fühlte ich mich nun kraftlos, gestresst, gereizt und schlief schlecht. Ich konnte mir weder die ständigen Schmerzen erklären noch die Tatsache, dass ich mich andauernd so aufgebläht fühlte. Auf einmal hatte ich einen Rettungsring um die Mitte, und es half alles nichts, um den Blähbauch und das Übergewicht loszuwerden. In zwei Jahren hatte ich 14 Kilo zugenommen, dabei hatte ich ehrlich gesagt gar nicht den Eindruck, dass ich irgendetwas an meinem Ess- oder Bewegungsverhalten geändert hätte. Dann ging ich zu einer auf die Wechseljahre spezialisierten Ärztin. Nachdem ich mit einer Hormontherapie begonnen und mich etwas besser mit meiner Ernährung auseinandergesetzt hatte, nahm ich in Verbindung mit Intervallfasten zwar nur ein bisschen an Gewicht ab, aber dafür verschwanden überall Zentimeter. Meine Kleidergröße ist um eine Nummer kleiner geworden, aber vor allem verbessert sich meine Lebensqualität von Tag zu Tag spürbar!

– Donna M.

Der menschliche Verdauungstrakt ist ein komplexes System, dessen Aufgabe die Verdauung, die Aufnahme von Nährstoffen und die Ausscheidung von Abfallprodukten ist. Aktuelle Forschungen belegen, dass Östrogen und dessen Rezeptoren bei der Erhaltung der Gesundheit und Funktionalität dieser vielschichtigen Einheit eine entscheidende Rolle spielen. Wenn in den Wechseljahren weniger Östrogen ausgeschüttet wird, wirkt sich sein Fehlen auf die Entstehung von Magen-Darm-Erkrankungen und -Beschwerden aus und trägt unter Umständen zur Entwicklung verschiedener Leiden bei.

Dickdarmkrebs

Bei Darmkrebs handelt es sich um eine bösartige Tumorerkrankung des Verdauungstrakts, die weltweit eine der Hauptursachen für krebsbedingte Todesfälle ist. Es fällt auf, dass Frauen häufiger an Dickdarmkrebs erkranken als Männer. Erstaunlicherweise hat die Studie der Women's Health Initiative gezeigt, dass nach einer MHT-Behandlung bei Frauen nach der Menopause die Zahl der Dickdarmkrebsfälle um 30 Prozent zurückging. Dies spricht dafür, dass Östrogen möglicherweise einen gewissen Schutz vor Dickdarmkrebs bietet.

Reizdarmsyndrom (Irritable Bowel Syndrome, IBS)
Das Reizdarmsyndrom ist eine weit verbreitete Funktionsstörung des Dickdarms, die zu Symptomen wie Bauchschmerzen, Blähungen und Veränderungen der Darmtätigkeit, etwa Verstopfung und/oder Durchfall, führt. Für die Funktionsweise und mögliche Fehlfunktionen unseres Verdauungssystems spielen Sexualhormone eine wichtige Rolle, insbesondere Östrogen. Bei Frauen ist das Reizdarmsyndrom häufiger anzutreffen als bei Männern. Die Symptome verändern sich während der verschiedenen Phasen des Menstruationszyklus, während der Schwangerschaft und natürlich nach der Menopause. Aus diesem Grund ist ein Zusammenhang zwischen den Geschlechtshormonen und der Verdauungsfunktion zwar wissenschaftlich erwiesen, aber über die Wechselwirkung dieser beiden Faktoren ist noch vieles unklar. Bisherige Untersuchungen haben gezeigt, dass sich Östrogen auf die Motilität des Dickdarms auswirkt, was möglicherweise die Symptome des Reizdarmsyndroms begünstigt. Im Allgemeinen leiden Frauen mit Reizdarmsyndrom nach der Menopause unter schwereren Symptomen als Frauen, die noch nicht in die Wechseljahre gekommen sind. Bei Männern mit Reizdarmsyndrom ist eine solche altersbedingte Veränderung jedoch nicht zu beobachten. Vermutlich ist dieser Unterschied auf den starken Einfluss der weiblichen Geschlechtshormone auf die Kommunikation zwischen Gehirn und Darm und damit auf die Art und Weise zurückzuführen, wie Frauen Magenbeschwerden wahrnehmen und wie ihr Verdauungssystem funktioniert.

Saurer Reflux / GERD (gastroösophageale Refluxkrankheit)
Bei der gastroösophagealen Refluxkrankheit (GERD) fließt Magensäure in die Speiseröhre zurück. Dies kann zu Sodbrennen führen, zu einem Gefühl, als hätte man einen Kloß im Hals, und zu Schluckbeschwerden. Bis zum Alter von fünfzig Jahren ist die Wahrscheinlichkeit, an GERD zu erkranken, bei Männern größer als bei Frauen, doch nach der Menopause steigt sie bei Frauen drastisch an. So haben Untersuchungen ergeben, dass die Wahrscheinlichkeit, an saurem Reflux zu erkranken, *bei Frauen nach der Menopause 3,5-mal höher* ist als bei Frauen vor der Menopause. Weil Östrogen entzündungshemmend wirkt und die Auskleidung der Speiseröhre widerstandsfähiger gegen die Magensäure macht, sorgt es möglicherweise dafür, dass sich das Auftreten von saurem Reflux verzögert.

Bemerkenswert ist, dass Frauen, die noch keine postmenopausalen Hormontherapien angewendet haben, ein geringeres Risiko für Refluxsymptome haben als Frauen, die eine Östrogenersatztherapie angewendet haben oder noch anwenden. Zudem steigt bei höheren Östrogendosen und einer längeren Anwendungsdauer das Risiko für Refluxsymptome. Selektive Östrogenrezeptormodulatoren (SERMs) und rezeptfreie Hormonpräparate wurden ebenfalls mit einem erhöhten GERD-Risiko in Verbindung gebracht.

Daraus lässt sich schließen, dass der untere Ösophagussphinkter besonders empfindlich auf Östrogensubstitution reagiert, sich zu sehr entspannt und daher bei Personen, die sich einer Hormontherapie unterziehen oder während der Wechseljahre Therapien anwenden, die die Östrogenproduktion fördern, das GERD-Risiko erhöht. Damit ist saurer Reflux eine der wenigen Wechseljahresbeschwerden, die sich durch die MHT offenbar nicht bessern. Nach Ansicht einiger Experten ist dies möglicherweise nur eine Nebenwirkung oraler Östrogene, während nicht orale Präparate die Krankheit nicht beeinflussen, doch fehlen hierzu weitere Studien.

Veränderungen des Darmmikrobioms

Verdauungsbeschwerden in den Wechseljahren sind oft auch auf Veränderungen des Darmmikrobioms zurückzuführen. Als Darmmikrobiom bezeichnet man die für unsere Gesundheit unerlässliche komplexe Ansammlung von Mikroorganismen im Verdauungstrakt. Diese lebenswichtige Gemeinschaft unterliegt verschiedenen Einflüssen, unter anderem dem Alter und den Sexualhormonen, und die komplexe Beziehung zwischen den Wechseljahren und dem Darmmikrobiom wird derzeit noch erforscht. Folgende Veränderungen des Mikrobioms werden mit den Wechseljahren in Verbindung gebracht:

- *Weniger mikrobielle Vielfalt:* Die Wechseljahre und ein niedrigerer Östrogenspiegel sollen mit einem Verlust der Vielfalt im Darmmikrobiom verbunden sein. Durch den Rückgang wird das empfindliche Gleichgewicht innerhalb der Mikrobiota gestört, was wiederum gesundheitliche Komplikationen zur Folge haben kann.
- *Verschiebung hin zu einer Zusammensetzung, wie sie eher bei Männern zu finden ist:* Aus der Forschung geht hervor, dass die Wechseljahre die Zusammensetzung des Darmmikrobioms möglicherweise derart verändern, dass es eher dem männlichen Mikrobiom ähnelt. So wurde ein Bezug zwischen wechseljahresbedingten Mikrobiomveränderungen und Personen mit ungünstigen Herz-Kreislauf-Profilen beobachtet, die beispielsweise einen hohen Blutzucker, einen hohen Cholesterinspiegel und einen erhöhten Taillenumfang auf-

weisen, auch wenn der genaue Zusammenhang mit gesundheitlichen Veränderungen noch nicht bekannt ist.

- *Das Potenzial des Östroboloms:* Ein neuer Forschungsbereich beschäftigt sich mit dem Östrobolom, einer Sammlung von enzymproduzierenden Genen im Darmmikrobiom, die es den Darmbakterien ermöglichen, Östrogene zu verstoffwechseln. Die Tätigkeit des Östroboloms bewirkt interessanterweise, dass inaktives Östrogen wieder aktiv wird und in den Blutkreislauf zurückkehrt. In den Wechseljahren sinkt das Potenzial des Östroboloms unter Umständen, wodurch der Östrogenstoffwechsel und die hormonelle Gesundheit beeinflusst werden. Derzeit wird die mögliche Rolle des Östroboloms im Zusammenhang mit östrogenabhängigen Krebserkrankungen wissenschaftlich erforscht, und ich gehe davon aus, dass wir in Zukunft noch einiges darüber hören werden.
- *Erhöhte Durchlässigkeit der Darmbarriere*: Das Absinken der Östrogen- und Progesteronspiegel in den Wechseljahren kann eine erhöhte Durchlässigkeit der Darmbarriere zur Folge haben. Eine größere Durchlässigkeit bedeutet, dass Bakterien und ihre Nebenprodukte leichter in den Blutkreislauf gelangen und Entzündungen auslösen können.

Maßnahmen zur Eindämmung von Verdauungsbeschwerden

Meiner Meinung nach wird die Wissenschaft in Zukunft verstärkt den Zusammenhang zwischen den Wechseljahren und dem Darmmikrobiom sowie dessen Auswirkungen auf die Gesundheit des Verdauungssystems aufzeigen. Es bleibt zu hoffen, dass uns in den nächsten Jahren mehr wissenschaftlich fundierte Methoden zur Verfügung stehen werden. Bis dahin finden Sie hier einige Maßnahmen, mit denen Sie Ihr Darmmikrobiom und Ihre Magen-Darm-Gesundheit unterstützen können.

Ernährung

Die wichtigste Maßnahme für die Darmgesundheit ist eine ballaststoffreiche Ernährung. Ballaststoffe dienen den nützlichen Darmbakterien als Nahrungsquelle und fördern ihr Wachstum und die Produktion von kurzkettigen Fettsäuren, die der Darmgesundheit zugutekommen. Außerdem fördern Ballaststoffe die Verdauung und verringern den Druck auf den unteren Ösophagussphinkter (Schließmuskel der Speiseröhre), wodurch Sodbrennen und andere GERD-Symptome reduziert werden. Im Idealfall nimmt eine Frau mindestens 25 Gramm Ballaststoffe pro Tag mit der Nahrung auf – die meisten jedoch schaffen nur die Hälfte dieser Menge.

Meine bevorzugten Ballaststoffquellen sind Avocado (mein Favorit), Bohnen, Brokkoli, Beeren und Chiasamen (eine erweiterte Liste finden Sie auf Seite 277.) Auch die Einnahme von Ballaststoffpräparaten kann sinnvoll sein, doch der Hauptanteil der Ballaststoffe sollte aus der Nahrung stammen. Weitere Informationen zu Ballaststoffpräparaten finden Sie auf Seite 277.

Nahrungsergänzungsmittel

Als besonders vielversprechend für die Förderung der Darmgesundheit nach der Menopause haben sich Lebensmittel erwiesen, die reich an Probiotika sind (Joghurt, Kefir, Sauerkraut usw.), sowie Nahrungsergänzungsmittel, die probiotische Stämme enthalten, etwa die Lactobacillus-Arten *casei, helveticus, rhamnosus* und *reuteri*. Diese wiederum schützen vor gesundheitlichen Risiken im Zusammenhang mit dem sinkenden Hormonspiegel. Außerdem wirken sich solche Probiotika auf die Kalziumaufnahme im Darm aus, schützen vor dem Verlust der Knochendichte, helfen bei Beschwerden im Urogenitaltrakt, fördern das Gleichgewicht des vaginalen pH-Werts und tragen zum Schutz vor Stoffwechselerkrankungen bei.

Das Potenzial der Probiotika

Probiotika sind in Lebensmitteln und Nahrungsergänzungsmitteln enthaltene, nicht schädliche Bakterien, die das Wachstum der »guten« Bakterien im Darm fördern können. Diese sogenannten guten Bakterien wirken sich potenziell positiv auf die Gesundheit aus, weil sie die Aufnahme von Nährstoffen verbessern, Infektionen und andere krankheitsverursachende Elemente abwehren, zur Vorbeugung von Nahrungsmittelunverträglichkeiten und -allergien beitragen und vieles mehr. Da die Gesundheit zu einem großen Teil vom Darmmikrobiom abhängt, ist Ihnen sicher aufgefallen, dass die Probiotika bei vielen verschiedenen Wechseljahresbeschwerden als geeignete Option genannt werden. Obwohl die Beweislage für die genaue Wirkung von Probiotika bisher dürftig ist (es ist mitunter schwierig, diese Wirkung zu isolieren), gibt es zahlreiche Forschungsergebnisse, aus denen ihr erhebliches Potenzial für die Gesundheitsförderung hervorgeht – insbesondere in den Wechseljahren.

Für einen 2023 in der Zeitschrift *Current Nutrition Reports* veröffentlichten Beitrag werteten Forschende mehrere randomisierte Studien zum Einsatz von Probiotika in den Wechseljahren aus. Sie kamen zu dem Ergebnis, dass Probiotika unter Umständen einen »pleiotropen Effekt« haben, was bedeutet, dass sie für verschiedene Funktionen und Systeme von Nutzen sind. Probiotika unterstützen die Gesundheit in den Wechseljahren günstigenfalls, indem sie:

- die Aufnahme von Kalzium erhöhen, was zum Erhalt der Knochendichte und zur Verzögerung von Knochenschäden aufgrund des Östrogenverlustes in den Wechseljahren beitragen kann

- den pH-Wert der Vagina senken, wodurch die Aktivität krank machender Bakterien eingeschränkt wird, was vor einer Hyperplasie der Gebärmutterschleimhaut schützen kann

- vor Entzündungen, erhöhten Cholesterinwerten und Insulinresistenz schützen, wodurch das Risiko für das metabolische Syndrom und Herz-Kreislauf-Erkrankungen allgemein reduziert wird

- das Auftreten von Brustkrebs verringern (wahrscheinlich aufgrund der Wirkung der Probiotika auf den Östrogenstoffwechsel im Östrobolom) und die durch eine Brustkrebsbehandlung bedingten Beschwerden im Urogenitalbereich verbessern

Besonders erwähnenswert ist, dass bei den Frauen in der Studie Probiotika, die *Bifidobacterium*- und *Lactobacillus*-Arten *casei*, *helveticus*, *rhamnosus* und *reuteri* enthalten, die günstigste Wirkung zu haben scheinen.

---

vermindertes Verlangen nach Sex, siehe sexuelle Dysfunktion

Zahnprobleme

Bei mir machten sich die Wechseljahre zuerst durch Gewichtszunahme bemerkbar, dann kamen Müdigkeit und Zahn- und Zahnfleischprobleme hinzu. Vergessen Sie bloß nicht, die Zahn- und

Zahnfleischprobleme zu erwähnen! Es folgten Termine bei Ärztinnen und Zahnärztinnen. Alle haben mich für verrückt erklärt.

– Kelly C.

Ob Sie es glauben oder nicht, aber unter Umständen ist tatsächlich Ihre Zahnärztin oder Ihr Zahnarzt die erste Person, die Veränderungen in Ihrem Körper im Zusammenhang mit den Wechseljahren feststellt. Das liegt daran, dass die hormonellen Veränderungen die Mundgesundheit insgesamt verändern und sich auf verschiedene überraschende Weise negativ auf Zähne und Zahnfleisch auswirken können. Während der Perimenopause und der Postmenopause besteht ein erhöhtes Risiko für:

- mehr Plaqueablagerungen
- Zahnfleischentzündungen oder fortgeschrittene Parodontitis
- trockener Mund (macht sich bemerkbar, wenn die Lippen an den Zähnen kleben bleiben oder sich die Zunge trocken anfühlt)
- empfindliche Zähne, Schmerzen oder Karies
- Abbau von Kieferknochen, was zu Zahnverlust und Zahnfleischrückgang führen kann
- verminderte Speichelproduktion
- Zahnfleischbluten oder gereiztes Zahnfleisch

Wie man mit Zahnproblemen umgeht

Entscheidend ist, dass Sie sich täglich (oder besser zweimal täglich) einer guten Mundhygiene widmen, um möglichen Zahnproblemen in den Wechseljahren vorzubeugen oder sie zu beheben. Zu einer guten Mundhygiene gehören:

- zwei Mal tägliches Zähneputzen, wobei auch der Zahnfleischrand und schwer zugängliche Stellen berücksichtigt werden müssen
- Verwendung von Zahnseide mindestens einmal pro Tag
- regelmäßige zahnärztliche Kontrolluntersuchungen und das Melden aller beobachteten Veränderungen in Ihrer Mundgesundheit

Außerdem können Sie die Gesundheit Ihrer Zähne, Ihres Zahnfleischs und Ihres Mundes unterstützen, indem Sie

- sich entzündungshemmend ernähren, mit viel Blattgemüse, Kreuzblütlern, Olivenöl, Avocado, fettreichem Kaltwasserfisch und Beeren
- den Konsum von Koffein, Alkohol sowie zucker- und salzhaltigen Lebensmitteln einschränken
- viel Flüssigkeit zu sich nehmen

Auch für die Mundgesundheit ist es von Vorteil, stressreduzierende Maßnahmen zu ergreifen. Bei Angst oder Stress knirschen wir eher mit den Zähnen, was zu Reizungen im Mundraum führen kann, und das Immunsystem ist möglicherweise geschwächt, wodurch wir anfällig für Fieberbläschen (falls zuvor Kontakt mit dem Herpes-simplex-Virus-1 bestand) oder Mundgeschwüre, auch bekannt als Aphten, werden. Entscheiden Sie sich für eine Lieblingsmethode zur Stressreduzierung, und nehmen Sie sich vor, sie nach Möglichkeit täglich anzuwenden.

Medikamentöse Möglichkeiten

Vielversprechende Forschungsergebnisse deuten darauf hin, dass eine Hormontherapie die Mundgesundheit positiv beeinflussen und die in den Wechseljahren auftretenden Symptome im Mundbereich lindern kann. In einer Studie wurde festgestellt, dass etwa zwei Drittel der Frauen in den Wechseljahren, die unter oralen Symptomen litten, nach einer Hormonersatztherapie Linderung erfuhren. Angesichts der Tatsache, dass bei Frauen in und nach den Wechseljahren die Wahrscheinlichkeit für Beschwerden im Mundraum wesentlich höher ist als bei Frauen vor den Wechseljahren, ist dies nicht verwunderlich – ein Hinweis darauf, dass Hormonveränderungen die Mundgesundheit beeinträchtigen (und eine Hormonersatztherapie helfen kann).

Nun ist mein großer Wunsch, dass Ihnen diese Zusammenstellung von Hilfsmitteln weitergeholfen hat und Sie Ihr Wissen an andere weitergeben. Mit zunehmendem Erkenntnisgewinn über die Wechseljahre werden wir in Zukunft weitere Symptome und Behandlungsmöglichkeiten hinzufügen. Auch Sie können durch offene Gespräche über Ihre eigenen Erfahrungen zu dieser Erweiterung beitragen – und gemeinsam wird es uns gelingen, die Wechseljahre zu enttabuisieren und zu normalisieren.

Hilfreiche Ressourcen

Wie bereits mehrfach erwähnt, führe ich auf meiner Website ein »Verzeichnis empfehlenswerter Ärztinnen«. Wenn Sie eine bewährte, großartige Spezialistin oder einen Spezialisten für die Behandlung von Wechseljahresbeschwerden kennen, besuchen Sie doch bitte www.thepauselife.com. Dort können Sie die Praxis Ihres Vertrauens für unser unabhängiges Empfehlungsprogramm vorschlagen. Auf diese Weise erfahren andere Frauen in Ihrer Umgebung, die vielleicht auf der Suche nach einer Spezialistin oder einem Spezialisten sind, auch davon.

Die Galveston-Diät: www.galvestondiet.com

»The Pause Life«: www.thepauselife.com

Evernow: https://start.evernow.com

Alloy Health: www.myalloy.com

The Menopause Society: www.menopause.org

Midi Health: www.joinmidi.com

Anhang A:

Aktualisierte Aussagen und Statistiken über die Anwendung der menopausalen Hormontherapie

Es kann hilfreich sein, die folgenden aktuellen offiziellen Stellungnahmen zur Anwendung der menopausalen Hormontherapie zu Ihrem nächsten Arzttermin mitzubringen. Bieten Sie sie ganz im Sinne der Zusammenarbeit an, etwa indem Sie sagen: »Ich habe hier einige Informationen aus glaubwürdigen Quellen zur Anwendung der Hormontherapie bei Frauen in den Wechseljahren. Es wäre schön, wenn wir gemeinsam die beste Behandlungsmethode für meine Symptome finden würden.«

2022 gab die **North American Menopause Society** (NAMS), später umbenannt in Menopause Society, eine aktualisierte Stellungnahme zur Hormontherapie heraus. »The 2022 Hormone Therapy Position Statement of the North American Menopause Society« (*Menopause*. 2022, 29[7]:767–794. DOI: 10.1097/GME.0000000000002028). Fazit: Der Konsens lautet, dass bei gesunden Menschen, die als Frau geboren wurden, jünger als 60 Jahre sind und bei denen die Menopause vor weniger als zehn Jahren eingetreten ist, der Nutzen einer Hormontherapie die Risiken überwiegt. Dieses Update stellt eine umfassende Überarbeitung der ursprünglichen Empfehlung dar, der zufolge eine Hormonersatztherapie nur bei schweren Symptomen und mit der niedrigsten Dosis über den kürzesten Zeitraum empfohlen wurde.

2020 veröffentlichte die **American Heart Association** die Stellungnahme »Menopause Transition and Cardiovascular Disease Risk: Implications for Timing of Early Prevention: A Scientific Statement from the American Heart Association« (*Circulation.* 2020, 142[25]:e506-e532. DOI: 10.1161/CIR.0000000000000912). Darin wird der durch die Wechseljahre verstärkte Anstieg des kardiovaskulären Risikos bestätigt und betont, wie wichtig frühzeitige Interventionsstrategien zu dessen Senkung sind.

Die Ergebnisse zeigen, dass bei Frauen, die eine Hormontherapie in Kombination mit einer umfassenden Beratung zu Ernährungs- und Alltagsgewohnheiten erhalten, das Risiko für Herz-Kreislauf-Erkrankungen und negative Krankheitsverläufe geringer ist.

Die **US-amerikanische Arzneimittelzulassungsbehörde (FDA)** hat die Hormonersatztherapie zur Behandlung von vier mit den Wechseljahren verbundenen Erkrankungen zugelassen:

1. *Vasomotorische Symptome:* Dazu gehören Hitzewallungen, nächtliche Schweißausbrüche, Herzklopfen und Schlafstörungen.

2. *Knochenschwund:* Dazu gehören Knochenschwäche und Osteoporose.

3. *Vorzeitiger Hypoöstrogenismus* (Östrogenmangel)*:* als Folge der Menopause oder vorzeitiger Menopause infolge von Operationen wie Ovarektomie (mit oder ohne Hysterektomie) oder Bestrahlung oder Chemotherapie

4. *Urogenitalsymptome:* Dazu gehören häufiges Wasserlassen, Brennen beim Wasserlassen, wiederkehrende Harnwegsinfektionen, vaginale Trockenheit, Schmerzen beim Geschlechtsverkehr.

Außerdem ist wissenschaftlich belegt, dass eine Hormontherapie Symptome im Zusammenhang mit den folgenden Erkrankungen reduzieren und lindern kann:

- *Sarkopenie* (Abnahme der Muskelmasse)*:* Im Zusammenhang mit dem Alterungsprozess, einer Abnahme der Östrogenproduktion und den Wechseljahren
- *Kognition:* Unmittelbar nach einer Hysterektomie mit bilateraler Ovarektomie kann eine Östrogentherapie einen gewissen kognitiven Nutzen bringen.
- *Leiden in Zusammenhang mit Haut und Haaren:* Dies umfasst schütteres Haar und dünne Haut, eine erhöhte Blutungsneigung und den Verlust der Hautelastizität.
- *Gelenkschmerzen:* Teilnehmerinnen mehrerer Studien berichteten über weniger Gelenkschmerzen oder -steifheit unter einer Hormontherapie im Vergleich zur Behandlung mit Placebos.
- *Diabetes:* Obwohl die Hormonersatztherapie von der FDA nicht für die Behandlung von Diabetes Typ 2 zugelassen ist, kann sie bei ansonsten gesunden Frauen mit bereits bestehendem Diabetes Typ 2, bei denen sie zur Behandlung von Wechseljahresbeschwerden verschrieben wird, zu einer Verbesserung der Blutzuckerregulierung führen.
- *Depression:* Auch wenn die Hormonersatztherapie nicht von der FDA für die Behandlung von Depressionen zugelassen ist, kann sie bei Frauen mittleren Alters und älteren Frauen, bei denen sie zur Behandlung von Wechseljahresbeschwerden verschrieben wird, das klinische Ansprechen auf Antidepressiva ergänzen.

Anhang B

Bewertungsbogen für Menopausensymptome (Greene-Skala)

Zur Vorbereitung auf einen Termin bei einer Fachkraft für Wechseljahresbeschwerden können Sie neben den gerade genannten aktualisierten MHT-Informationen auch diesen Fragebogen zur Greene-Skala ausfüllen.

Bewerten Sie jedes Symptom mit 1 für leicht, 2 für mittelschwer, 3 für schwer und mit 0, wenn Sie das jeweilige Symptom nicht haben.

Ein Wert von 15 oder mehr deutet in der Regel darauf hin, dass mit hoher Wahrscheinlichkeit ein Östrogenmangel eine Ursache Ihrer Symptome ist. In meiner Praxis würde ich in einem solchen Fall sofort das Thema Hormonersatztherapie ansprechen. Werte von 20 bis 50 sind bei Frauen mit Symptomen nicht ungewöhnlich. Mit einer geeigneten, auf Sie zugeschnittenen Behandlung sollte sich Ihr Wert innerhalb von drei bis sechs Monaten auf 10 oder weniger reduzieren.

SYMPTOM	WERT
Hitzewallungen	
Benommenheit	
Kopfschmerzen	

Reizbarkeit	
Depressionen	
sich ungeliebt fühlen	
Angst	
Stimmungsschwankungen	
Schlaflosigkeit	
ungewöhnliche Müdigkeit	
Rückenschmerzen	
Gelenkschmerzen	
Muskelschmerzen	
neu auftretende Gesichtsbehaarung	
trockene Haut	
Das Gefühl, dass etwas unter der Haut krabbelt	
nachlassendes sexuelles Verlangen	
Scheidentrockenheit	
schmerzhafter Geschlechtsverkehr	
häufiger Harndrang	
GESAMT	

*Nach Greene, JG: *Constructing a standard climacteric standard. Maturitas* 1998; 29:25–31.

Anhang C

Hitzewellen- und Symptom-Tagebuch

Ich möchte Ihnen dringend ans Herz legen, ein Symptom-Tagebuch über sämtliche spürbaren Änderungen Ihres Gesundheitszustands zu führen. Notieren Sie im Folgenden alle neu aufgetretenen Schmerzen, zunehmende Müdigkeit, Verdauungsbeschwerden, Veränderungen an Haaren oder Haut, Gewichtszunahme oder -verlust, psychische Probleme oder Gedächtnisstörungen und so weiter. Seien Sie so detailliert wie möglich – Ihre Ärztin oder Ihr Arzt wird wissen wollen, wie lange Sie die Symptome schon haben und ob sie stärker oder schwächer geworden sind. Wenn Sie nicht gerne mit Stift und Papier arbeiten, speichern Sie solche Notizen in der entsprechenden App Ihres Handys!

Datum / Symptom

Datum / Symptom

Ausgewählte Quellen

Kapitel 1

Chen E. H., Shofer F. S., Dean A. J. u. a., »Gender disparity in analgesic treatment of emergency department patients with acute abdominal pain«, in: *Academic Emergency Medicine*, 2008, 15(5), S. 414–418. DOI: 10.1111/j.1553-2712.2008.00100.x.

Christianson M. S., Ducie J. A., Altman K., Khafagy A. M., Shen W., »Menopause education: needs assessment of American obstetrics and gynecology residents«, in: *Menopause*, 2013, 20(11), S. 1120–1125. DOI: 10.1097/GME.0b013e31828ced7f.

Dorr B., »Contributor: in the misdiagnosis of menopause, what needs to change?«, AJMC.com, 14. September 2022, https://www.ajmc.com/view/contributor-in-the-misdiagnosis-of-menopause-what-needs-to-change-, Zugriff am 20. November 2023

Eyster K. M., »The estrogen receptors: an overview from different perspectives«, in: *Methods in Molecular Biology*, 2016, 1366, S. 1–10. DOI: 10.1007/978-1-4939-3127-9_1.

Farquhar C. M., Sadler L., Harvey S. A., Stewart A. W., »The association of hysterectomy and menopause: a prospective cohort study«, in: *BJOG: An International Journal of Obstetrics and Gynecology*, 2005, 112(7), S. 956–962. DOI: 10.1111/j.1471-0528.2005.00696.x.

Hill K., »The demography of menopause«, in: *Maturitas*, 1996, 23(2), S. 113–127. DOI: 10.1016/0378-5122(95)00968-x.

Kling J. M., MacLaughlin K. L., Schnatz P. F. u. a., »Menopause management knowledge in postgraduate family medicine, internal medicine, and obstetrics and gynecology residents: a cross-sectional survey«, in: *Mayo Clinic Proceedings*, 2019, 94(2), S. 242–253. DOI: 10.1016/j.mayocp.2018.08.033.

Lee P., Le Saux M., Siegel R. u. a., »Racial and ethnic disparities in the management of acute pain in US emergency departments: meta-analysis and systematic review«, in: *American Journal of Emergency Medicine*, 2019, 37(9), S. 1770–1777. DOI: 10.1016/j.ajem.2019.06.014.

O'Neill S., Eden J., »The pathophysiology of menopausal symptoms«, in: *Obstetrics, Gynecology and Reproductive Medicine*, 2017, 27(10), S. 303–310. DOI: 10.1016/j.ogrm.2017.07.002.

Paganini-Hill A., Corrada M. M, Kawas Claudia H, »Increased longevity in older users of postmenopausal estrogen therapy: the Leisure World Cohort Study«, in: *Menopause*, 2018;25(11), S. 1256–1261. DOI: 10.1097/GME.0000000000001227.

Richardson M. K., Coslov N., Woods N. F., »Seeking health care for perimenopausal symptoms: observations from the Women Living Better Survey«, in: *Journal of Women's Health* (Larchmont), 2023, 32(4), S. 434–444. DOI: 10.1089/jwh.2022.0230.

Samulowitz A., Gremyr I., Eriksson E., Hensing H., »›Brave men‹ and ›emotional women‹: a theory-guided literature review on gender bias in health care and gendered norms towards patients with chronic pain«, in: *Pain Research and Management*, 2018, 2018, S. 6358624. DOI: 10.1155/2018/6358624.

Shetty S. A., Chandini S., Fernandes S. L., Safeekh A. T, »Hysteria: a historical perspective«, in: *Archives of Medicine and Health Sciences*, 2020, 8(2), S. 312–315. DOI: 10.4103/amhs.amhs_220_20.

Sözen T., Özışık L., Başaran N. Ç., »An overview and management of osteoporosis«, in: *European Journal of Rheumatology*, 2017, 4(1), S. 46–56. DOI: 10.5152/eurjrheum.2016.048.

Tasca C., Rapetti M., Carta M. G., Fadda B., »Women and hysteria in the history of mental health«, in: *Clinical Practice and Epidemiology in Mental Health*, 2012, 8, S. 110–119. DOI: 10.2174/1745017901208010110.

Watkins A., »Reevaluating the grandmother hypothesis«, in: *History and Philosophy of the Life Sciences*, 2021, 43, S. 103. DOI: 10.1007/s40656-021-00455-x.

Wolff J., »›Doctors don't know how to treat menopause symptoms.‹«, in: *AARP magazine*, 20. Juli 2018, https://www.aarp.org/health/conditions-treatments/info-2018/menopause-symptoms-doctors-relief-treatment.html, Zugriff am 20. November 2023.

Kapitel 2

Cagnacci A., Venier M., »The controversial history of hormone replacement therapy«, in: *Medicina* (Kaunas), 2019, 55(9), S. 602, DOI: 10.3390/medicina55090602.

Hersh A. L., Stefanick M. L., Stafford R. S., »National use of postmenopausal hormone therapy: annual trends and response to recent evidence«, in: *JAMA*, 2004, 291(1), S. 47–53, DOI: 10.1001/jama.291.1.47.

Kohn G. E., Rodriguez K. M., Hotaling J., Pastuszak A. W., »The history of estrogen therapy«, in: *Sexual Medicine Reviews*, 2019, 7(3), S. 416–421, DOI: 10.1016/j.sxmr.2019.03.006.

Pollycove R., Naftolin F., Simon J. A., »The evolutionary origin and significance of menopause«, in: *Menopause*, 2011, 18(3), S. 336–342, DOI: 10.1097/gme.0b013e3181ed957a.

Prentice R. L, Langer R., Stefanick M. L, Howard B. V, Prettinger M., Anderson G., Barad D., Curb D.J, Kotchen J., Kuller L., Limacher M., Wactawski-Wende J., Women's Health Initiative Investigars, »Combined postmenopausal hormone therapy and cardiovascular disease: toward resolving the discrepancy between observational studies and the Women's Health Initiative clinical trial«, in: *American Journal of Epidemiology*, Volume 162, Ausgabe 5, 1. September 2005, S. 404–414, Doi: 10.1093/aje/kwi223

Singh A., Kaur S., Walia I., »A historical perspective on menopause and menopausal age«, in: *Bulletin of the Indian Institute of History of Medicine Hyderabad*, 2002, 32(2), S. 121–135.

Smith D. C., Prentice R., Thompson D. J., Herrmann W. L., »Association of exogenous estrogen and endometrial carcinoma«, in: *New England Journal of Medicine*, 1975, 293(23), S. 1164–1167, DOI: 10.1056/NEJM197512042932302.

Smith K., »Women's health research lacks funding – in a series of charts«, in: *Nature*, 2023, 617(7959), S. 28–29, DOI: 10.1038/d41586-023-01475-2.

Stefanick M. L., »Estrogens and progestins: background and history, trends in use, and guidelines and regimens approved by the US Food and Drug Administration«, in: *American Journal of Medicine*, 2005, 118(suppl 12B), S. 64–73, DOI: 10.1016/j.amjmed.2005.09.059.

Woods J., Warner E., »The history of estrogen«, in: *menoPAUSE blog*, Februar 2016, Obstetrics and Gynecology, University of Rochester Medical Center, https://www.urmc.rochester.edu/ob-gyn/ur-medicine-menopause-and-womens-health/menopause-blog/february-2016/the-history-of-estrogen.aspx, Zugriff am 2. November 2023.

Wren B., »The history and politics of menopause«, in: Panay N., Briggs P., Kovacs G. (Hrsg.), *Managing the Menopause: 21st Century Solutions*, Cambridge: Cambridge University Press, 2015, S. 20–28, DOI: 10.1017/CBO9781316091821.005.

Kapitel 3

American College of Obstetricians and Gynecologists, »Hormone therapy and heart disease«, in: *Obstetrics and Gynecology*, 2013, 121, S. 1407–1410.

Brown S., »Shock, terror and controversy: how the media reacted to the Women's Health Initiative«, in: *Climacteric*, 2012, 15(3), S. 275–280, DOI: 10.3109/13697137.2012.660048.

El Khoudary S. R., Aggarwal B., Beckie T. M. u. a., »Menopause transition and cardiovascular disease risk: implications for timing of early prevention: a scientific statement from the American Heart Association«, in: *Circulation*, 2020, 142(25), S. e506-e532, DOI: 10.1161/CIR.0000000000000912.

Hodis H. N., Mack W. J., »Menopausal hormone replacement therapy and reduction of all-cause mortality and cardiovascular disease: it is about time and timing«, in: *Cancer Journal*, 2022, 28(3), S. 208–223, DOI: 10.1097/PPO.0000000000000591.

Hodis H. N., Mack W. J., Henderson V. W. u. a., »Vascular effects of early versus late postmenopausal treatment with estradiol«, in: *New England Journal of Medicine*, 2016, 374(13), S. 1221–1231, DOI: 10.1056/NEJMoa1505241.

MacLennan A. H., »HRT: a reappraisal of the risks and benefits«, in: *Medical Journal of Australia*, 2007, 186(12), S. 643–646, DOI: 10.5694/j.1326-5377.2007.tb01084.x.

Manson J. E., Chlebowski R. T., Stefanick M. L. u. a., »Menopausal hormone therapy and health outcomes during the intervention and extended post-stopping phases of the Women's Health Initiative randomized trials«, in: *JAMA*, 2013, 310(13), S. 1353–1368, DOI: 10.1001/jama.2013.278040. North American Menopause Society, Advisory Panel, »The 2022 hormone therapy position statement of the North American Menopause Society«, in: *Menopause*, 2022, 29(7), S. 767–794, DOI: 10.1097/GME.0000000000002028.

Sarrel P. M., Njike V. Y., Vinante V., Katz D. L., »The mortality toll of estrogen avoidance: an analysis of excess deaths among hysterectomized women aged 50 to 59 years«, in: *American Journal of Public Health*, 2013, 103(9), S. 1583–1588, DOI: 10.2105/AJPH.2013.301295.

Stefanick M. L., Anderson G. L., Margolis K. L. u. a., »Effects of conjugated equine estrogens on breast cancer and mammography screening in post-menopausal women with hysterectomy«, in: *JAMA*, 2006, 295(14), S. 1647–1657, DOI: 10.1001/jama.295.14.1647.

Sturmberg J. P., Pond D. C., »Impacts on clinical decision making: changing hormone therapy management after the WHI«, in: *Australian Family Physician*, 2009, 38(4), S. 249–255, PMID: 19350076.

Writing Group for the Women's Health Initiative Investigators, »Risks and benefits of estrogen plus progestin in healthy postmenopausal women: principal results from the Women's Health Initiative Randomized Controlled Trial«, in: *JAMA*, 2002, 288(3), S. 321–333, DOI: 10.1001/jama.288.3.321.

Xiangyan R., Mueck A. O., »Optimizing menopausal hormone therapy: for treatment and prevention, menstrual regulation, and reduction of possible risks«, in: *Global Health Journal*, 2022, 6(2), S. 61–69, DOI: 10.1016/j.glohj.2022.03.003.

Kapitel 4

Burden L., »Menopause symptoms: women are leaving workforce for little-talked-about reason«, in: *Bloomberg.com*, 18. Juni 2021, https://www.bloomberg.

com/news/articles/2021-06-18/women-are-leaving-the-workforce-for-a-little-talked-about-reason?embedded-checkout=true, Zugriff am 20. November 2023.

Castrillon C., »Why it's time to address menopause in the workplace«, in: *Forbes*, 22. März 2023, https://www.forbes.com/sites/carolinecastrillon/2023/03/22/why-its-time-to-address-menopause-in-the-workplace/?sh=32d717a11f72&utm_source=newsletter&utm_medium=email&utm_campaign=forbeswomen&cdl-cid=5fdca243b52f2e83d719194b, Zugriff am 20. November 2023.

H. R.8774, 117th Congress (2021–2022), »Menopause Research Act of 2022«, https://www.congress.gov/bill/117th-congress/house-bill/8774?s=1&r=13, Zugriff am 2. November 2023.

Landi H., »Menopause care is still a largely untapped market. Here's why investors and startups should dive in«, in: *Fierce Healthcare*, 28. Juni 2023, https://www.fiercehealthcare.com/health-tech/menopause-care-market-remains-largely-untapped-heres-why-investors-and-startups-should, Zugriff am 2. Dezember 2023.

Landry D. A., Yakubovich E., Cook D. P., Fasih S., Upham J., Vanderhyden B. C., »Metformin prevents age-associated ovarian fibrosis by modulating the immune landscape in female mice«, in: *Science Advances*, 2022, 8(35), S. eabq1475, DOI: 10.1126/sciadv.abq1475.

Mosconi L., Berti V., Quinn C. u. a., »Sex differences in Alzheimer risk: brain imaging of endocrine vs chronologic aging«, in: *Neurology*, 2017, 89(13), S. 1382–1390, DOI: 10.1212/WNL.0000000000004425.

Robinton D., »Funding women's health research can impact the economy by $150 billion«, in: *Fast Company*, 21. März 2023, https://www.fastcompany.com/90868245/global-economic-impact-of-ignoring-this-aspect-of-womens-health-is-150-billion-we-can-do-better, Zugriff am 20. November 2023.

Saleh R. N. M., Hornberger M., Ritchie C. W., Minihane A. M., »Hormone replacement therapy is associated with improved cognition and larger brain volumes in at-risk APOE4 women: results from the European Prevention of Alzheimer's Disease (EPAD) cohort«, in: *Alzheimer's Research and Therapy*, 2023, 15(1), S. 10, DOI: 10.1186/s13195-022-01121-5.

A study of menopause in the workplace, auf dem Blog: *Health Hub*, 19. Februar 2019, https://www.forthwithlife.co.uk/blog/menopause-in-the-workplace/, Zugriff am 20. November 2023.

Tang W. Y., Grothe D., Keshishian A., Morgenstern D., Haider S., »Pharmacoeconomic and associated cost savings among women who were prescribed systemic conjugated estrogens therapy compared with those without menopausal therapy«, in: *Menopause*, 2018, 25(5), S. 493–499, DOI: 10.1097/GME.0000000000001028.

Temkin S. M., Barr E., Moore H., Caviston J. P., Regensteiner J. G., Clayton J. A., »Chronic conditions in women: the development of a National Institutes of Health framework«, in: *BMC Women's Health*, 2023, 23(1), S. 162, DOI: 10.1186/s12905-023-02319-x.

»Women's health: end the disparity in funding«, in: *Nature*, 2023, 617(8), DOI: 10.1038/d41586-023-01472-5.

Kapitel 5

Avis N. E., Crawford S. L., Greendale G. u. a., »Duration of menopausal vasomotor symptoms over the menopause transition«, in: *JAMA Internal Medicine*, 2015, 175(4), S. 531–539, DOI: 10.1001/jamainternmed.2014.8063.

Bae H., Lunetta K. L., Murabito J. M. u. a., »Genetic associations with age of menopause in familial longevity«, in: *Menopause*, 2019, 26(10), S. 1204–1212, DOI: 10.1097/GME.0000000000001367.

Chan S., Gomes A., Shankar Singh R., »Is menopause still evolving? Evidence from a longitudinal study of multiethnic populations and its relevance to women's health«, in: *BMC Women's Health*, 2020, https://doi.org/10.1186/s12905-020-00932-8.

Colditz G. A., Willett W. C., Stampfer M. J., Rosner B., Speizer F. E., Hennekens C. H., »Menopause and the risk of coronary heart disease in women«, in: *New England Journal of Medicine*, 1987, 316(18), S. 1105–1110, DOI: 10.1056/NEJM198704303161801.

Common misdiagnoses, in: *The Menopause Charity*, 21. Oktober 2021, https://www.themenopausecharity.org/2021/10/21/common-misdiagnoses/, Zugriff am 20. November 2023.

Delamater L., Santoro N., »Management of the perimenopause«, in: *Clinical Obstetrics and Gynecology*, 2018, 61(3), S. 419–432, DOI: 10.1097/GRF.0000000000000389.

Ebong I. A., Wilson M. D., Appiah D. u. a., »Relationship between age at menopause, obesity, and incident heart failure: the Atherosclerosis Risk in Communities study«, in: *Journal of the American Heart Association*, 2022, 11(8), S. e024461, DOI: 10.1161/JAHA.121.024461.

Farquhar C. M., Sadler L., Harvey S. A., Stewart A. W., »The association of hysterectomy and menopause: a prospective cohort study«, in: *BJOG: An International Journal of Obstetrics and Gynecology*, 2005, 112(7), S. 956–962, DOI: 10.1111/j.1471-0528.2005.00696.x.

Faubion S. S., Kuhle C. L., Shuster L. T., Rocca W. A., »Long-term health consequences of premature or early menopause and considerations for management«, in: *Climacteric*, 2015, 18(4), S. 483–491, DOI: 10.3109/13697137.2015.1020484.

Foster H., Hagan J., Brooks-Gunn J., Garcia J., »Association between intergenerational violence exposure and maternal age of menopause«, in: *Menopause*, 2022, 29(3), S. 284–292, DOI: 10.1097/GME.0000000000001923.

Gold E. B., »The timing of the age at which natural menopause occurs«, in: *Obstetrics and Gynecology Clinics of North America*, 2011, 38(3), S. 425–440, DOI: 10.1016/j.ogc.2011.05.002.

Gottschalk M. S., Eskild A., Hofvind S., Bjelland E. K., »The relation of number of childbirths with age at natural menopause: a population study of 310,147 women in Norway«, in: *Human Reproduction*, 2022, 37(2), S. 333–340, DOI: 10.1093/humrep/deab246.

Hall J. E., »Endocrinology of the menopause«, in: *Endocrinology and Metabolism Clinics of North America*, 2015, 44(3), S. 485–496, DOI: 10.1016/j.ecl.2015.05.010.

Kok H., van Asselt K., van der Schouw Y. u. a., »Heart disease risk determines menopausal age rather than the reverse«, in: *Journal of the American College of Cardiology*, 2006, 47(10), S. 1976–1983, DOI: 10.1016/j.jacc.2005.12.066.

Langton C. R., Whitcomb B. W., Purdue-Smithe A. C. u. a., »Association of oral contraceptives and tubal ligation with risk of early natural menopause«, in: *Human Reproduction*, 2021, 36(7), S. 1989–1998, DOI: 10.1093/humrep/deab054.

Li S., Ma L., Huang H. u. a., »Loss of muscle mass in women with premature ovarian insufficiency as compared with healthy controls«, in: *Menopause*, 2023, 30(2), S. 122–127, DOI: 10.1097/GME.0000000000002120.

Mishra G. D., Pandeya N., Dobson A. J. u. a., »Early menarche, nulliparity and the risk for premature and early natural menopause«, in: *Human Reproduction*, 2017, 32(3), S. 679–686, DOI: 10.1093/humrep/dew350.

Newson L., Lewis R., »Delayed diagnosis and treatment of menopause is wasting NHS appointments and resources«, Paper vorgestellt bei der jährlichen Konferenz des Royal College of General Practitioners 2021; London.

Parente R. C., Faerstein E., Celeste R.K., Werneck G. L., »The relationship between smoking and age at the menopause: a systematic review«, in: *Maturitas*, 2008, 61, S. 287–298, DOI: 10.1016/j.maturitas.2008.09.021.

Rosendahl M., Simonsen M. K., Kjer J. J., »The influence of unilateral oophorectomy on the age of menopause«, in: *Climacteric*, 2017, 20(6), S. 540–544, DOI: 10.1080/13697137.2017.1369512.

Sarnowski C., Kavousi M., Isaacs S., u. a., »Genetic variants associated with earlier age at menopause increase the risk of cardiovascular events in women«, in: *Menopause*, 2018, 25(4), S. 451–457.

Secoşan C., Balint O., Pirtea L., Grigoraş D., Bălulescu L., Ilina R., »Surgically induced menopause: a practical review of literature«, in: *Medicina (Kaunas)*, 2019, 55(8), S. 482, DOI: 10.3390/medicina55080482.

Shadyab A. H., Macera C. A., Shaffer R. A., u. a., »Ages at menarche and menopause and reproductive lifespan as predictors of exceptional longevity in women: the Women's Health Initiative«, in: *Menopause*, 2017, 24(1), S. 35–44, DOI: 10.1097/GME.0000000000000710.

»Shared decision-making«, in: *National Learning Consortium*, Dezember 2013, https://www.healthit.gov/sites/default/files/nlc_shared_decision_making_fact_sheet.pdf, Zugriff am 2. November 2023.

Kapitel 6

Abildgaard J., Tingstedt J., Zhao Y., u. a., »Increased systemic inflammation and altered distribution of T-cell subsets in postmenopausal women«, in: *PLOS One*, 2020;15(6), S. e0235174, DOI: 10.1371/journal.pone.0235174.

Bermingham K. M., Linenberg I., Hall W. L. u. a., »Menopause is associated with postprandial metabolism, metabolic health and lifestyle: the ZOE PREDICT study«, in: *EBioMedicine*, 2022, 85, S. 104303, DOI: 10.1016/j.ebiom.2022.104303.

Brinton R. D., Yao J., Yin F., Mack W. J., Cadenas E., »Perimenopause as a neurological transition state«, in: *Nature Reviews Endocrinology*, 2015, 11(7), S. 393–405, DOI: 10.1038/nrendo.2015.82.

Buckinx F., Aubertin-Leheudre M., »Sarcopenia in menopausal women: current perspectives«, in: *International Journal of Women's Health*, 2022, 14, S. 805–819, DOI: 10.2147/IJWH.S340537.

Cheng C. H., Chen L. R., Chen K. H., »Osteoporosis due to hormone imbalance: an overview of the effects of estrogen deficiency and glucocorticoid overuse on bone turnover«, in: *International Journal of Molecular Sciences*, 2022, 23(3), S. 1376, DOI: 10.3390/ijms23031376.

Cui W., Zhao L., »The influence of 17β-estradiol plus norethisterone acetate treatment on markers of glucose and insulin metabolism in women: a systematic review and meta-analysis of randomized controlled trials«, in: *Frontiers in Endocrinology* (*Lausanne*), 2023, 14, S. 1137406, DOI: 10.3389/fendo.2023.1137406.

Dam V., van der Schouw Y. T., Onland-Moret N. C., u. a., »Association of menopausal characteristics and risk of coronary heart disease: a pan-European case-cohort analysis«, in: *International Journal of Epidemiology*, 2019, 48(4), S. 1275–1285, DOI: 10.1093/ije/dyz016.

De Paoli M., Zakharia A., Werstuck G. H., »The role of estrogen in insulin resistance: a review of clinical and preclinical data«, in: *American Journal of Pathology*, 2021;191(9), S. 1490–1498, DOI: 10.1016/j.ajpath.2021.05.011.

Endocrine Society, »Menopause and bone loss«, 22. August 2023, https://www.endocrine.org/patient-engagement/endocrine-library/menopause-and-bone-loss, Zugriff am 21. November 2023.

Geraci A., Calvani R., Ferri E., Marzetti E., Arosio B., Cesari M., »Sarcopenia and menopause: the role of estradiol«, in: *Frontiers in Endocrinology (Lausanne)*, 2021, 12, S. 682012, DOI: 10.3389/fendo.2021.682012.

Giannos P., Prokopidis K., Candow D. G., u. a., »Shorter sleep duration is associated with greater visceral fat mass in US adults: findings from NHANES, 2011–2014«, in: *Sleep Medicine*, 2023;105, S. 78–84, DOI: 10.1016/j.sleep.2023. 03. 013.

Gibson C. J., Shiozawa A., Epstein A. J., Han W., Mancuso S., »Association between vasomotor symptom frequency and weight gain in the Study of Women's Health Across the Nation«, in: *Menopause*, 2023, 30(7), S. 709–716, DOI: 10.1097/GME.0000000000002198.

Gosset A., Pouillès J. M., Trémollieres F., »Menopausal hormone therapy for the management of osteoporosis«, in: *Best Practice and Research Clinical Endocrinology and Metabolism*, 2021, 35(6), S. 101551, DOI: 10.1016/j.beem.2021.101551.

Herrera A. Y., Mather M., »Actions and interactions of estradiol and glucocorticoids in cognition and the brain: implications for aging women«, in: *Neuroscience and Biobehavioral Reviews*, 2015, 55, S. 36–52, DOI: 10.1016/j.neubiorev.2015. 04. 005.

Hettchen M., von Stengel S., Kohl M., u. a., »Changes in menopausal risk factors in early postmenopausal osteopenic women after 13 months of high-intensity exercise: the randomized controlled ACTLIFE-RCT«, in: *Clinical Interventions in Aging*, 2021, 16, S. 83–96, DOI: 10.2147/CIA.S283177.

Hou Q., Guan Y., Yu W., u. a., »Associations between obesity and cognitive impairment in the Chinese elderly: an observational study«, in: *Clinical Interventions in Aging*, 2019, 14, S. 367–373, DOI: 10.2147/CIA.S192050.

Juppi H. K., Sipilä S., Fachada V., u. a., »Total and regional body adiposity increases during menopause: evidence from a follow-up study«, in: *Aging Cell*, 2022, 21(6), S. e13621, DOI: 10.1111/acel.13621.

Katsoulis M., Benetou V., Karapetyan T., u. a., »Excess mortality after hip fracture in elderly persons from Europe and the USA: the CHANCES project«, in: *Journal of Internal Medicine*, 2017, 281(3), S. 300–310, DOI: 10.1111/joim.12586.

Ko S.-H., Kim H.-S., »Menopause-associated lipid metabolic disorders and foods beneficial for postmenopausal women«, in: *Nutrients*, 2020, 12(1), S. 202, DOI: 10.3390/nu12010202.

Kodoth V., Scaccia S., Aggarwal B., »Adverse changes in body composition during the menopausal transition and relation to cardiovascular risk: a contemporary review«, in: *Women's Health Reports (New Rochelle)*, 2022, 3(1), S. 573–581, DOI: 10.1089/whr.2021.0119.

Maki P. M., Jaff N. G., »Brain fog in menopause: a healthcare professional's guide for decision-making and counseling on cognition«, in: *Climacteric*, 2022, 25(6), S. 570–578, DOI: 10.1080/13697137.2022.2122792.

Marsh M. L., Oliveira M. N., Vieira-Potter V. J., »Adipocyte metabolism and health after the menopause: the role of exercise«, in: *Nutrients*, 2023, 15(2), S. 444, DOI: 10.3390/nu15020444.

Mauvais-Jarvis F., Manson J. E., Stevenson J. C., Fonseca V. A., »Menopausal hormone therapy and type 2 diabetes prevention: evidence, mechanisms, and clinical implications«, in: *Endocrine Reviews*, 2017, 38(3), S. 173–188, DOI: 10.1210/er.2016-1146.

McCarthy M., Raval A. P., »The perimenopause in a woman's life: a systemic inflammatory phase that enables later neurodegenerative disease«, in: *Journal of Neuroinflammation*, 2020, 17, S. 317, DOI: 10.1186/s12974-020-01998-9.

Miller A. P., Chen Y. F., Xing D., Feng W., Oparil S., »Hormone replacement therapy and inflammation: interactions in cardiovascular disease«, in: *Hypertension*, 2003, 42(4), S. 657–663, DOI: 10.1161/01.HYP.0000085560.02979.0C.

Montinho S., »Women twice as likely to develop Alzheimer's disease as men – but scientists do not know why«, in: *Nature Medicine* 31, S. 704–707 (2025). https://doi.org/10.1038/s41591-025-03564-3.

Panula J., Pihlajamäki H., Mattila V. M., u. a., »Mortality and cause of death in hip fracture patients aged 65 or older: a population-based study«, in: *BMC Musculoskeletal Disorders*, 2011, 12, S. 105, DOI: 10.1186/1471-2474-12-105.

Papadakis G. E., Hans D., Rodriguez E. G., u. a., »Menopausal hormone therapy is associated with reduced total and visceral adiposity: the OsteoLaus cohort«, in: *Journal of Clinical Endocrinology and Metabolism*, 2018, 103(5), S. 1948–1957, DOI: 10.1210/jc.2017-02449.

Pertesi S., Coughlan G., Puthusseryppady V., Morris E., Hornberger M., »Menopause, cognition and dementia: a review«, in: *Post Reproductive Health*, 2019, 25(4), S. 200–206, DOI: 10.1177/2053369119883485.

Porchia L. M., Vazquez-Marroquin G., Ochoa-Précoma R., Pérez-Fuentes R., Gonzalez-Mejia M. E., »Probiotics' effect on visceral and subcutaneous adipose tissue: a systematic review of randomized controlled trials«, in: *European Journal of Clinical Nutrition*, 2022, 76(12), S. 1646–1656, DOI: 10.1038/s41430-022-01135-0.

Pu D., Tan R., Yu Q., Wu J., »Metabolic syndrome in menopause and associated factors: a meta-analysis«, in: *Climacteric*, 2017, 20(6), S. 583–591, DOI: 10.1080/13697137.2017.1386649.

Santoro N., Randolph J. F. Jr, »Reproductive hormones and the menopause transition«, in: *Obstetrics and Gynecology Clinics of North America*, 2011, 38(3), S. 455–466, DOI: 10.1016/j.ogc.2011.05.004.

Schelbaum E., Loughlin L., Jett S., u. a., »Association of reproductive history with brain MRI biomarkers of dementia risk in midlife«, in: *Neurology*, 2021, 97(23), S. e2328-e2339, DOI: 10.1212/WNL.0000000000012941.

Shanmugan S., Epperson C. N., »Estrogen and the prefrontal cortex: towards a new understanding of estrogen's effects on executive functions in the menopause transition«, in: *Human Brain Mapping*, 2014, 35(3), S. 847–865, DOI: 10.1002/hbm.22218.

Williamson L., »Hormones are key in brain health differences between men and women«, in: *American Heart Association*, 1. Februar 2021, https://www.heart.org/en/news/2021/02/01/hormones-are-key-in-brain-health-differences-between-men-and-women, Zugriff am 4. August 2021.

Yasui T., Maegawa M, Tomita J., u. a., »Changes in serum cytokine concentrations during the menopausal transition«, in: *Maturitas*, 2007, 56(4), S. 396–403, DOI: 10.1016/j.maturitas.2006. 11. 002.

Zeydan B., Atkinson E. J., Weis D. M., u. a., »Reproductive history and progressive multiple sclerosis risk in women«, in: *Brain Communications*, 2020, 2(2), S. fcaa185, DOI: 10.1093/braincomms/fcaa185.

Zhang H., Ma K., Li R. M., u. a., »Association between testosterone levels and bone mineral density in females aged 40–60 years from NHANES 2011–2016«, in: *Science Reports*, 2022, 12(1), S. 16426, https:// doi.org/10.1038/s41598-022-21008-7.

Kapitel 7

American College of Obstetricians and Gynecologists, »Postmenopausal estrogen therapy: route of administration and risk of venous thromboembolism«, in: *Obstetrics and Gynecology*, 2013, 121, S. 887–890.

Bianchi V. E., Bresciani E., Meanti R., Rizzi L., Omeljaniuk R. J., Torsello A., »The role of androgens in women's health and wellbeing«, in: *Pharmacological Research*, 2021, 171, S. 105758, DOI: 10.1016/j.phrs.2021.105758.

Cold S., Cold F., Jensen M. B., Cronin-Fenton D., Christiansen P., Ejlertsen B., »Systemic or vaginal hormone therapy after early breast cancer: a Danish observational cohort study«, in: *Journal of the National Cancer Institute*, 2022, 114(10), S. 1347–1354, DOI: 10.1093/jnci/djac112.

DiSilvestro J. B., Haddad J., Robison K., u. a., »Barriers to hormone therapy following prophylactic bilateral salpingo-oophorectomy in BRCA1/2 mutation carriers«, in: *Menopause*, 2023, 30(7), S. 732–737, DOI: 10.1097/GME.0000000000002201.

»FDA takes action against compounded menopause hormone therapy drugs«, *Fierce Biotech*, 10. Januar 2008, https://www.fiercebiotech.com/biotech/fdatakes-action-against-compounded-menopause-hormone-therapy-drugs, Zugriff am 21. November 2023.

Hamoda H., Panay N., Pedder H., Arya R., Savvas M., »The British Menopause Society and Women's Health Concern 2020 recommendations on hormone replacement therapy in menopausal women«, in: *Post Reproductive Health*, 2020, 26(4), S. 181–209, DOI: 10.1177/2053369120957514.

Huber D., Seitz S., Kast K., Emons G., Ortmann O., »Hormone replacement therapy in BRCA mutation carriers and risk of ovarian, endometrial, and breast cancer: a systematic review«, in: *Journal of Cancer Research and Clinical Oncology*, 2021, 147(7), S. 2035–2045, DOI: 10.1007/s00432-021-03629-z.

Jackson J., Hirschberg A.l, Gidlöf S.S, »Endometriosis and menopause – management strategies based on clinical scenarions«, in: *Acta Obstet Gynecol Scand.*, 2023 Oct; 102(10):S. 1323–1328. Doi:10.1111/aogs.14583.Epub 2023 Apr 26. PM/D:37186303; PMCID: PMC10540918.

North American Menopause Society, Advisory Panel, »The 2022 hormone therapy position statement of the North American Menopause Society«, in: *Menopause*, 2022, 29(7), S. 767–794, DOI: 10.1097/GME.0000000000002028.

Pinkerton J. V., »Concerns about compounded bioidentical menopausal hormone therapy«, in: *Cancer Journal*, 2022, 28(3), S. 241–245, DOI: 10.1097/PPO.0000000000000597.

Tang J., Chen L. R., Chen K. H., »The utilization of dehydroepiandrosterone as a sexual hormone precursor in premenopausal and postmenopausal women: an overview«, in: *Pharmaceuticals (Basel)*, 2021, 15(1), S. 46, DOI: 10.3390/ph15010046.

Kapitel 8

Brigden M. L., »Clinical utility of the erythrocyte sedimentation rate«, in: *American Family Physician*, 1999, 60(5), S. 1443–1450.

Dwyer J. B., Aftab A., Radhakrishnan R., u. a., »Hormonal Treatments for Major Depressive Disorder: State of the Art«, [Korrektur veröffentlicht in: *American Journal of Psychiatry*. 1. Juli 2020, 177(7), S. 642] [Korrektur veröffentlicht in: *American Journal of Psychiatry*. 1. Oktober 2020, 177(10), S. 1009]«, in: *American Journal of Psychiatry*, 2020, 177(8), S. 686–705, DOI: 10.1176/appi.ajp.2020.19080848.

Evron J. M., Herman W. H., McEwen L. N., »Changes in screening practices for prediabetes and diabetes since the recommendation for hemoglobin A1c testing [Korrektur veröffentlicht in: *Diabetes Care*. 2020, 43(9), S. 2323]«, in: *Diabetes Care*, 2019, 42(4), S. 576–584, DOI: 10.2337/dc17-1726.

Freeman A. M., Rai M., Morando D. W., »Anemia screening«, in: StatPearls [Internet], Treasure Island, FL: StatPearls Publishing, 2023, https://www.ncbi.nlm.nih.gov/books/NBK499905/, Zugriff am 21. November 2023.

Gervais N. J., Au A., Almey A., Duchesne A., Gravelsins L., Brown A., Reuben R., Baker-Sullivan E., Schwartz D. H., Evans K., Bernardini M. Q., Eisen A., Meschino W. S., Foulkes W. D., Hampson E., Einstein G., »Cognitive markers of dementia risk in middle-aged women with bilateral salpingo-oophorectomy prior to menopause«, in: *Neurobiol Aging*, Oktober 2020, 94, S. 1–6, DOI: 10.1016/j.neurobiolaging.2020.04.019.

Greene J. G., »Constructing a standard climacteric scale«, in: *Maturitas*, 1998, 29(1), S. 25–31, DOI: 10.1016/s0378-5122(98)00025-5.

Greene J. G., »A factor analytic study of climacteric symptoms«, in: *Journal of Psychosomatic Research*, 1976, 20, S. 425–430.

Heaney R. P., »Vitamin D in health and disease«, in: *Clinical Journal of the American Society of Nephrology*, 2008, 3(5), S. 1535–1541, DOI: 10.2215/CJN.01160308.

Mauvais-Jarvis F., Manson J. E., Stevenson J. C., Fonseca V. A., »Menopausal hormone therapy and type 2 diabetes prevention: evidence, mechanisms, and clinical implications«, in: *Endocrine Reviews*, 2017, 38(3), S. 173–188, DOI: 10.1210/er.2016-1146.

Maxfield L., Shukla S., Crane J. S., »Zinc deficiency«, in: StatPearls [Internet], Treasure Island, FL: StatPearls Publishing, 2023, https://www.ncbi.nlm.nih.gov/books/NBK493231/, Zugriff am 21. November 2023.

Mei Y., Williams J. S., Webb E. K., Shea A. K., MacDonald M. J., Al-Khazraji B. K., »Roles of hormone replacement therapy and menopause on osteoarthritis and cardiovascular disease outcomes: a narrative review«, in: *Front Rehabil Sci*, 2022, 3, S. 825147, DOI: 10.3389/fresc.2022.825147.

Onambélé-Pearson G. L., Tomlinson D. J., Morse C. I., Degens H., »A prolonged hiatus in postmenopausal HRT, does not nullify the therapy's positive impact on ageing related sarcopenia«, in: *PLoS One*, 2021, 16(5), S. e0250813, DOI: 10.1371/journal.pone.0250813.

Parva N. R., Tadepalli S., Singh P. u. a., »Prevalence of vitamin D deficiency and associated risk factors in the US population (2011–2012)«, in: *Cureus*, 2018, 10(6), S. e2741, DOI: 10.7759/cureus.2741.

Peart K. N., »The high cost of hot flashes in menopause«, in: *Yale School of Medicine*, 27. August 2014.

Prasad M., Sara J., Widmer R. J., Lennon R., Lerman L. O., Lerman A., »Triglyceride and triglyceride/HDL (high density lipoprotein) ratio predict major adverse cardiovascular outcomes in women with non-obstructive coronary artery disease«, in: *Journal of the American Heart Association*, 2019, 8(9), S. e009442, DOI: 10.1161/JAHA.118.009442.

Ridker P. M., »High-sensitivity C-reactive protein and cardiovascular risk: rationale for screening and primary prevention«, in: *American Journal of Cardiology*, 2003, 92(4B), S. 17K-22K. DOI: 10.1016/s0002-9149(03)00774-4.

Schwalfenberg G. K., Genuis S. J., »The importance of magnesium in clinical health-care«, in: *Scientifica (Cairo)*, 2017, 2017, S. 4179326, DOI: 10.1155/2017/4179326.

Watson J., Round A., Hamilton W., »Raised inflammatory markers«, in: *BMJ*, 2012, 344, S. e454, DOI: 10.1136/bmj.e454.

Kapitel 9

Cowan S., Dordevic A., Sinclair A. J., Truby H., Sood S., Gibson S., »Investigating the efficacy and feasibility of using a whole-of-diet approach to lower circulating levels of C-reactive protein in postmenopausal women: a mixed methods pilot study«, in: *Menopause*, 2023, 30(7), S. 738–749, DOI: 10.1097/GME.0000000000002188.

Hao S., Tan S., Li J. u. a., »Dietary and exercise interventions for perimenopausal women: a health status impact study«, in: *Frontiers in Nutrition*, 2022, 8, S. 752500, DOI: 10.3389/fnut.2021.752500.

Hao S., Tan S., Li J. u. a., »The effect of diet and exercise on climacteric symptomatology«, in: *Asia Pacific Journal of Clinical Nutrition*, 2022, 31(3), S. 362–370, DOI: 10.6133/apjcn.202209_31(3).0004.

Mishra N., Mishra V. N., Devanshi, »Exercise beyond menopause: dos and don'ts«, in: *Journal of Midlife Health*, 2011, 2(2), S. 51–56, DOI: 10.4103/0976-7800.92524.

Olson E. J., »Can lack of sleep make you sick?«, in: *Mayo Clinic*, 28. November 2018, https://www.mayoclinic.org/diseases-conditions/insomnia/expert-answers/lack-of-sleep/faq-20057757, Zugriff am 21. November 2023.

Kapitel 10

Abe R. A. M., Masroor A., Khorochkov A. u. a., »The role of vitamins in non-alcoholic fatty liver disease: a systematic review«, in: *Cureus*, 2021, 13(8), S. e16855. DOI: 10.7759/cureus.16855.

Abildgaard J., Ploug T., Al-Saoudi E. u. a., »Changes in abdominal subcutaneous adipose tissue phenotype following menopause is associated with increased visceral fat mass«, in: *Scientific Reports*, 2021, 11, S. 14750. DOI: 10.1038/s41598-021-94189-2.

Agostini D., Zeppa Donati S., Lucertini F. u. a., »Muscle and bone health in post-menopausal women: role of protein and vitamin D supplementation combined with exercise training«, in: *Nutrients*, 2018, 10(8), S. 1103. DOI: 10.3390/nu10081103.

»Alcohol and the immune system: what you should know«, *Gateway Foundation*, 16. Dezember 2022, https://www.gatewayfoundation.org/addiction-blog/alcohol-immune-system/, Zugriff am 08. September 2023.

Angum F., Khan T., Kaler J., Siddiqui L., Hussain A., »The prevalence of autoimmune disorders in women: a narrative review«, in: *Cureus*, 2020, 12(5), S. e8094. DOI: 10.7759/cureus.8094.

Arab A., Rafie N., Amani R., Shirani F., »The role of magnesium in sleep health: a systematic review of available literature«, in: *Biological Trace Element Research*, 2023, 201(1), S. 121–128. DOI: 10.1007/s12011-022-03162-1.

Baan E. J., de Roos E. W., Engelkes M. u. a., »Characterization of asthma by age of onset: a multi-database cohort study«, in: *Journal of Allergy and Clinical Immunology in Practice*, 2022, 10(7), S. 1825–1834.e8. DOI: 10.1016/j.jaip.2022.03.019.

Baker F. C., Lampio L., Saaresranta T., Polo-Kantola P., »Sleep and sleep disorders in the menopausal transition«, in: *Sleep Medicine Clinics*, 2018, 13(3), S. 443–456. DOI: 10.1016/j.jsmc.2018.04.011.

Barnard N. D., Kahleova H., Holtz D. N. u. a., »A dietary intervention for vasomotor symptoms of menopause: a randomized, controlled trial«, in: *Menopause*, 2023, 30(1), S. 80–87. DOI: 10.1097/GME.0000000000002080.

Behrman S., Crockett C., »Severe mental illness and the perimenopause«, in: *BJPsych Bulletin*, 2023, S. 1–7. DOI: 10.1192/bjb.2023.89.

Beaumont M., Goodrich J. K., Jackson M. A. u. a., »Heritable components of the human fecal microbiome are associated with visceral fat«, in: *Genome Biology*, 2016, 17(1), S. 189. DOI: 10.1186/s13059-016-1052-7.

Boneva R. S., Lin J.-M. S., Unger E. R., »Early menopause and other gynecologic risk indicators for chronic fatigue syndrome in women«, in: *Menopause*, 2015, 22(8), S. 826–834. DOI: 10.1097/GME.0000000000000411.

Boneva R. S., Maloney E. M., Lin J. M. u. a., »Gynecological history in chronic fatigue syndrome: a population-based case-control study«, in: *Journal of Women's Health (Larchmont)*, 2011, 20(1), S. 21–28. DOI: 10.1089/jwh.2009.1900.

Calvani R., Picca A., Coelho-Júnior H. J., Tosato M., Marzetti E., Landi F., »Diet for the prevention and management of sarcopenia«, in: *Metabolism*, 2023, 146, S. 155637. DOI: 10.1016/j.metabol.2023.155637.

Carpenter J. S., Sheng Y., Pike C. u. a., »Correlates of palpitations during menopause: a scoping review«, in: *Women's Health (London)*, 2022, 18, S. 17455057221112267. DOI: 10.1177/17455057221112267.

Chacko S. A., Song Y., Manson J. E. u. a., »Serum 25-hydroxyvitamin D concentrations in relation to cardiometabolic risk factors and metabolic syndrome in postmenopausal women«, in: *American Journal of Clinical Nutrition*, 2011, 94(1), S. 209–217. DOI: 10.3945/ajcn.110.010272.

Chen C., Gong X., Yang X. u. a., »The roles of estrogen and estrogen receptors in gastrointestinal disease«, in: *Oncology Letters*, 2019, 18(6), S. 5673–5680. DOI: 10.3892/ol.2019.10983.

Chen H. C., Chung C. H., Chen V. C. F., Wang Y. C., Chien W. C., »Hormone replacement therapy decreases the risk of tinnitus in menopausal women: a nationwide study«, in: *Oncotarget*, 2018, 9(28), S. 19807–19816. DOI: 10.18632/oncotarget.24452.

Chen Y., Zhang Y., Zhao G. u. a., »Difference in leukocyte composition between women before and after menopausal age, and distinct sexual dimorphism«, in: *PLoS One*, 2016, 11(9), S. e0162953. DOI: 10.1371/journal.pone.0162953.

Chessa M. A., Iorizzo M., Richert B. u. a., »Pathogenesis, clinical signs and treatment recommendations in brittle nails: a review«, in: *Dermatology and Therapy (Heidelberg)*, 2020, 10(1), S. 15–27. DOI: 10.1007/s13555-019-00338-x. [Korrektur veröffentlicht in: *Dermatology and Therapy (Heidelberg)*, 2020, 10(1), S. 231–232.]

Chilibeck P. D., Candow D. G., Landeryou T., Kaviani M., Paus-Jenssen L., »Effects of creatine and resistance training on bone health in postmenopausal women«, in: *Medicine and Science in Sports and Exercise*, 2015, 47(8), S. 1587–1595. DOI: 10.1249/MSS. 0000000000000571.

Chimenos-Kustner E., Marques-Soares M. S., »Burning mouth and saliva«, in: *Medicina Oral*, 2002, 7(4), S. 244–253. PMID: 12134125.

Cicero A. F. G., Colletti A., Bellentani S., »Nutraceutical approach to non-alcoholic fatty liver disease (NAFLD): the available clinical evidence«, in: *Nutrients*, 2018, 10(9), S. 1153. DOI: 10.3390/nu10091153.

Davis S. R., »Androgen therapy in women, beyond libido«, in: *Climacteric*, 2013, 16 Suppl 1, S. 18–24. DOI: 10.3109/13697137.2013.801736.

da Costa Hime L. F. C., Carvalho Lopes C. M., Roa C. L. u. a., »Is there a beneficial effect of gamma-linolenic acid supplementation on body fat in postmenopausal hypertensive women? A prospective randomized double-blind placebo-controlled trial«, in: *Menopause*, 2021, 28(6), S. 699–705. DOI: 10.1097/GME.0000000000001740.

Decandia D., Landolfo E., Sacchetti S., Gelfo F., Petrosini L., Cutuli D., »n-3 PUFA improve emotion and cognition during menopause: a systematic review«, in: *Nutrients*, 2022, 14(9), S. 1982. DOI: 10.3390/nu14091982.

Deecher D. C., Dorries K., »Understanding the pathophysiology of vasomotor symptoms (hot flushes and night sweats) that occur in perimenopause, menopause, and postmenopause life stages«, in: *Archives of Women's Mental Health*, 2007, 10(6), S. 247–257. DOI: 10.1007/s00737-007-0209-5.

de Koning L., Merchant A. T., Pogue J., Anand S. S., »Waist circumference and waist-to-hip ratio as predictors of cardiovascular events: meta-regression analysis of prospective studies«, in: *European Heart Journal*, 2007, 28(7), S. 850–856. DOI: 10.1093/eurheartj/ehm026.

Desai M. K., Brinton R. D., »Autoimmune disease in women: endocrine transition and risk across the lifespan«, in: *Frontiers in Endocrinology (Lausanne)*, 2019, 10, S. 265. DOI: 10.3389/fendo.2019.00265.

DiStefano J. K., »NAFLD and NASH in postmenopausal women: implications for diagnosis and treatment«, in: *Endocrinology*, 2020, 161(10), S. bqaa134. DOI: 10.1210/endocr/bqaa134.

Doshi S. B., Agarwal A., »The role of oxidative stress in menopause«, in: *Journal of Midlife Health*, 2013, 4(3), S. 140–146. DOI: 10.4103/0976-7800.118990.

Dutt P., Chaudhary S., Kumar P., »Oral health and menopause: a comprehensive review on current knowledge and associated dental management«, in: *Annals of Medical and Health Science Research*, 2013, 3(3), S. 320–323. http://www.ncbi.nlm.nih.gov/pmc/articles/pmc3793432/. Zugriff am 06. Januar 2025.

Elffers T. W., de Mutsert R., Lamb H. J. u. a., »Body fat distribution, in particular visceral fat, is associated with cardiometabolic risk factors in obese women«, in: *PLoS One*, 2017, 12(9), S. e0185403. DOI: 10.1371/journal.pone.0185403.

Epstein J. B., Marcoe J. H., »Topical application of capsaicin for treatment of oral neuropathic pain and trigeminal neuralgia«, in: *Oral Surgery, Oral Medicine, Oral Pathology, and Oral Radiology*, 1994, 77(2), S. 135–140. DOI: 10.1016/0030-4220(94)90275-5.

Florentino G. S., Cotrim H. P., Vilar C. P., Florentino A. V., Guimarães G. M., Barreto V. S., »Nonalcoholic fatty liver disease in menopausal women«, in: *Arquivos de Gastroenterologia*, 2013, 50(3), S. 180–185. DOI: 10.1590/S0004-28032013000200032.

Fong C., Alesi S., Mousa A. u. a., »Efficacy and safety of nutrient supplements for glycaemic control and insulin resistance in type 2 diabetes: an umbrella review and hierarchical evidence synthesis«, in: *Nutrients*, 2022, 14(11), S. 2295. DOI: 10.3390/nu14112295.

Forabosco A., Criscuolo M., Coukos G. u. a., »Efficacy of hormone replacement therapy in postmenopausal women with oral discomfort«, in: *Oral Surgery, Oral Medicine, Oral Pathology, and Oral Radiology*, 1992, 73(5), S. 570–574. DOI: 10.1016/0030-4220(92)90100-5.

Galhardo A. P. M., Mukai M. K., Baracat M. C. P. u. a., »Does temporomandibular disorder correlate with menopausal symptoms?«, in: *Menopause*, 2022, 29(6), S. 728–733. DOI: 10.1097/GME.0000000000001962.

Gava G., Orsili I., Alvisi S., Mancini I., Seracchioli R., Meriggiola M. C., »Cognition, mood and sleep in menopausal transition: the role of menopause hormone therapy«, in: *Medicina (Kaunas)*, 2019, 55(10), S. 668. DOI: 10.3390/medicina55100668.

Geller S. E., Studee L., »Botanical and dietary supplements for mood and anxiety in menopausal women«, in: *Menopause*, 2007, 14(3 Pt 1), S. 541–549. DOI: 10.1097/01.gme.0000236934.43701.c5.

Gibson C. J., Shiozawa A., Epstein A. J., Han W., Mancuso S., »Association between vasomotor symptom frequency and weight gain in the Study of Women's Health Across the Nation«, in: *Menopause*, 2023, 30(7), S. 709–716. DOI: 10.1097/GME.0000000000002198.

Gregersen I., Høibraaten E., Holven K. B. u. a., »Effect of hormone replacement therapy on atherogenic lipid profile in postmenopausal women«, in: *Thrombosis Research*, 2019, 184, S. 1–7. DOI: 10.1016/j.thromres.2019.10.005.

Gremeau-Richard C., Woda A., Navez M. L. u. a., »Topical clonazepam in stomatodynia: a randomised placebo-controlled study«, in: *Pain*, 2004, 108(1-2), S. 51–57. DOI: 10.1016/j.pain.2003.12.002.

Gualano B., Macedo A. R., Alves C. R. u. a., »Creatine supplementation and resistance training in vulnerable older women: a randomized double-blind placebo-controlled clinical trial«, in: *Experimental Gerontology*, 2014, 53, S. 7–15. DOI: 10.1016/j.exger.2014.02.003.

Hansen E. S. H., Aasbjerg K., Moeller A. L., Gade E. J., Torp-Pedersen C., Backer V., »Hormone replacement therapy and development of new asthma«, in: *Chest*, 2021, 160(1), S. 45–52. DOI: 10.1016/j.chest.2021.01.054.

Hatzichristou D., Kirana P. S., Banner L. u. a., »Diagnosing sexual dysfunction in men and women: sexual history taking and the role of symptom scales and questionnaires«, in: *Journal of Sexual Medicine*, 2016, 13(8), S. 1166–1182.

Hatzichristou D., Rosen R. C., Broderick G. u. a., »Clinical evaluation and management strategy for sexual dysfunction in men and women«, in: *Journal of Sexual Medicine*, 2004, 1(1), S. 49–57.

Heckmann S. M., Kirchner E., Grushka M., Wichmann M. G., Hummel T., »A double-blind study on clonazepam in patients with burning mouth syndrome«, in: *Laryngoscope*, 2012, 122(4), S. 813–816. DOI: 10.1002/lary.22490.

Herrera A. Y., Hodis H. N., Mack W. J., Mather M., »Estradiol therapy after menopause mitigates effects of stress on cortisol and working memory«, in: *Journal of Clinical Endocrinology and Metabolism*, 2017, 102(12), S. 4457–4466. DOI: 10.1210/jc.2017-00825.

Herrera A. Y., Mather M., »Actions and interactions of estradiol and glucocorticoids in cognition and the brain: implications for aging women«, in: *Neuroscience and Biobehavioral Reviews*, 2015, 55, S. 36–52. DOI: 10.1016/j.neubiorev.2015.04.005.

Hunter G. R., Singh H., Carter S. J., Bryan D. R., Fisher G., »Sarcopenia and its implications for metabolic health«, in: *Journal of Obesity*, 2019, 2019:8031705. DOI: 10.1155/2019/8031705.

Hyon J. Y., Han S. B., »Dry eye disease and vitamins: a narrative literature review«, in: *Applied Sciences*, 2022, 12(9), S. 4567. DOI: 10.3390/app12094567.

Illescas-Montes R., Melguizo-Rodríguez L., Ruiz C., Costela-Ruiz V. J., »Vitamin D and autoimmune diseases«, in: *Life Sciences*, 2019, 233, S. 116744. DOI: 10.1016/j.lfs.2019.116744.

Institute of Medicine (US) and National Research Council (US) Committee on the Framework for Evaluating the Safety of Dietary Supplements, *Dietary Supplements: A Framework for Evaluating Safety*, Washington, DC: National Academies Press (US), 2005. Appendix K: »Prototype Focused Monograph: Review of Antiandrogenic Risks of Saw Palmetto Ingestion by Women«. https://www.ncbi.nlm.nih.gov/books/NBK216069/. Zugriff am 21. November 2023.

Janssen I., Powell L. H., Kazlauskaite R., Dugan S. A., »Testosterone and visceral fat in midlife women: the Study of Women's Health Across the Nation (SWAN) fat patterning study«, in: *Obesity (Silver Spring)*, 2010, 18(3), S. 604–610. DOI: 10.1038/oby.2009.251.

Jaroenlapnopparat A., Charoenngam N., Ponvilawan B., Mariano M., Thongpiya J., Yingchoncharoen P., »Menopause is associated with increased prevalence of non-alcoholic fatty liver disease: a systematic review and meta-analysis«, in: *Menopause*, 2023, 30(3), S. 348–354. DOI: 10.1097/GME.0000000000002133.

Jeong S. H., »Benign paroxysmal positional vertigo risk factors unique to perimenopausal women«, in: *Frontiers in Neurology*, 2020, 11, S. 589605. DOI: 10.3389/fneur.2020.589605.

Jett S., Malviya N., Schelbaum E. u. a., »Endogenous and exogenous estrogen exposures: how women's reproductive health can drive brain aging and inform Alzheimer's prevention«, in: *Frontiers in Aging Neuroscience*, 2022, 14, S. 831807. DOI: 10.3389/fnagi.2022.831807.

Kendall A. C., Pilkington S. M., Wray J. R. u. a., »Menopause induces changes to the stratum corneum ceramide profile, which are prevented by hormone replacement therapy«, in: *Science Reports*, 2022, 12, S. 21715. DOI: 10.1038/s41598-022-26095-0.

Kendrick M., »Should women be offered cholesterol lowering drugs to prevent cardiovascular disease? No«, in: *BMJ*, 2007, 334(7601), S. 983. DOI: 10.1136/bmj.39202.397488.AD.

Khadilkar S. S., »Musculoskeletal disorders and menopause«, in: *Journal of Obstetrics and Gynecology of India*, 2019, 69(2), S. 99–103. DOI: 10.1007/s13224-019-01213-7.

Khunger N., Mehrotra K., »Menopausal acne: challenges and solutions«, in: *International Journal of Women's Health*, 2019, 11, S. 555–567. DOI: 10.2147/IJWH.S174292.

Kim M. S., Choi Y. J., Lee Y. H., »Visceral fat measured by computed tomography and the risk of breast cancer«, in: *Translational Cancer Research*, 2019, 8(5), S. 1939–1949. DOI: 10.21037/tcr.2019.09.16.

Kim S. E., Min J. S., Lee S. u. a., »Different effects of menopausal hormone therapy on non-alcoholic fatty liver disease based on the route of estrogen administration«, in: *Science Reports*, 2023, 13, S. 15461. DOI: 10.1038/s41598-023-42788-6.

Kingsberg S. A., Faubion S. S., »Clinical management of hypoactive sexual desire disorder in postmenopausal women«, in: *Menopause*, 2022, 29(9), S. 1083–1085. DOI: 10.1097/GME.0000000000002049.

Klempel M. C., Kroeger C. M., Bhutani S., Trepanowski J. F., Varady K. A., »Intermittent fasting combined with calorie restriction is effective for weight loss and cardio-protection in obese women«, in: *Nutrition Journal*, 2012, 11, S. 98. DOI: 10.1186/1475-2891-11-98.

Ko J., Park Y. M., »Menopause and the loss of skeletal muscle mass in women«, in: *Iranian Journal of Public Health*, 2021, 50(2), S. 413–414, DOI: 10.18502/ijph.v50i2.5362.

Kodoth V., Scaccia S., Aggarwal B., »Adverse changes in body composition during the menopausal transition and relation to cardiovascular risk: a contemporary review«, in: *Women's Health Reports (New Rochelle)*, 2022, 3(1), S. 573–581, DOI: 10.1089/whr.2021.0119.

Koppen L. M., Whitaker A., Rosene A., Beckett R. D., »Efficacy of berberine alone and in combination for the treatment of hyperlipidemia: a systematic review«, in: *Journal of Evidence Based Complementary Alternative Medicine*, 2017, 22(4), S. 956–968, DOI: 10.1177/2156587216687695.

Kroenke C. H., Caan B. J., Stefanick M. L. u. a., »Effects of a dietary intervention and weight change on vasomotor symptoms in the Women's Health Initiative«, in: *Menopause*, 2012, 19(9), S. 980–988, DOI: 10.1097/gme.0b013e31824f606e.

Krüger M., Obst A., Ittermann T. u. a., »Menopause is associated with obstructive sleep apnea in a population-based sample from Mecklenburg-Western Pomerania, Germany«, in: *Journal of Clinical Medicine*, 2023, 12(6), S. 2101, DOI: 10.3390/jcm12062101.

Lakhan S. E., Vieira K. F., »Nutritional therapies for mental disorders«, in: *Nutrition Journal*, 2008, 7(2), DOI: 10.1186/1475-2891-7-2.

Lambeau K. V., McRorie J. W. Jr, »Fiber supplements and clinically proven health benefits: how to recognize and recommend an effective fiber therapy«, in: *Journal of the American Association of Nurse Practitioners*, 2017, 29(4), S. 216–223, DOI: 10.1002/2327-6924.12447.

Leon-Ferre R. A., Novotny P, Faubion S. S. u. a., »A randomized, double-blind, placebo-controlled trial of oxybutynin for hot flashes: ACCRU study SC-1603«, in: *Abstract GS6-02*, Paper vorgestellt auf dem San Antonio Breast Cancer Symposium 2018, San Antonio, TX, 7. Dezember 2018.

Lephart E. D., Naftolin F., »Menopause and the skin: old favorites and new innovations in cosmeceuticals for estrogen-deficient skin«, in: *Dermatology and Therapy (Heidelberg)*, 2021, 11(1), S. 53–69, DOI: 10.1007/s13555-020-00468-7.

Leslie M. A., Cohen D. J. A., Liddle D. M. u. a., »A review of the effect of omega-3 poly-unsaturated fatty acids on blood triacylglycerol levels in normolipidemic and borderline hyperlipidemic individuals«, in: *Lipids in Health and Disease*, 2015, 14(53), DOI: 10.1186/s12944-015-0049-7.

Lim S., Moon J. H., Shin C. M., Jeong D., Kim B., »Effect of Lactobacillus sakei, a probiotic derived from kimchi, on body fat in Koreans with obesity: a randomized controlled study«, in: *Endocrinology and Metabolism (Seoul)*, 2020, 35(2), S. 425–434, DOI: 10.3803/EnM.2020.35.2.425.

Lin C. M., Davidson T. M., Ancoli-Israel S., »Gender differences in obstructive sleep apnea and treatment implications«, in: *Sleep Medicine Reviews*, 2008, 12(6), S. 481–496, DOI: 10.1016/j.smrv.2007.11.003.

Liu Y., Alookaran J. J., Rhoads J. M., »Probiotics in autoimmune and inflammatory disorders«, in: *Nutrients*, 2018, 10(10), S. 1537, DOI: 10.3390/nu10101537.

Lu C. B., Liu P. F., Zhou Y. S. u. a., »Musculoskeletal pain during the menopausal transition: a systematic review and meta-analysis«, in: *Neural Plasticity*, 2020, 2020, S. 8842110. DOI: 10.1155/2020/8842110.

Lufkin E. G., Wahner H. W., O'Fallon W. M. u. a., »Treatment of postmenopausal osteoporosis with transdermal estrogen«, in: *Annals of Internal Medicine*, 1992, 117(1), S. 1–9, DOI: 10.7326/0003-4819-117-1-1.

Maki P. M., Jaff N. G., »Brain fog in menopause: a health-care professional's guide for decision-making and counseling on cognition«, in: *Climacteric*, 2022, 25(6), S. 570–578, DOI: 10.1080/13697137.2022.2122792.

Maki P. M., Rubin L. H., Savarese A. u. a., »Stellate ganglion blockade and verbal memory in midlife women: evidence from a randomized trial«, in: *Maturitas*, 2016, 92, S. 123–129, DOI: 10.1016/j.maturitas.2016.07.009.

Mannucci C., Casciaro M., Sorbara E. E., u. a. »Nutraceuticals against oxidative stress in autoimmune disorders«, in: *Antioxidants (Basel)*, 2021, 10(2), S. 261, DOI: 10.3390/antiox10020261.

Manson J. E., Chlebowski R. T., Stefanick M. L. u. a., »Menopausal hormone therapy and health outcomes during the intervention and extended poststopping phases of the Women's Health Initiative randomized trials«, in: *JAMA*, 2013, 310(13), S. 1353–1368, DOI: 10.1001/jama.2013.278040.

Mao T., Huang F., Zhu X., Wei D., Chen L., »Effects of dietary fiber on glycemic control and insulin sensitivity in patients with type 2 diabetes: a systematic review and meta-analysis«, in: *Journal of Functional Foods*, 2021, 82, S. 104500, DOI: 10.1016/j.jff.2021.104500.

Mitchell E. S., Woods N. F., »Pain symptoms during the menopausal transition and early postmenopause«, in: *Climacteric*, 2010, 13(5), S. 467–478, DOI: 10.3109/13697137.2010.483025.

Momin E.S., Khan A.A., Kashyap T. u.a., »The effects of probiotics on cholesterol levels in patients with metabolic syndrome: a systematic review«, in: *Cureus*, 2023, 15(4), S. e37567, DOI: 10.7759/cureus.37567.

Morozov S., Isakov V., Konovalova M., »Fiber-enriched diet helps to control symptoms and improves esophageal motility in patients with non-erosive gastro-esophageal reflux disease«, in: *World Journal of Gastroenterology*, 2018, 24(21), S. 2291–2299, DOI: 10.3748/wjg.v24.i21.2291.

Mosconi L., Berti V., Dyke J. u.a., »Menopause impacts human brain structure, connectivity, energy metabolism, and amyloid-beta deposition«, in: *Science Reports*, 2021, 11, S. 10867, DOI: 10.1038/s41598-021-90084-y.

Nie G., Yang X., Wang Y. u.a., »The effects of menopause hormone therapy on lipid profile in postmenopausal women: a systematic review and meta-analysis«, in: *Frontiers in Pharmacology*, 2022, 13:850815. DOI: 10.3389/fphar.2022.850815.

North American Menopause Society, »Management of osteoporosis in postmenopausal women: the 2021 position statement of the North American Menopause Society«, in: *Menopause*, 2021, 28(9), S. 973–997, DOI: 10.1097/GME.0000000000001831.

North American Menopause Society, Advisory Panel, »The 2023 nonhormone therapy position statement of the North American Menopause Society«, in: *Menopause*, 2023, 30(6), S. 573–590, DOI: 10.1097/GME.0000000000002200.

Ogun O.A., Büki B., Cohn E.S., Janky K.L., Lundberg Y.W., »Menopause and benign paroxysmal positional vertigo«, in: *Menopause*, 2014, 21(8), S. 886–889, DOI: 10.1097/GME.0000000000000190.

Papadakis G.E., Hans D., Gonzalez Rodriguez E. u.a., »Menopausal hormone therapy is associated with reduced total and visceral adiposity: the OsteoLaus cohort«, in: *Journal of Clinical Endocrinology and Metabolism*, 2018, 103(5), S. 1948–1957, DOI: 10.1210/jc.2017-02449.

Parish S.J., Kling J.M., »Testosterone use for hypoactive sexual desire disorder in post-menopausal women«, in: *Menopause*, 2023, 30(7), S. 781–783, DOI: 10.1097/GME.0000000000002190.

Park Y., Sinn D.H., Kim K. u.a., »Associations of physical activity domains and muscle strength exercise with non-alcoholic fatty liver disease: a nation-wide cohort study«, in: *Science Reports*, 2023, 13:4724, DOI: 10.1038/s41598-023-31686-6.

Pasiakos S.M., Lieberman H.R., Fulgoni V.L. 3rd, »Higher-protein diets are associated with higher HDL cholesterol and lower BMI and waist circumference in US adults«, in: *Journal of Nutrition*, 2015, 145(3), S. 605–614, DOI: 10.3945/jn.114.205203.

Peters B.A., Lin J., Qi Q. u.a., »Menopause is associated with an altered gut microbiome and estrobolome, with implications for adverse cardiometabolic risk in the Hispanic Community Health Study/Study of Latinos«, in: *mSystems*, 2022, 7(3), S. e0027322, DOI: 10.1128/msystems.00273-22.

Peters B. A., Santoro N., Kaplan R. C., Qi Q., »Spotlight on the gut microbiome in menopause: current insights«, in: *International Journal of Women's Health*, 2022, 14, S. 1059–1072, DOI: 10.2147/IJWH.S340491.

Proksch E., Schunck M., Zague V., Segger D., Degwert J., Oesser S., »Oral intake of specific bioactive collagen peptides reduces skin wrinkles and increases dermal matrix synthesis«, in: *Skin Pharmacology and Physiology*, 2014, 27(3), S. 113–119, DOI: 10.1159/000355523.

Robinson J. L., Johnson P. M., Kister K., Yin M. T., Chen J., Wadhwa S., »Estrogen signaling impacts temporomandibular joint and periodontal disease pathology«, in: *Odontology*, 2020, 108(2), S. 153–165, DOI: 10.1007/s10266-019-00439-1.

Sanchez M., Darimont C., Drapeau V. u. a., »Effect of Lactobacillus rhamnosus CGMCC1.3724 supplementation on weight loss and maintenance in obese men and women«, in: *British Journal of Nutrition*, 2014, 111(8), S. 1507–1519, DOI: 10.1017/S0007114513003875.

Sardella A., Lodi G., Demarosi F., Tarozzi M., Canegallo L., Carrassi A., »Hypericum perforatum extract in burning mouth syndrome: a randomized placebo-controlled study«, in: *Journal of Oral Pathology and Medicine*, 2008, 37(7), S. 395–401, DOI: 10.1111/j.1600-0714.2008.00663.x.

Shah S. A., Tibble H., Pillinger R. u. a., »Hormone replacement therapy and asthma onset in menopausal women: national cohort study«, in: *Journal of Allergy and Clinical Immunology*, 2021, 147(5), S. 1662–1670, DOI: 10.1016/j.jaci.2020.11.024.

Sheng Y., Carpenter J. S., Elomba C. D. u. a., »Effect of menopausal symptom treatment options on palpitations: a systematic review«, in: *Climacteric*, 2022, 25(2), S. 128–140, DOI: 10.1080/13697137.2021.1948006.

Sheng Y., Carpenter J. S., Elomba C. D. u. a., »Review of menopausal palpitations measures«, in: *Women's Midlife Health*, 2021, 7(1):5, DOI: 10.1186/s40695-021-00063-6.

Shibli F., El Mokahal A., Saleh S., Fass R., »Menopause is an important risk factor for GERD and its complications in women«, in: *American Journal of Gastroenterology*, 2021, 116:S168-S169, DOI: 10.14309/01.ajg.0000774008.23848.49.

Shulman L. P., »Transdermal hormone therapy and bone health«, in: *Clinical Interventions in Aging*, 2008, 3(1), S. 51–54, DOI: 10.2147/cia.s937.

Siddle N., Sarrel P., Whitehead M., »The effect of hysterectomy on the age at ovarian failure: identification of a subgroup of women with premature loss of ovarian function and literature review«, in: *Fertility and Sterility*, 1987, 47(1), S. 94–100, DOI: 10.1016/s0015-0282(16)49942-5.

Silva T. R., Spritzer P. M., »Skeletal muscle mass is associated with higher dietary protein intake and lower body fat in postmenopausal women: a cross-sectional study«, in: *Menopause*, 2017, 24(5), S. 502–509, DOI: 10.1097/GME.0000000000000793.

Singh A., Asif N., Singh P. N., Hossain M. M., »Motor nerve conduction velocity in post-menopausal women with peripheral neuropathy«, in: *Journal of Clinical and Diagnostic Research*, 2016, 10(12):CC13-CC16, DOI: 10.7860/JCDR/2016/23433.9004.

Stevenson J., Medical Advisory Council of the British Menopause Society, »Prevention and treatment of osteoporosis in women«, in: *Post Reproductive Health*, 2023, 29(1), S. 11–14, DOI: 10.1177/20533691221139902.

Studd J., »Ten reasons to be happy about hormone replacement therapy: a guide for patients«, in: *Menopause International*, 2010, 16(1), S. 44–46, DOI: 10.1258/mi.2010.010001.

Tarhuni M., Fotso M. N., Gonzalez N. A. u. a., »Estrogen's tissue-specific regulation of the SLC26A6 anion transporter reveal a phenotype of kidney stone disease in estrogen-deficient females: a systematic review«, in: *Cureus*, 2023, 15(9), S. e45839, DOI: 10.7759/cureus.45839.

Taylor-Swanson L., Wong A. E., Pincus D. u. a., »The dynamics of stress and fatigue across menopause: attractors, coupling, and resilience«, in: *Menopause*, 2018, 25(4), S. 380–390, DOI: 10.1097/GME.0000000000001025.

Thaung Zaw J. J., Howe P. R. C., Wong R. H. X., »Long-term resveratrol supplementation improves pain perception, menopausal symptoms, and overall well-being in postmenopausal women: findings from a 24-month randomized, controlled, crossover trial«, in: *Menopause*, 2020, 28(1), S. 40–49, DOI: 10.1097/GME.0000000000001643.

Tijerina A., Barrera Y., Solis-Pérez E. u. a., »Nutritional risk factors associated with vasomotor symptoms in women aged 40–65 years«, in: *Nutrients*, 2022, 14(13):2587, DOI: 10.3390/nu14132587.

Triebner K., Johannessen A., Puggini L. u. a., »Menopause as a predictor of new-onset asthma: a longitudinal northern European population study«, in: *Journal of Allergy and Clinical Immunology*, 2016, 137(1), S. 50–57.e6, DOI: 10.1016/j.jaci.2015.08.019.

Turek J., Gąsior Ł., »Estrogen fluctuations during the menopausal transition are a risk factor for depressive disorders«, in: *Pharmacology Reports*, 2023, 75, S. 32–43, DOI: 10.1007/s43440-022-00444-2.

Volpe A., Lucenti V., Forabosco A. u. a., »Oral discomfort and hormone replacement therapy in the post-menopause«, in: *Maturitas*, 1991, 13(1), S. 1–5, DOI: 10.1016/0378-5122(91)90279-y.

Wardrop R. W., Hailes J., Burger H., Reade P. C., »Oral discomfort at menopause«, in: *Oral Surgery, Oral Medicine, Oral Pathology, and Oral Radiology*, 1989, 67(5), S. 535–40, DOI: 10.1016/0030-4220(89)90269-7.

Waxman J., Zatzkis S. M., »Fibromyalgia and menopause«, in: *Postgraduate Medicine*, 1986, 80(4), S. 165–171, DOI: 10.1080/00325481.1986.11699544.

Wesström J., Ulfberg J., Nilsson S., »Sleep apnea and hormone replacement therapy: a pilot study and a literature review«, in: *Acta Obstetricia et Gynecologica Scandinavica*, 2005, 84(1), S. 54–57, DOI: 10.1111/j.0001-6349.2005.00575.x.

Whalley L. J., Starr J. M., Deary I. J., »Diet and dementia«, in: *Journal of the British Menopause Society*, 2004, 10(3), S. 113–117, DOI: 10.1258/136218004365 4575.

Wong R. H. X., Evans H. M., Howe P. R. C., »Resveratrol supplementation reduces pain experience by postmenopausal women«, in: *Menopause*, 2017, 24(8), S. 916–922, DOI: 10.1097/GME.0000000000000861.

Yan H., Yang W., Zhou F. u. a., »Estrogen improves insulin sensitivity and suppresses gluconeogenesis via the transcription factor Foxo1«, in: *Diabetes*, 2019, 68(2), S. 291–304, DOI: 10.2337/db18-0638.

Yoo S. Z., No M. H., Heo J. W. u. a., »Role of exercise in age-related sarcopenia«, in: *Journal of Exercise Rehabilitation*, 2018, 14(4), S. 551–558, DOI: 10.12965/jer.1836268.134.

Zdzieblik D., Oesser S., König D., »Specific bioactive collagen peptides in osteopenia and osteoporosis: long-term observation in postmenopausal women«, in: *Journal of Bone Metabolism*, 2021, 28(3), S. 207–213, DOI: 10.11005/jbm.2021.28.3.207.

Zhang S., Hu J., Fan W. u. a., »Aberrant cerebral activity in early postmenopausal women: a resting-state functional magnetic resonance imaging study«, in: *Frontiers in Cellular Neuroscience*, 2018, 12, S. 454, DOI: 10.3389/fncel.2018.00454.

Zhu D., Chung H. F., Dobson A. J. u. a., »Vasomotor menopausal symptoms and risk of cardiovascular disease: a pooled analysis of six prospective studies«, in: *American Journal of Obstetrics and Gynecology*, 2020, 223(6), S. 898.e1-898.e16, DOI: 10.1016/j.ajog.2020.06.039.

Dank

Die neue Menopause zu schreiben war ein unglaubliches Abenteuer, und bei all denjenigen, die mich bei diesem Unterfangen unerschütterlich unterstützt und inspiriert haben, möchte ich mich von Herzen bedanken.

Ganz besonders zu schätzen weiß ich den Rückhalt meiner Familie, die mir während des gesamten Prozesses ein Fels in der Brandung war. Mein Mann Christopher Haver, meine Kinder Katherine Haver, mein Mond und meine Sterne, und Madeline Haver, meine Sonne, sowie meine Schwester Leah Lynn Pastor – eure stetige Ermutigung, eure unschätzbaren Erfahrungen und euer felsenfestes Vertrauen in meine Fähigkeiten haben dieses Projekt erst möglich gemacht.

In Erinnerung an meine Brüder im Himmel, Jep, Bob und Jude Pastor, deren vorzeitiger Tod nach wie vor eine schmerzliche Mahnung dafür ist, weshalb ich diesen Weg eingeschlagen habe und ihn weitergehe.

Meinem Vater im Himmel, Patrick J. Pastor, der ein erfülltes und von Liebe geprägtes Leben führen durfte. Meiner Mutter, Mary Marguerite Landry Pastor, deren Fähigkeit, das Undenkbare durchzustehen, mir immer ein Vorbild sein wird.

Ein besonderer Dank geht an Gretchen Lees für die hervorragende Zusammenarbeit an diesem Buch. Dank deinem Verständnis und deiner Freundschaft habe ich es geschafft, aus einem trockenen wissenschaftlichen Text eine zusammenhängende Darstellung voller Humor, Intelligenz und Herz zu machen.

Meiner Agentin Heather Jackson danke ich dafür, dass sie mir bei der Entstehung von zwei Büchern zur Seite stand, mir immer ein offenes Ohr bot und vor allem eine wunderbare Freundin ist.

Ich danke der Lektorin Marnie Cochran und dem außergewöhnlichen Team von Harmony Rodale, insbesondere Jonathan Sung, für ihre Arbeit bei der Gestaltung und Produktion dieses Buches.

Ein herzliches Dankeschön an mein Team bei »Pause Life« – die unvergleichliche Jen Pearson, ohne die ich im Verborgenen schuften würde, Jamie Hadley, die es schafft, sich sowohl um meine Zeit als auch um sämtliche sich bietenden Herausforderungen zu kümmern, Margaret Walsh, die gute Seele unseres Unternehmens, und Dawn Drogosch, deren organisatorische Fähigkeiten unübertroffen sind; Kathy Champagne, deren Engagement, Humor und Fleiß wir alle sehr zu schätzen wissen, und Gabi Anderson, Zach Toth, Jackie Schaiper, Kristen Lewis, Victoria Thomas und Sara Joseph – die den Laden am Laufen halten und zahllose Social-Media-Nachrichten und E-Mails, Hunderttausende von Kursteilnehmenden und monatlich Tausende Produktbestellungen verwalten, während sie gleichzeitig dafür sorgen, dass ich Zeit zum Forschen und Schreiben habe.

Mein herzlicher Dank geht an Donna Gately, meine rechte und linke Hand. Danke, dass du mir bei Bedarf den Kopf gewaschen und mich zur Rechenschaft gezogen hast, wenn es drauf ankam. Ohne dich hätte ich das nicht geschafft.

Meinem Team in der Mary Claire Wellness Clinic – Joan Moss, Stacy Lord, Ciara Madigan, Kennedy Harrington und Mary Turner – danke ich für euren Einsatz für unsere Patientinnen und die gute Zusammenarbeit.

Auch den anderen Stimmen im Social Media »Menoverse« – einer genialen, engagierten und gleichgesinnten Gruppe von Fachleuten – bin ich zu Dank verpflichtet: Dr. Sharon Malone, Dr. Kelly Casperson, Dr. Corinne Menn, Dr. Avrum Bluming und dem Team von Estrogen Matters, Dr. Suzanne Gilberg-Lenz, Dr. Alicia Jackson, Tamsen Fadal, Alisa Volkman, Dr. Heather

Hirsh, Dr. Lisa Mosconi, Dr. Vonda Wright, Dr. Gabrielle Lyon, Alicia Jackson, Anne Fulenwider, und Monica Molenaar. Ihre beständige Unterstützung, ihr Interesse und Engagement für den Ideenaustausch und ihre Freude über die Erfolge der anderen waren von unschätzbarem Wert.

Meinem Clan auf »Galveston Island« – Heidi Seigel, Cara Koza, Pamela Gabriel, Emily Root, Dr. Erica Kelly, Dr. Lisa Farmer, Stephanie Vasut, Le Bergin, Tysh Mefferd, Amy Gaido und Paige Cook: Ich danke euch für eure unerschütterliche Freundschaft, eure Kinder, die meine Welt zu einem besseren Ort gemacht haben, unser gemeinsames Lachen und eure Umarmungen, wenn Tränen flossen.

Ein besonderer Dank geht an meine Cousinen (und eigentlich Schwestern) Marla Fowler, Lizette Thompson und Gerryl Krilic für ihre unermüdliche Liebe und Unterstützung.

Ich danke Dr. Sharon McCloskey, Dr. Kate White, Dr. Belinda Schwertner, Dr. Russel Snyder, Deb Millard, Dr. Jen Ashton, Naomi Watts, Ani Hadjinian, Amy Griffin, Brené Brown und Dr. Anthony (Tony) Youn, Stephannie Haver Castex und Rosemary Haver für ihre wertvollen Beiträge und ihren Einfluss auf diese Arbeit.

Und schließlich danke ich allen, die mir in den sozialen Medien gefolgt sind und sich mit mir ausgetauscht haben: Eure Suche nach Erkenntnissen und Ratschlägen zu den Wechseljahren hat mich zu einer besseren Ärztin und Pädagogin gemacht, und euer Vertrauen in mich als Verfechterin ist mir wertvoller, als ihr ahnt. Danke, dass ihr meine Leidenschaft für die Forschung beflügelt und meine Suche nach Antworten vorantreibt – und dass ihr ein wesentlicher Teil von *Die neue Menopause* seid. Ich habe dieses Buch für dich geschrieben.

Register

Bauchfett, *siehe* Zunahme an Viszeralfett 119, 125, 260, 341, 343, 346 ff.
Bazedoxifen 149
Behandlung, *siehe* unzureichende Behandlung, menopausale Hormontherapie, Werkzeugkasten 21, 33, 137, 140, 150, 181, 204, 224, 230, 238, 249, 258, 271, 283, 290, 299, 310, 319, 325, 333, 348

Über die Autorin

Dr. Mary Claire Haver ist Fachärztin für Gynäkologie und Geburtshilfe und durch die Menopause Society als Menopausespezialistin zertifiziert. Außerdem ist sie eine von der Tulane University zertifizierte Spezialistin für Ernährungsmedizin (Culinary Medicine). Sie studierte am Louisiana State University Medical Center und absolvierte ihre Facharztausbildung für Gynäkologie und Geburtshilfe an der University of Texas Medical Branch (UTMB). In ihrer beruflichen Laufbahn war Dr. Haver als Professorin an der UTMB und dem University of Texas Health Science Center in Houston tätig. Im Jahr 2021 gründete sie Mary Claire Wellness, eine Einrichtung, die sich der Betreuung von Patientinnen in den Wechseljahren widmet. Auf ihren Social Media-Plattformen erreicht Dr. Haver mit ihren evidenzbasierten Ratschlägen für Frauen in den Wechseljahren mehr als 3,5 Millionen Followerinnen. Mit ihrem Mann lebt sie in Galveston, Texas, und sie ist Mutter von zwei erwachsenen Töchtern.

www.thepauselife.com